实用中西医
急诊护理操作技术

陈伯钧　黄秋萍　主编

科学出版社
北　京

内 容 简 介

本书编写中体现了创新性和实用性，章节设计合理，内容简明实用，包含了急诊科从院前急救到院内治疗的基础护理操作。急救药物的使用和急救仪器的使用也讲解的十分详细。考虑到护理工作的基本方法以及评估的重要性，在进行各项护理操作前均应用评估形式撰写，技术操作步骤详细而具体。结合临床实践，适当融入了急诊科常用中医特色疗法，并简要介绍了新知识、新技术。

本书适用于急诊科护理人员参考阅读。

图书在版编目（CIP）数据

实用中西医急诊护理操作技术 / 陈伯钧，黄秋萍主编. —北京：科学出版社，2022.1

ISBN 978-7-03-071074-1

Ⅰ. ①实… Ⅱ. ①陈… ②黄… Ⅲ. ①中西医结合－急诊－护理－教材 Ⅳ. ① R472.2

中国版本图书馆 CIP 数据核字（2021）第 265385 号

责任编辑：鲍 燕 / 责任校对：张小霞
责任印制：李 彤 / 封面设计：陈 敬

科学出版社出版
北京东黄城根北街16号
邮政编码：100717
http://www.sciencep.com

北京建宏印刷有限公司 印刷
科学出版社发行 各地新华书店经销

*

2022 年 1 月第 一 版 开本：787 × 1092 1/16
2022 年12月第二次印刷 印张：16 3/4
字数：398 000

定价：98.00 元

（如有印装质量问题，我社负责调换）

编 委 会

主　编　陈伯钧　黄秋萍

副主编　赵　帅　胡佳俊　欧德华

编　者　（按姓氏笔画排序）

王二岭　王艳明　王晨普　王媛媛　邓丽玲　卢丽珠　宁冰洁
毕启超　庄杰钦　刘淑玲　李木兰　李志尚　李钦盛　汪海燕
张为章　张春燕　张烈元　张新英　陈　虹　陈少如　陈冬杰
陈会娥　陈海仪　陈梦雅　陈燕虹　林忆芳　林晓燕　林黄果
林敏如　林敬冬　罗思聪　郑华敏　孟晴晴　赵子聪　赵海莹
钟智鹏　夏晓莉　原　铁　钱细友　徐少硕　高焕佳　郭永宁
黄妙纯　黄晓城　黄铭燕　黄慧婷　梁立峰　董大迪　蒋芳艳
曾　靖　曾德华　赖伟兰　蔡海荣　蔡鑫桂　翟永德

前 言

护理学是一门实践性、应用性很强的学科。随着近年来护理学科的迅速发展，临床护理实践也发生了深刻变化。为适应我国护理专业日新月异的发展形势，满足高素质技能型护理人才的教育需求，大力促进急救护理学事业的发展，广东省中医院大学城急诊科组织编写了这本供护理专业教学与临床专科护士培训使用的急救护理学专著。

本书由广东省中医院急诊科主任和护士长带领具有丰富教学和临床经验的一线骨干教师参与编写。编者在编写过程中充分发挥各自专业的优势，共同完成了此次编写任务。本书内容上更贴近临床工作实际，编写中力求去粗存精，既可以满足护理教学与临床工作的需要，又体现了护理学作为一级新学科的专业新进展。

最后，感谢各位编者的辛勤劳动，感谢广东省中医院大学城急诊科医护人员对编写工作的大力支持。限于编者的能力和水平，书中难免存在疏漏和不妥之处，恳请读者在使用过程中提出宝贵意见，欢迎护理界同仁批评指正，以便工作互勉，特此致谢!

本书编委会

2020年12月

目　录

第一章
院前急救护理操作

第一节　急救护理体查

一、概念

护理体查是护理人员通过借助感觉器官如眼、鼻、耳、手或通过听诊器、叩诊锤等传统工具对患者身体状态做出初步判断的一种最基本的方法。常用查体方法包括：视、触、叩、听、嗅诊五类。

（一）视诊

护士通过视觉判断患者全身或局部的疾病状态。视诊包括全身视诊和局部视诊，视诊通常需要自然光线充足或环境宽敞明亮，充分暴露观察部位，同时保护隐私。

（二）触诊

护士借助手的触觉对患者进行检查的方法称为触诊。触诊最常用于检查患者的腹部和背部，用触诊法进行检查时多用指腹和掌指关节掌面，主要进行浅部触诊法和深部触诊法。腹部触诊对患者体位一般要求为仰卧位，双腿屈曲，腹部放松，嘱患者腹式呼吸，便于检查肝、脾、肾脏等脏器，其余部位可根据检查目的不同而选择不同的体位。触诊时医护人员应站在患者的右侧，要求操作者手要温暖，手法轻柔，由浅变深，由轻变重，先健侧后患侧，手脑并用，边触边想、边想边触。设法引开患者的注意力，减少患者的痛苦，并使腹壁松弛方便体查。

（三）叩诊

护士用手指叩击患者体表的特定部位，引起局部振动和发出声音，并利用振动和声音的特性来判断检查部位的器官情况称为叩诊，叩诊常用于检查胸腹部。叩诊包括直接叩诊法和间接叩诊法两种。

1. 体位可根据患者病情采用坐位、仰卧位等，叩诊时注意左右、上下、前后对比。

2. 叩诊的力量可根据需要使用。对范围小、位置表浅的病变部位或脏器使用轻度叩诊法；中等强度的叩诊通常用于范围较大，位置较深的病变部位或器官；而当病变位置很深时则使用重度叩诊法。

3. 叩诊需要结合声响和叩诊所产生的振动引起指感差异的变化，两者结合有助于判断叩诊音。临床上分为清音、过轻音、鼓音、浊音及实音 5 种。

（四）听诊

听诊是指护士用听诊仪器或利用耳朵听取患者身体某个部位或脏器的声音，来进行判别其正常与否的检查方式。听诊包括直接听诊法和间接听诊法。

1. 听诊时要求环境安静、温暖、避风、避免寒冷刺激引起肌束震颤产生附加音。

2. 使患者处于舒适体位并放松肌肉，避免摩擦产生杂音，同时充分暴露听诊部位。

3. 听诊器应紧密接触患者皮肤同时避免摩擦皮肤，勿施加压力影响传导。

4. 听诊前应检查听诊器部件是否完好无损，对于体质明显消瘦者宜选用钟型体件。

（五）嗅诊

护士运用嗅觉功能判断患者散发出的异常气味并判别该气味与疾病的关联方式称为嗅诊。临床常见异常气味及其意义如下：

1. 汗液气味：长期服用阿司匹林和水杨酸等解热镇痛药的风湿热患者常有汗酸气味；腋臭患者常有狐臭味，若合并脚臭味常提示脚汗过多或脚癣合并感染。

2. 呼吸气味：酒味浓烈是过度饮酒后或醉酒者的特征之一；呼吸有烂苹果气味提示病患有糖尿病酮症酸中毒（DKA）；呼吸闻及刺激性大蒜味提示患者为有机磷农药中毒；肝腥臭味可见肝昏迷、肝坏死患者；刺激性氨臭味提示尿毒症等。

3. 痰液味：大咯血患者痰液带有腥臭味，而支气管扩张或肺脓肿患者痰液带恶臭味。

4. 呕吐物味：呕吐物酸味过重或如腐食气味，提示幽门梗阻；呕吐物出现粪臭味，可能有肠梗阻或腹膜炎；病患的呕吐物内含有脓液且有恶心的甜味提示可能出现胃坏疽。

5. 痢疾患者的大便常带腥臭气味，若带腐烂性臭味常提示患者可能出现胰腺功能异常或消化不良。

6. 膀胱炎患者尿液可有浓烈的氨味。

7. 气性坏疽或厌氧菌感染时脓液可有恶臭味。

二、备物

医用棉签、水银体温计、听诊器、血压计、叩诊锤、压舌板、手电筒、纱块、护理记录单、铅笔。

三、操作流程

判断操作环境安全，符合操作要求后，简单介绍自己以取得患者信任及配合，视情况戴好手套和口罩，做好个人防护。

操作方法：一般检查。

1. 基本生命体征测量：准确测量体温、脉搏、呼吸、血压并及时记录，根据患者病情特点决定是否测量血糖和血氧饱和度情况。

2. 意识状态：护士通过问诊和检查以判断意识障碍的程度。意识变化也叫意识障碍，常是由于大脑功能活动受影响而引起的，按程度可分为嗜睡、意识模糊、昏睡、昏迷。

3. 面容与表情：当机体患病后可出现不同的面容与表情变化，可帮助判断疾病痛苦、难受程度和急慢性情况。急性病容者常表现为痛苦面容、面色潮红、鼻翼扑动、嘴唇疱疹、呼吸急促、躁动不安。慢性病容者则表现为面容憔悴、脸色晦暗无华、目光暗淡、身体消瘦、四肢无力等。二尖瓣面容者表现为面色暗红、双颊紫红、嘴唇发绀、舌色晦暗。苦笑面容者则表现为牙关紧闭、面部肌肉痉挛、四肢抽搐等。脱水面容者可见眼窝凹陷、颧弓及鼻梁隆起、口唇干裂、皮肤干燥松弛、双目呆滞。

4. 皮肤与黏膜：多数疾病在病程中可出现皮肤和黏膜的病变，检查皮肤和黏膜以视诊为主，有时可与触诊相结合。

5. 头颅：头颅检查应注意头颅大小、形状及运动情况。衡量头颅大小以头围来表现。院前护理体查可初步借助双手触摸头颅判断出血、畸形等。

6. 眼部：眼部检查应从外向内：眉毛、眼睑、眼球、瞳孔、视力等。

7. 耳部：耳郭的外形、大小、位置是否对称，有无外伤病史及红肿等。

8. 鼻部：检查鼻外观、鼻道是否通畅、鼻中隔有无缺损和弯曲、黏膜情况、鼻窦有无压痛；查看有无鼻翼扇动，鼻道有无脓血分泌物。

9. 口部：口唇、口腔黏膜、齿及齿龈、舌、扁桃体、喉部，并注意口腔气味及腮腺。

10. 胸部：胸部检查应用视、触、叩、听的方法进行。

11. 脊椎：在病情允许的情况下，嘱被检查者站立或取端坐位，双臂自然放松下垂，观察脊椎的弯曲度和脊柱侧弯情况。脊柱侧弯时操作者用手指沿患者棘突以适当压力自上而下划过使皮肤呈现红色充血线，并判断脊椎情况。同时检查脊椎运动、压痛、叩击痛。

12. 四肢：查看四肢有无畸形、肌萎缩、外伤伤口、血管畸形、肿胀、关节脱位、骨折、离断等。

四、注意事项

1. 护理人员应注重仪容仪表、举止应大方得体、态度温和亲切、细心关心有责任心。

2. 护理体查要按照顺序进行，先做一般检查，然后检查头、颈、胸、腹、脊椎、四肢、肛门外生殖器、神经系统。

3. 危急重症患者病情不允许做全面检查时，应根据病史先进行重点检查并立即进行抢救。

4. 测量体温前应先检查水银体温计的完整性，对于消瘦、危重、神志不清或不能配合将体温计固定的病患可改用电子体温计测量。

（钱细友）

第二节　患者体位的摆放

体位是指患者身体所处的状态。在不同的疾病及意识状态下体位有异，选择不同的体位摆放有助于患者症状的缓解和协助疾病诊断。常见的体位有：

1. 自主体位：适用于普通人及病情较轻的患者的体位摆放，要求患者身体有自主活动且不受限制。

2. 仰卧位：适用于急性腹膜炎、腹部手术后早期患者等。该体位要求患者取仰卧位，协助患者双腿屈曲，以避免腹肌紧张。

3. 俯卧位：适用于脊椎疾病等。该体位可使背部肌肉松弛。

4. 侧卧位：用于胸腔积液患者，需要配合检查如胃肠镜的病患等。如有大量胸腔积液的患者则可取患侧卧位，以缓解疼痛，减少咳嗽，有利于健侧肺的代偿呼吸。

5. 端坐位：适用于心、肺功能不全患者，头面部手术后早期患者等。端坐位可使膈肌下降，使胸廓顺应肺部活动，从而肺换气量增多，同时下肢回心血量减少，缓解心脏耗氧量过多。

6. 中凹卧位：适用于有休克风险的患者。抬高患者头部和下肢，使身体处于低位，以增加回心血量和增加心输出量。

7. 头低足高位：常用于需要引流肺部分泌物，十二指肠引流、胎膜早破等病患。妊娠时胎膜早破可引起羊水外流、脐带脱垂，头低足高位可减少此类风险。

8. 头高足低位：适用于颅内高压、各种原因引起的颈椎骨折患者。行颅骨牵引时采取此种体位有助于缓解症状或者起反向牵引作用。

9. 膝胸位：适用于进行肠道检查配合、胎方位不正进行矫正和子宫后倾的患者。

10. 截石位：适用于会阴部消毒检查、会阴部手术、妇科阴道灌洗、临产妇分娩等。

（钱细友）

第三节　静脉通道建立技术

急救患者的治疗过程中，往往需要液体治疗。现代输液系统主要由以下五部分组成：输液泵、导管、终端滤器、输液袋、电脑配液器。现场急救患者行外周静脉补液治疗时除一部分使用一次性头皮钢针外，大部分患者均使用一次性套管留置针。现场急救静脉输液通道管理如下：

一、概述

（一）需输液治疗的情况很多，主要概括如下

1. 休克，包括脱水所致的休克，创伤、烧伤性休克等。
2. 各种原因所致的电解质及酸碱失衡。
3. 中毒，如食物、药物、农药、蛇毒引起的中毒等。
4. 紧急纠正心脑血管意外事件和重要脏器损伤。
5. 内外科原因引起的出血、失血情况。
6. 其他原因引起的生命体征不稳定情况。

（二）静脉功能

静脉收集组织 CO_2 含量高的血液回流入心脏，通过肺氧合作用使血液得到丰富的氧，重新参与体循环。静脉血管部位、管径大小不同，血流量也有差异。

常用留置针对应头皮针型号与流量（表 1.1）。

表 1.1　常用留置针型号对比

留置针型号	对应头皮针型号	流量
20G	9 号头皮针	50ml/min
22G	7 号头皮针	30ml/min
24G	5.5 号头皮针	19ml/min

二、穿刺部位的选择（图 1.1）

普通急诊内科患者可选择手背静脉或前臂静脉建立静脉通路进行输液。普通急诊外科患者则应避开外伤部位再行选择。

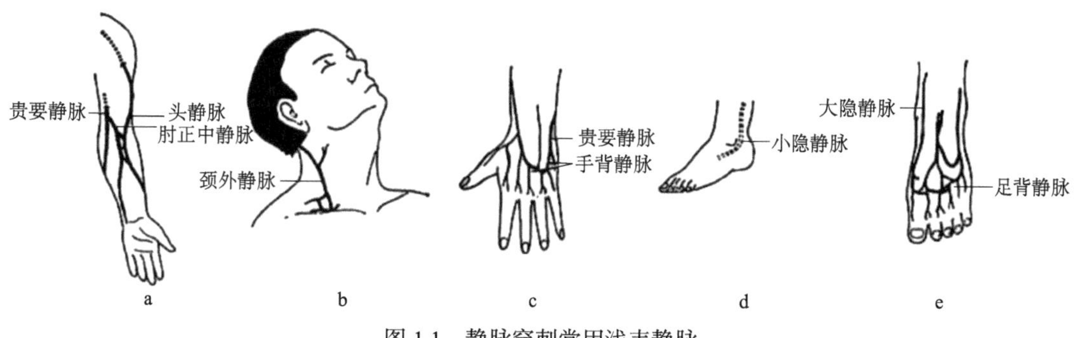

图 1.1　静脉穿刺常用浅表静脉

紧急抢救静脉通道选择

紧急抢救时通常选择双上肢浅静脉的贵要静脉、肘正中静脉和头静脉进行静脉输液。

选择上肢中静脉要比选择下肢浅静脉的大隐静脉血流动力学要好，药物回流的速度更快。

1 心肺复苏时的静脉通道

1. 选择双上肢浅静脉中的肘正中静脉、贵要静脉和头静脉作为急救静脉输液治疗。
2. 注射肾上腺素等抢救药物后还需注入 20ml 生理盐水以使药物快速进入循环。

2 创伤静脉通道选择

1. 选择受伤部位远端的静脉血管，总体原则为上半部身体外伤的选择下肢血管穿刺；而下半部身体外伤的则选择上肢血管穿刺；四肢外伤选择颈外静脉。通常胸部、上肢受伤病患应避开上肢受伤部位优先考虑下肢静脉；腹部、盆腔和下肢外伤时则应避开下肢受伤部位优先选择上肢静脉。注意腹腔内血管破裂或脏器出血时禁忌下肢补液，以免补液治疗导致下肢静脉瓣开放。

2. 严重多发伤者至少在有 1 条外周静脉通畅的情况下，在有条件时及时行深静脉置管术，通常选用双腔或三腔管行深静脉穿刺，以保证能及时补液或补血及定时测量中心静脉压。患者休克状况得到改善后应控制好补液量，以防止循环负荷过重导致脑水肿或心力衰竭。

3 休克静脉通道选择

在最短的时间内以 20～22G 留置针建立 2～3 条静脉通路快速输液，以保证急救药物有足够通路进入，防止患者休克失代偿后血压下降，静脉塌陷。对于失血性休克者静脉穿刺成功后应先行静脉采血，做好输血前的准备。

4 偏瘫患者原则上禁止在瘫痪肢体建立静脉通道

三、穿刺方法的选择

（一）颈外静脉

1. 颈外静脉上端较表浅，易于寻找定位，是较理想穿刺部位。
2. 穿刺时患者取仰卧位，肩稍垫起，头部尽量后仰偏向对侧。
3. 紧急情况下也可用普通注射针在颈外静脉直接穿刺注药。
4. 休克患者常用颈外静脉穿刺。

（二）头皮静脉穿刺

长期吸毒患者外周静脉已硬化，可考虑头皮静脉或腹壁浅静脉穿刺。

（三）静脉体表位置盲插

大面积烧伤患者如找不到体表浅静脉时可在原中静脉体表位置盲插。

（四）四肢外周静脉穿刺

四肢外周静脉穿刺方法同普通一次性头皮针的穿刺方法。

四、静脉留置针的选择

（一）选择静脉留置针

普通患者应优先选择24G静脉留置针减少患者的疼痛。心跳呼吸骤停、休克的患者应依据静脉条件选择20～22G留置针。

（二）使用留置针的优点

留置针操作简单，穿刺方便且可留置多日，固定后不易滑脱，同时可连接三通接头，方便抢救。留针管腔大、滴速快、针体为软管结构，能有效预防患者因烦躁时折管或脱管，可减少转运途中穿刺部位的渗漏。

五、液体的选择

1. 院前急救患者可根据医院与伤员地点之间的距离选用0.9%氯化钠注射液100～250ml开通静脉通道进行静脉滴注。

2. 低血糖昏迷或晕厥患者选用葡萄糖溶液。

3. 复苏液中最常用的是林格氏液、乳酸林格液、琥珀酰明胶注射液、生理盐水。

4. 脑组织水肿常选择甘露醇液。

六、补液速度的调节

1. 常认为补液1ml≈15滴，每小时补液量通常不大于100ml（25滴/分）。

2. 应用甘露醇注意事项：心力衰竭患者慎用甘露醇，因为使用甘露醇后血浆渗透压增高，外周液体吸收到循环中而加重心脏负荷。20%的甘露醇125～250ml要在半小时内滴完（滴速65～125滴/分），使用过程中要防止液体外渗引起组织肿胀坏死。

3. 休克患者一般都需要快速补液，滴速通常大于60滴/分。

4. 使用需要严格控制输液量的特殊药物如血管活性药物或其他特殊类药物时通常需要借助输液泵、微量泵控制滴速。

七、注意事项

1. 平衡与稳定：护士为患者行静脉穿刺时通常使用半蹲半跪姿势，这样有利于维持自身平衡和稳定，以提高一次穿刺成功率。

2. 固定：动态中穿刺有可能给患者带来意外伤害，提倡在救护现场立即建立静脉通道再进行转运。自控能力差或者烦躁不配合者需将四肢固定后进行穿刺；在救护车颠簸较少时进行静脉穿刺操作有利于操作者、患者及物品的平衡稳定。

3. 救治过程及转送途中必须保持静脉通路通畅。

4. 如患者存在血容量不足，可使用加压输液设备，以确保液体入量。

5. 注意调节莫非氏管内液平面。

6. 预防事故的发生，包括液体外漏、外渗及局部组织水肿等。

7. 在急救现场行静脉输液应注意充分消毒脏污的皮肤。

8. 必要时，穿刺过程中增加光线。

9. 选择安全的急救现场进行输液操作。

10. 必要时在输液前采血。

11. 操作完成后物品用黄色医疗废品袋收集。

附：浅静脉留置针穿刺技术操作流程

（一）严格执行查对制度

核对医嘱、患者。

（二）评估

1. 评估操作环境。

2. 患者的病情、年龄、周围血管情况、皮肤情况，最后根据用药选择留置针型号。

3. 患者对留置针的使用的认识和了解程度与接受配合程度。

4. 药物的性质及量等。

（三）准备

1. 操作者戴手套、戴口罩、备好药物。

2. 环境准备：达到防止职业暴露要求。

3. 物品：静脉穿刺、消毒用物和留置针。

4. 取合理体位。

（四）实施

1. 观察穿刺部位皮肤、血管情况。

2. 留置针是否有明显的回血，输液是否通畅。

3. 有不同寻常的情况记录在护理文书上。

4. 若穿刺部位出现肿胀疼痛时，应及时拔除留置针，并按需予 50% 硫酸镁湿敷。

5. 导管堵塞时，应拔管。

（钱细友）

第四节　转运与途中监护

一、患者的安全转运

安全、有序、高效地转运，以及提高救治成功率是急救人员的重要任务和新课题。患者的安全转运是院前紧急救护的重要一环。按病情类型可分为一般患者的院前转运、危重患者的院前转运、脊柱损伤患者的院前转运、疑似传染病患者的院前转运、特殊患者的院前转运。

二、搬运方法

（一）徒手搬运

1. 单人搬运：常见的有扶持法、背负法、抱持法（图 1.2）。

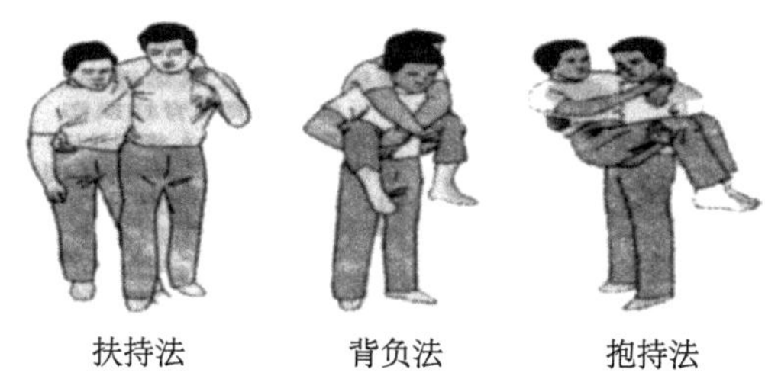

图 1.2　单人搬运

2. 双人搬运法包括椅托式、拉车式、轿杠式、平抬式（图 1.3）。

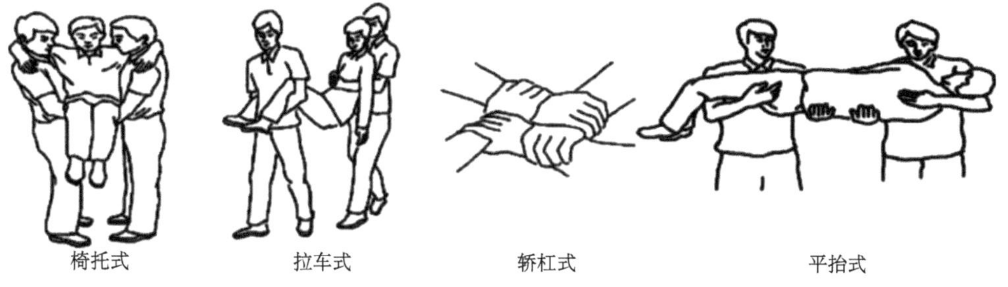

图 1.3　双人搬运

3. 三人或四人搬运法：多用于脊柱脊髓损伤患者（图 1.4）。

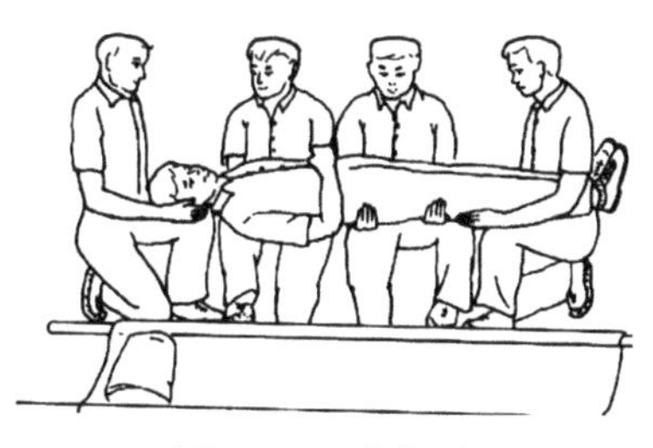

图 1.4　四人搬运

（二）器械搬运

1. 借助各类搬运工具如轮椅、担架、铲床、车床等。
2. 将伤员放置在器械上搬运，搬运过程中注意保暖。

三、搬运工具的选择

若使用不适当的工具与方法来搬运患者，则可能造成患者损伤，甚至造成瘫痪。院外转运时要依据患者自身情况和疾病情况选择搬运器械，才可有效避免搬运风险。

（一）多变位自动上车担架特点（图 1.5）

1. 材料主要由高质铝合金和海绵软垫构成，高质铝合金使得车体轻便结实，而海绵软垫为患者提供舒适躺卧条件。
2. 整车结构灵巧，折腿机械结构方便车床上下救护车以及调节高度，同时可方便地实现多种姿态变换，担架可分离使用。
3. 车床配备左右手柄控制，可由一位救护人员把患者推上救护车。
4. 担架上车后可用锁定装置固定。

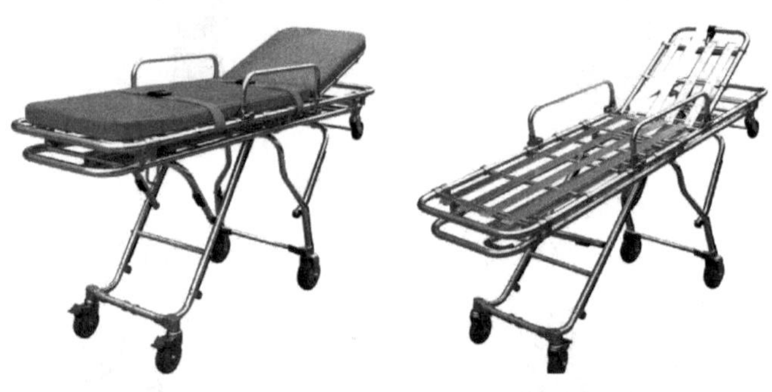

图 1.5　多变位自动上车担架

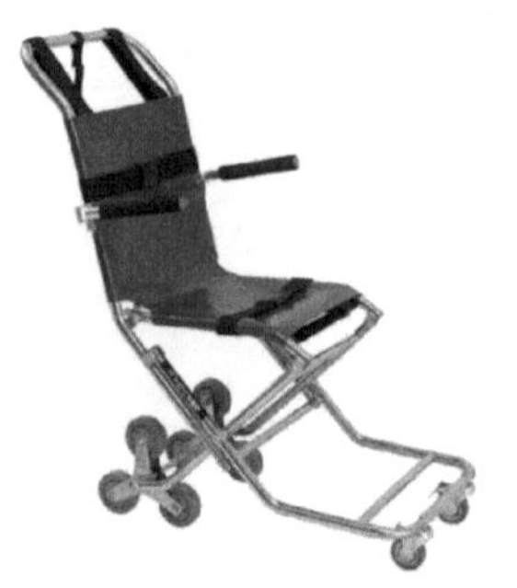

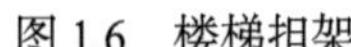

图 1.6　楼梯担架

（二）楼梯担架特点（图 1.6）

1. 该产品是一种适合高层建筑救护、转移伤病员的担架。
2. 该担架能在狭窄电梯和楼梯通道内转运危重患者。
3. 该担架可折叠、收拢并且是救护车的配套装置。

（三）铲式担架特点（图 1.7）

1. 该担架由可分离的刚性结构组成，将其两端的离合装置开启后担架可拆分成左右两部分。

2. 方便搬运骨折及重伤病员。

3. 方便危重患者过床，减少搬动次数。

图 1.7　铲式担架

（四）折叠式担架特点（图 1.8）

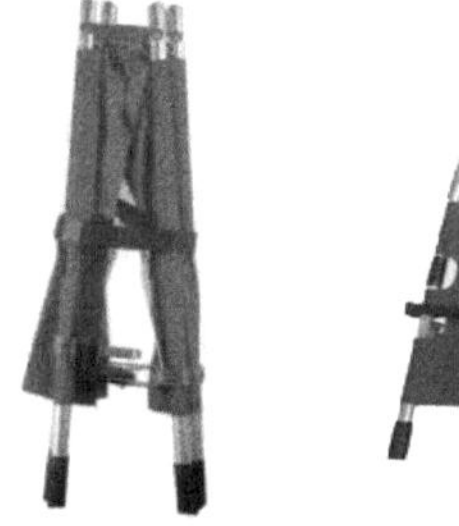

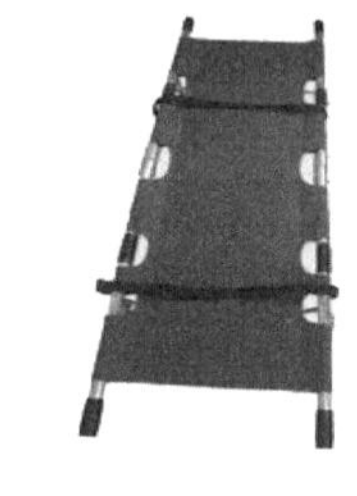

图 1.8　折叠式担架

1. 主要用于搬运伤病员。

2. 折叠式担架由担架主杠、担架横杠和担架布面组成。

3. 担架主杠由多节空心棒串联而成。

4. 其结构简单合理，折叠后体积较小，重量轻、组装方便快捷。

5. 尤其适用于紧急救护、搬动伤病员等。

6. 也可作为医院的普通担架使用。

（五）脊椎固定板特点（图 1.9）

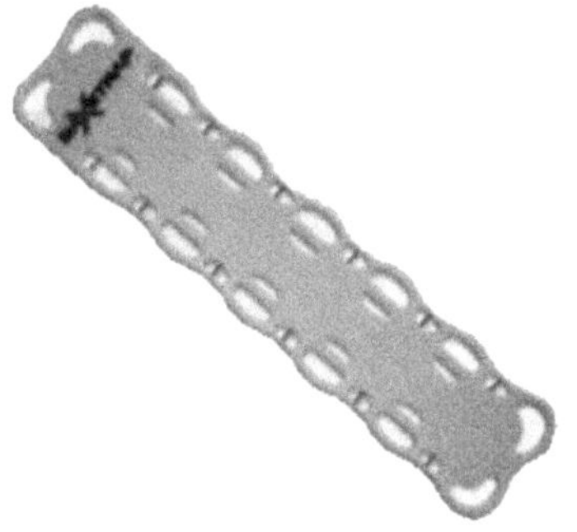

图 1.9　脊椎固定板

1. 重量轻，仅约 6.2kg，可承重 250kg，减轻救护人员的抬护负担。

2. 固定板可配套头部固定设备使用。

3. 固定板可作水面救生用，可让患者浮于水面上。

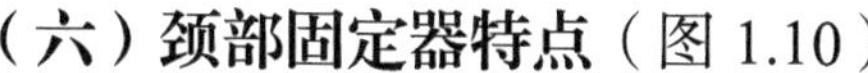

（六）颈部固定器特点（图 1.10）

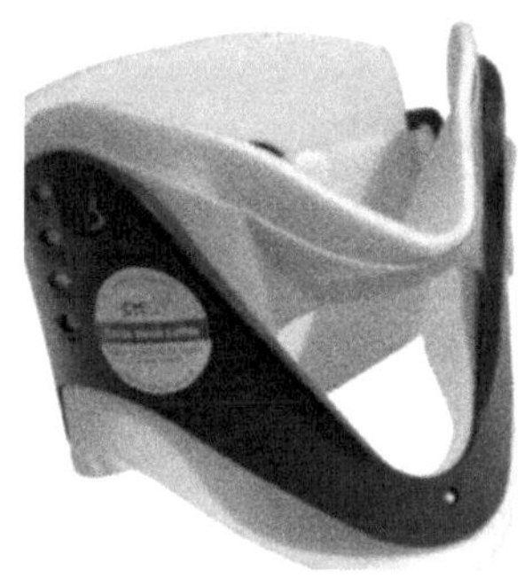

图 1.10　颈部固定器

1. 颈托是由高分子泡沫塑料制造而成，形状是根据人体肩颈构造来设计的，颈托前后运用塑料板加固，有多处透气孔，配上用来调整宽松度的粘贴扣。

2. 主要用于可疑的颈椎骨折固定，脱位复位固定等。

（七）头部固定器特点（图 1.11）

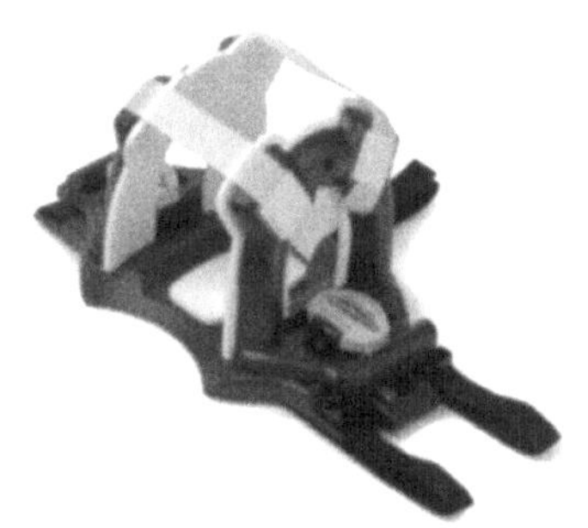

图 1.11　头部固定器

1. 头部固定器可独立使用或与多种颈托联合使用。

2. 它质轻且使用方便，材质为密闭泡沫成分，难吸收血液与体液，同时容易清洗消毒，不会被恶劣环境条件所影响。

3. 在头两侧预留有大的耳洞用于观察出血或引流情况。

4. 部件包括基板和两条可以反复使用的头部固定带。

四、转运注意事项

（一）危重患者搬运注意

1. 伤情不明时，尽量不要移动患者。

2. 需要搬运伤者时，应请周围的人帮忙。

3. 搬运时，要注意伤者的呼吸及脸部表情。

4. 将患者缓慢平稳地抬上担架，搬运过程患者头部应向后，脚部向前，便于护士观察病情。

5. 行走时步调一致，并保持患者处于水平状态。

（二）颅骨骨折患者搬运注意事项

1. 对颅骨骨折的患者，一般无须特殊固定。

2. 送院途中保持头部固定，头稍垫高并在头两侧置沙袋或小枕固定，避免头部摇晃。

（三）颈椎骨折搬运注意事项

主操作人员在搬运颈椎骨折或胸椎高位骨折的患者的过程中应做好头部牵引，其他人员协助搬运让病患平躺于担架上，有条件时可使用颈托固定患者头部，无条件时则可用沙袋或枕头垫在头颈部两侧制动头颈。

1. 脊柱骨折的患者搬运时需用硬质担架。

2. 处理方法：3～4 人协助患者俯卧，然后用手握住患者的头部，胸部，骨盆和腿部，所有人同时将患者平放在硬质担架上。

3. 用三角巾或其他宽布带将患者固定在担架上，以防移动。

4. 严禁两人用只搬运肩部腿部的方法转移患者，避免因为病情不明确造成患者脊柱移位、脊髓断裂甚至截瘫等严重后果。

五、转运的监护

转运患者的特点是伤情重、变化快，医护人员必须监护患者的病情变化，常见的监护项目包括以下：

（一）一般情况评估

护士按照一问、二看、三摸、四测、五记录的顺序协助医师进行院前检查分诊，初步判断病情轻重，明确应该优先处理的问题。其中，一问病情、受伤的部位及做过的处理，患者有不能回答时询问陪伴者；二看面色、呼吸、瞳孔及伤患处情况；三摸皮肤温湿度、肿胀情况、胸腹部压痛、反跳痛及四肢异常情况等；四测基本生命体征情况；五做好各项护理内容的记录。

（二）转运前的评估

评估患者转运可行性。

1. 病情是否稳定，这包括监测患者意识、心率、血压、呼吸、血氧饱和度等，并判断意识状态和生命体征是否相对稳定。

2. 生命支持系统是否到位且处于备用状态。呼吸机性能是否良好，参数是否正确且完成自检；电源、氧源是否充足；人工球囊性能是否良好；监护仪、除颤仪、吸痰机、注射泵等功能是否良好；与疾病相关的抢救药物以及注射用物是否备齐。

（三）转运前的准备

1. 妥善固定气管插管和各类管道，防止脱落和反折、堵塞，确保管路通畅，有脑外伤、脑血管意外患者及时药物控制颅内压，烦躁者视情况给予药物镇静和约束，通知医院科室做好接收准备，尽最大可能缩短途中转运时间。

2. 途中监护：①呼吸机运转的监护。监护呼吸机显示的参数有无异常并根据实际情况做出调整。②患者氧疗情况的监护。指尖血氧饱和度是判断肺换气和氧合情况的重要依据。监护提示血氧饱和度下降时，先检查指套放置是否正确，经调整后血氧值应回升；如仍未回升，进一步查看人工气道是否通畅，有无移位（包括过深和过浅）并相应处理；判断气道是否有痰液堵塞，由于路途颠簸和晃动，有助于震动排痰导致多量痰液涌入大气道。听诊痰鸣音，可以作为最佳吸痰指征。③循环功能、中枢神经系统的监护。每 10～15min 测量心率、血压 1 次，维持生命体征相对稳定。监护患者意识、瞳孔的变化，防止途中病情突变。

（林忆芳）

第五节 院前急救护理技术

一、基础生命支持

（一）基础生命支持的定义

基础生命支持是指对无自主呼吸或者心搏骤停患者施予的抢救、治疗的基础措施，包括即刻判别心搏骤停、启动急救应急系统、尽早进行高质量的心肺复苏术（CPR），着重于胸外按压、快速除颤、解除呼吸道异物梗阻。

（二）基础生命支持的动作顺序（图 1.12 ～图 1.15）

1. 评估周围环境安全并做好个人防护（图 1.12）。

2. 判断意识（图 1.12）：轻拍患者双侧肩膀，于患者双侧耳边呼唤无反应者，即认为意识丧失。触摸颈动脉（1 岁以内触肱动脉）并观察患者胸廓起伏，确认患者呼吸及脉搏消失。时间不要超过 10 秒。

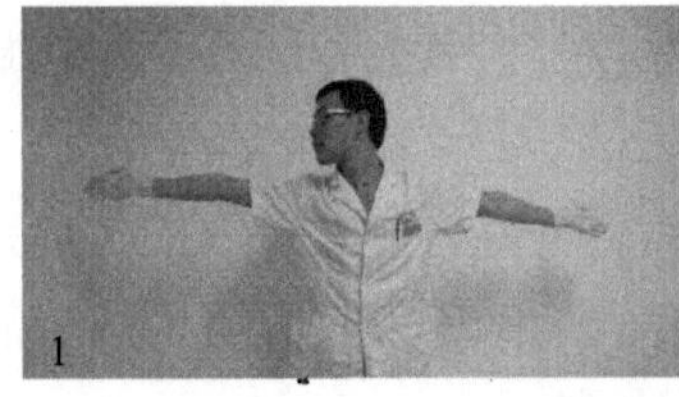
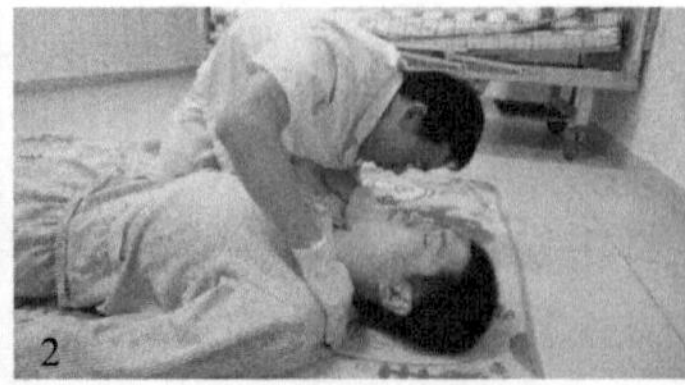
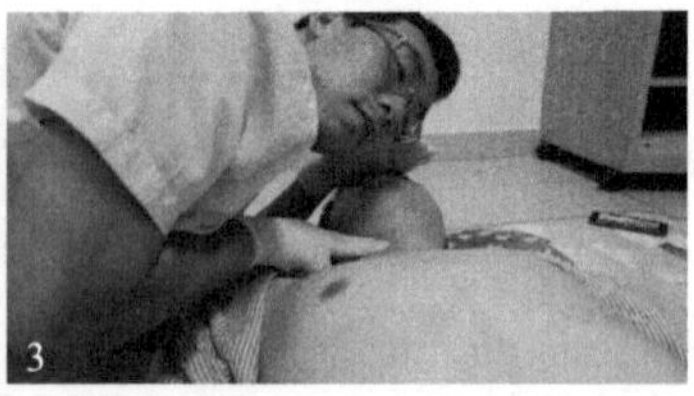

图 1.12 基础生命支持的动作顺序部分操作步骤分解示意图

1. 评估环境；2. 双侧耳边呼唤；3. 触摸颈动脉

3. 启动急救系统，请助手携带呼吸球囊面罩及除颤监护仪协助抢救患者。

4. 摆放体位：患者取仰卧位。置于地面或硬板上；靠近患者跪地，双膝与肩同宽。

5. 建立人工循环：立即进行高质量的胸外心脏按压，按压过程中注意观察患者全身尤其是脸部的反应。

6. 胸外心脏按压方法（图 1.13）：①双手扣手，两肘关节伸直（肩肘腕关节呈一直线）；②利用上身的重力作用于手掌垂直用力往下压，施予的压力要均匀，避免使用瞬间爆发的力量；③按压部位于两乳头连线的中点；④按压频率为 100～120 次 / 分（按压 30 次的时间宜在 15～18s 内），按压深度至少 5cm，注意不超过 6cm，每次按压避免过度按压但深度需达到要求，并保证胸廓完全回弹。

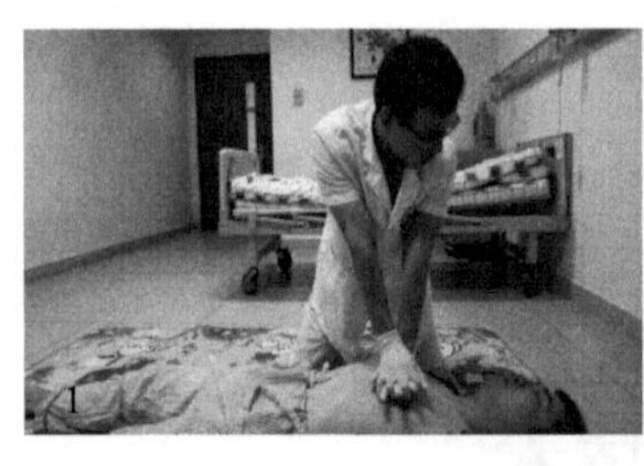
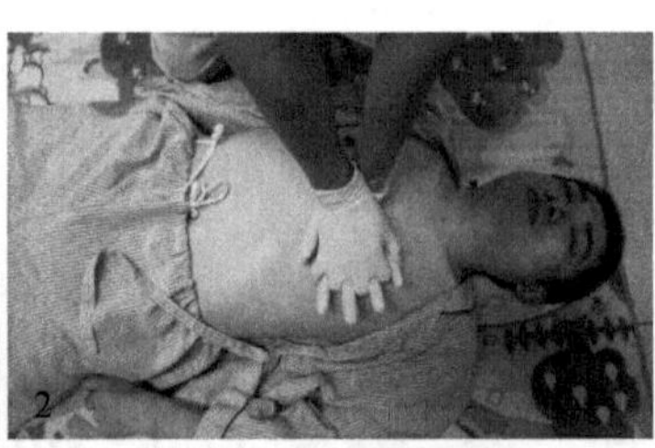
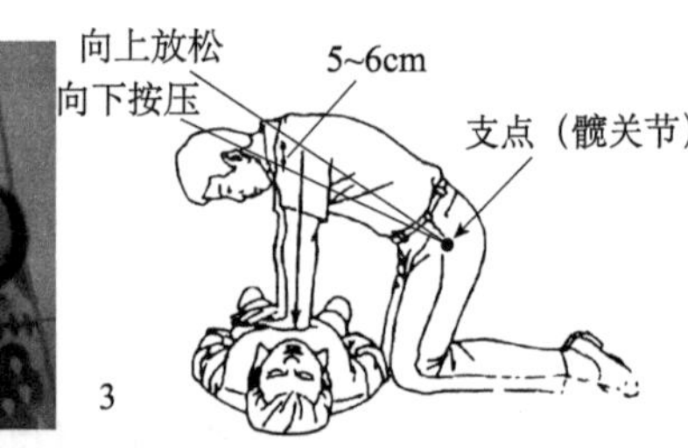

图 1.13 胸外心脏按压方法示意图

1. 双手扣手，两肘关节伸直；2. 利用上身的重力作用于手掌垂直用力往下压；3. 按压深度

7. 助手迅速开启除颤监护仪，旋钮调至监护位后先让按压者暂停按压，安放除颤电极板判断患者心律，如患者为室颤心律，马上准备除颤，让按压者继续按压。

8. 使用清洁干燥的敷料迅速擦干患者胸部皮肤，将导电糊均匀涂抹于两个电极板上，调节能量为双向波 200 焦耳（儿童患者首剂量为 2J/kg，后续电击能量级别应至少设置 4J/kg，最大低于 10J/kg，禁忌成人剂量）并充电。

9. 充电成功后让按压者暂停按压，将电极板置于胸部正确位置，其中胸骨（sternum）电极板放置胸骨外缘上胸部、右侧锁骨下方；心尖（cardiac apex）电极板中心为腋中线上，第四、五肋间，并再次确定仍为室颤心律后高呼旁人离开，确认旁人离开患者后操作者双手同时按压放电按钮进行电击（图 1.14）。

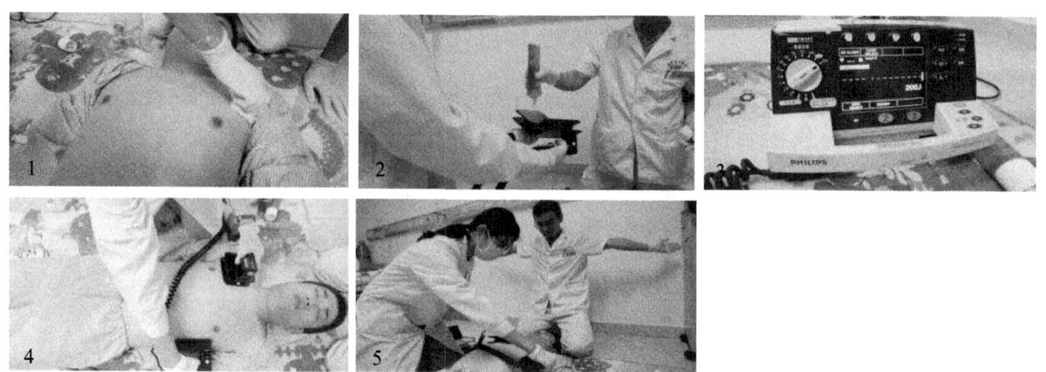

图 1.14　准备除颤的操作步骤分解示意图

1. 擦干皮肤；2. 涂导电糊；3. 调节能量并充电；4. 电极板位置；5. 确认旁人离开

10. 按压者继续为患者行胸外心脏按压，助手迅速开放患者气道。

11. 胸外心脏按压次数与人工通气次数比例为 30∶2（即每按压 30 次给予 2 次人工通气）。

12. 开放气道：确保患者口腔无异物，呼吸道通畅。可使用压额抬颌法或下颚推前法开放气道。

13. 做完 5 个循环后，复检颈动脉搏动出现及患者意识恢复，则提示心肺复苏成功。

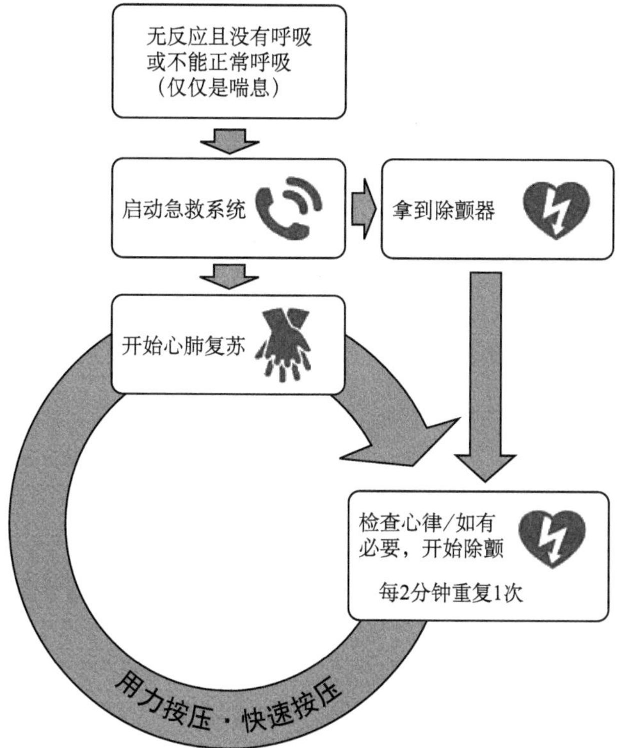

图 1.15　成人基础生命支持简化流程图

二、高级生命支持

心肺复苏的下一阶段是高级生命支持，高级生命支持是在基础生命支持的基础上，运用辅助机器设备、机器使用技术及急救技术结合（如除颤仪、监护仪、呼吸机等）加上药物治疗，建立和维持更加有效的通气和循环。高级生命支持主要内容有：处理气道、进行胸外心脏按压、建立静脉通道、抢救药物的应用、生命体征的监护及抢救记录。

（一）气管插管的基本程序

1. 行气管插管术前必须先检查气管插管设备的性能完好性、物品准备齐全，并充分润滑导管。

2. 插管时要使患者头部后仰使口、咽、气管位于一条水平线，充分开放气道；操作者在患者的头侧，右手抬下颌并拨开患者上下唇，左手持喉镜柄开口经口腔右嘴角置入喉镜片。

3. 喉镜片沿着舌背至舌根，然后将喉镜片前端插至舌根与会厌部相交界的地方，上提喉镜片使其向上方移动，即可暴露声门。

4. 将气管插管在直视下经声门插入气管。

5. 接着给气囊充气到外露的气囊硬度和鼻翼硬度相近即可，用听诊器听双侧肺部呼吸音均匀对称时，妥善固定气管插管并予人工通气。

（二）复苏药物的应用

1. 心室颤动（VF）：①静脉注射盐酸肾上腺素 1mg，若效果不佳可以每 3～5min 重复用药一次。②胺碘酮 0.15g，静推时间不少于 10min。③盐酸利多卡因 1～1.5mg/kg，每 3～5min 可重复使用一次。

2. 无脉电活动（PEA）：①静脉注射肾上腺素 1mg，3～5min 一次。②心肌梗死导致的无脉电活动或心搏骤停可用硫酸阿托品 1mg 静脉注射，若效果不明显可每 3～5min 重复用药一次，总量不超过 3mg。③心搏骤停：静脉注射盐酸肾上腺素、阿托品，剂量同前。

（林忆芳）

第六节　止血包扎的急救配合技术

一、止血

（一）目的

控制继续出血，保证有效循环血量，防止出现低血容量性休克。

（二）分类

根据出血部位，人体的血管出血可分为毛细血管出血、静脉出血、动脉出血。如果是毛细血管出血，那么患者部位则呈现点状或片状，颜色鲜红，慢慢渗出，这类情况伤势较轻，可自愈；如果是静脉出血，则出血较慢，颜色比较暗红；如动脉出血，血流速度较快，颜色鲜红且量多，病情较危重。

（三）物品准备

生理盐水、消毒液、无菌纱布、棉垫、绷带、止血带、记录纸。

（四）操作方法

在院外，根据出血方式结合出血部位，使用不同的止血方法，一般可结合以下几种止血方式。

1　直接压迫止血法（敷料加压止血法）（图 1.16）

1. 适用范围：一般用于颈外动脉等颈部大血管，或伤口较小，表浅且血流速度缓慢的出血。

2. 方法：戴上橡胶手套用无菌敷料直接在伤口出血处施压 10～20min。

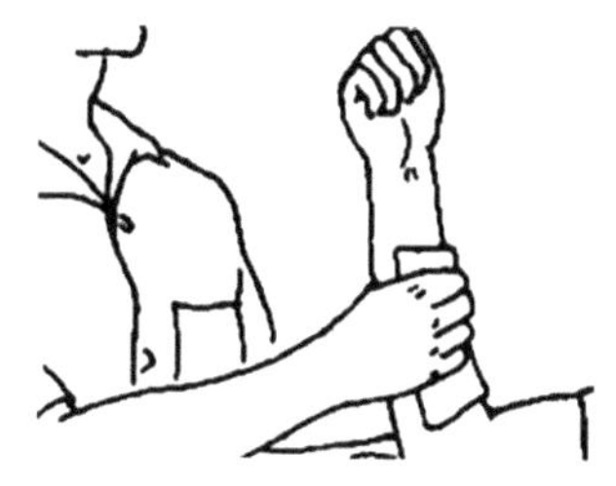

图 1.16　直接压迫止血法

2　指压动脉止血法（图 1.17）

1. 适用范围：头面部和四肢的大出血。

2. 方法：用手指按压动脉血管伤口的近心端，将动脉缓慢往接近骨头处下压，注意力度不宜过大，使伤口不出血即可，最后抬高患肢高于心脏水平。压迫时间过长会引起组织缺血坏死，应避免。颈总动脉指压止血时不能同时压两侧的颈总动脉，以防止患者因脑缺血而昏迷。

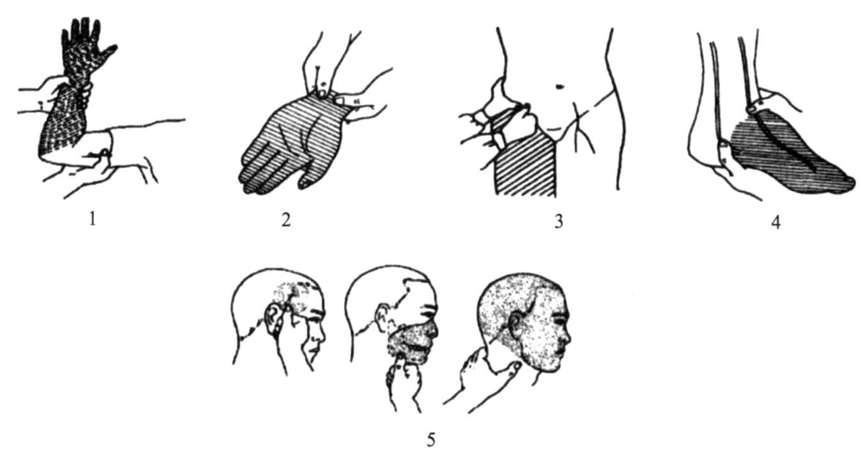

图 1.17　指压动脉止血法

1. 肱动脉压迫法；2. 指动脉压迫法；3. 股动脉压迫法；4. 足部出血压迫法；5. 颞浅、面、颈总动脉压迫法

3 加压包扎止血法（图 1.18）

1. 适用范围：各种伤口。

2. 方法：用无菌纱块将伤口覆盖，用三角巾或弹力绷带加压、包扎，注意包扎范围超过伤口范围，以免包扎不到位。

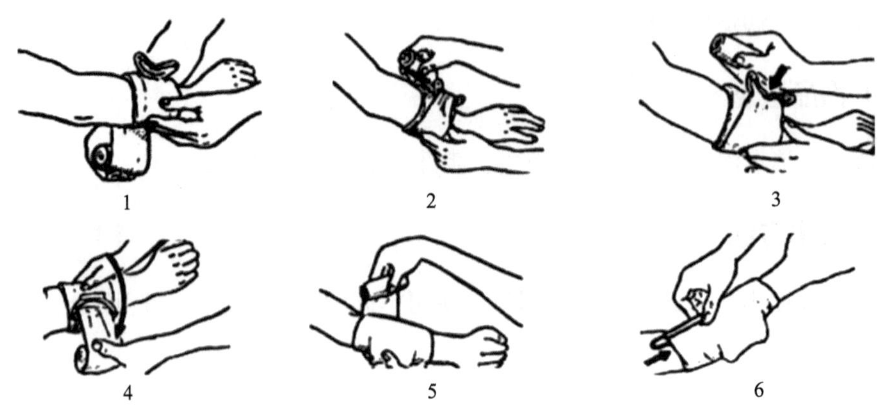

图 1.18 加压包扎止血法操作步骤分解示意图

1. 敷料置于伤口；2. 弹性绷带夹紧卡上面有“V”形切口；3. 拉紧弹性绷带；4. 反向拉紧弹性绷带；5. 继续缠绕弹性绷带；6. 安全钩扣住弹性绷带

4 填塞止血法

1. 适用范围：如臀部等较大较深的伤口。

2. 方法：戴无菌手套用适量无菌纱布塞入伤口，然后用绷带弹力或者三角巾加压包扎。

3. 禁忌：颅脑外伤引起的眼、耳、鼻等处出血禁用此方法。

5 止血带止血法

1. 适用范围：适用于其他止血方式满足不了的四肢的止血。

2. 方法：

（1）橡皮止血带止血法（图 1.19）：在止血带的下面垫上无菌纱块或者无菌棉垫，后一手拿着止血带一端，手背贴着纱块或者棉垫，另一手缠绕 2～3 圈后打活结固定，以可塞入 2 指为宜。

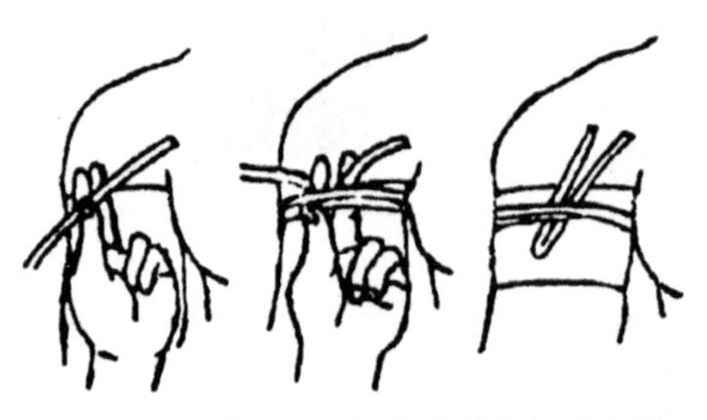

图 1.19 止血带止血法操作步骤分解示意图

（2）气压止血带止血法（图 1.20）：是将止血带止血法中的止血带替换成手动或者电动充气压力袖带，需要注意的是袖带使用需要加以衬垫保护患者皮肤，通常上肢加压至患者收缩压加 80mmHg，下肢则加压至收缩压乘以 2。

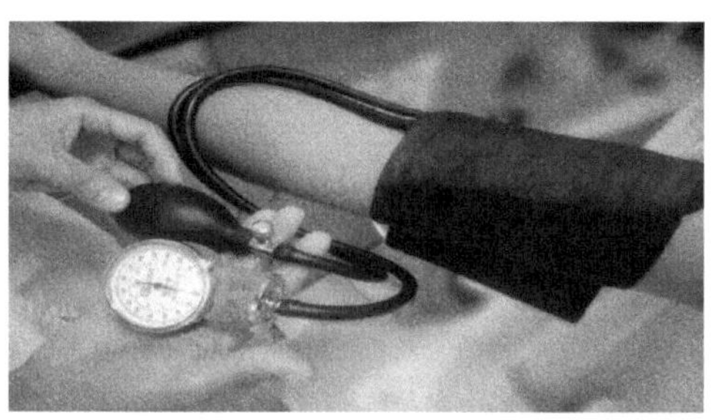

图 1.20　气压止血带止血法示意图

（3）布条止血带止血法（图 1.21）：无止血带时可用布带、三角巾、毛巾等代替，注意最好先垫上纱块或棉垫加以保护，再打结，力度以不出血为宜。特别注意应防止肢体损伤。包扎部位须在伤口近心端，靠近伤口。止血带使用时间为 1～3h，每 30min 左右放松一次，每次 3～5min。记录并标记绑止血带的时间，放松期间如出血较多可暂时使用其他止血方式止血。

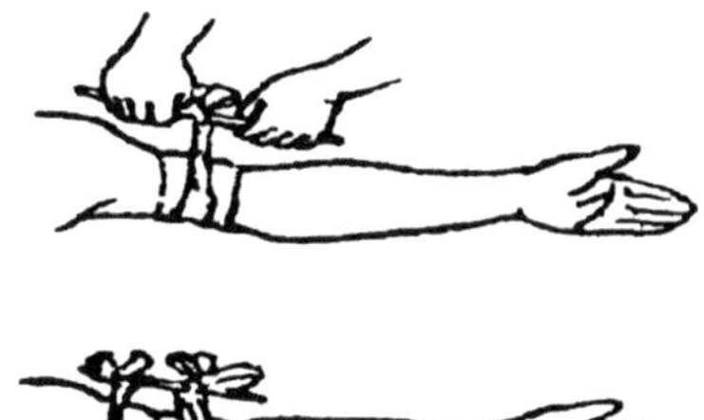

图 1.21　布条止血带止血法示意图

二、包扎

包扎是创伤现场最常用的紧急处理措施之一。包扎最大的作用就是止血，除此之外还有保护伤口、固定敷料和夹板、隔离污染防止感染、减轻疼痛等作用，对于患者转运和伤口早期愈合也有很大作用。也能防止发生严重的并发症，比如刺伤血管和神经等。包扎材料在接触伤口表面时必须保持无菌，包扎过程必须要轻巧、牢固、迅速且勿碰撞伤口，防止引起出血和疼痛，打结时尽量避开伤口。

（一）材料

棉垫、绷带、纱布、临时可用的干净毛巾、床单、衣服。

（二）种类

螺旋反折包扎法、螺旋形包扎法、回返包扎法、八字包扎法、环形包扎法、三角巾包扎法等。

（三）注意事项

1. 力道要均匀，松紧度要适度，绝对要牢固，尽量做到舒适、整齐、美观。
2. 首选无菌，第二选择清洁。
3. 不轻易去除伤口异物，不把脱出体腔内脏送回。
4. 包扎完毕注意观察末梢循环情况。
5. 保持肢体功能位。

（四）方法

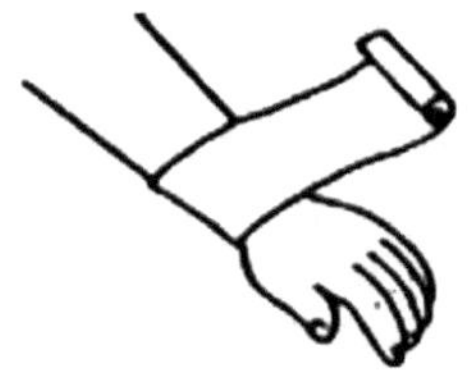

图 1.22　环形包扎法示意图

1　环形包扎法（图 1.22）

1. 适用部位：肢体较小部位或者圆柱形部位，如手腕、脚腕、额部、颈部等。

2. 方法：在包扎伤口部位处环形缠绕两周，第二周完全覆盖第一周。

2　螺旋形包扎法（图 1.23）

1. 适用部位：如手臂、躯干、大腿等形状大小直径基本一样的部位。

2. 方法：绷带按螺旋盘形斜向缠绕，后一圈压着前一圈的 1/3～1/2 以减少空白使包扎全方位。

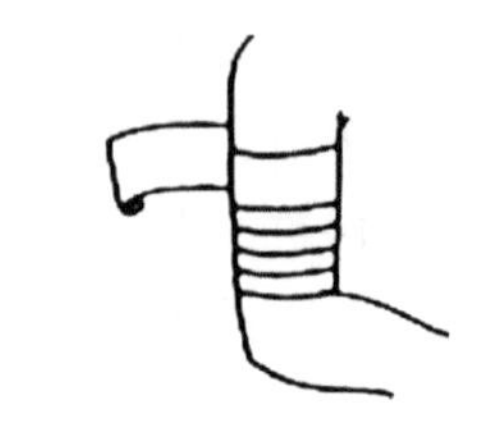

图 1.23　螺旋形包扎法示意图

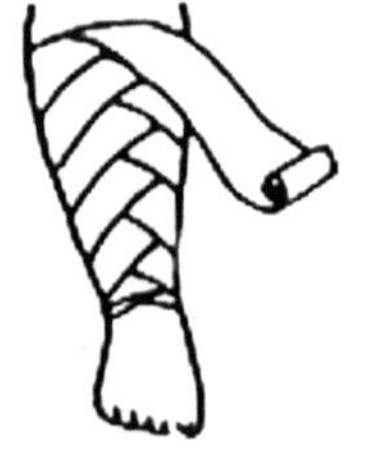

图 1.24　螺旋反折包扎法示意图

3　螺旋反折包扎法（图 1.24）

1. 适用部位：如小腿、前臂直径相差较大的部位。

2. 方法：在螺旋法的基础上，每次使用绷带盘旋包绕时需要将绷带反折一次，做法以左手大拇指按住绷带中间位，右手将绷带向下反折，再向后绕紧即可。注意：不要反折在伤口上方。

4　回返包扎法（图 1.25）

1. 适用部位：头顶、残肢端、指端。

2. 方法：以头部创伤为例，先将伤口环形包扎数圈，然后一手在头后中部持绷带一端，从头后方卷绷带到前额，然后固定前额，绷带继续向后反折，反复用上述方法反折，直至绷带将头部完全包绕，然后绕头围环形包绕头部两圈，最后把绷带固定在反折处。

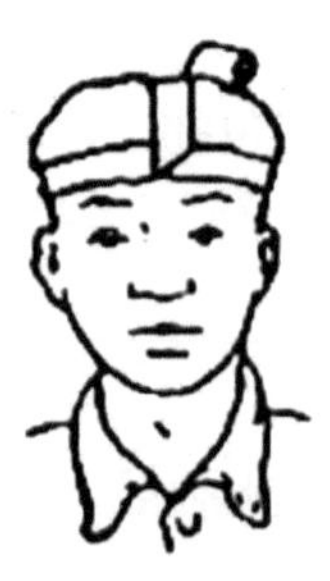
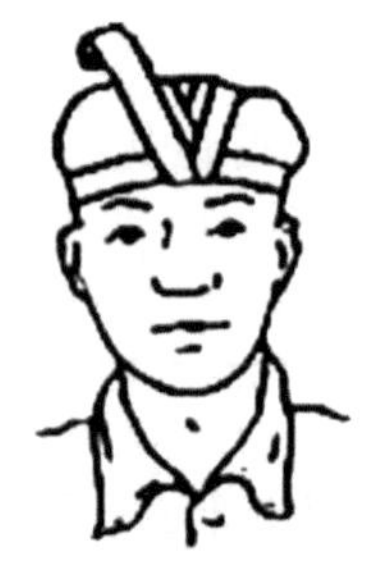
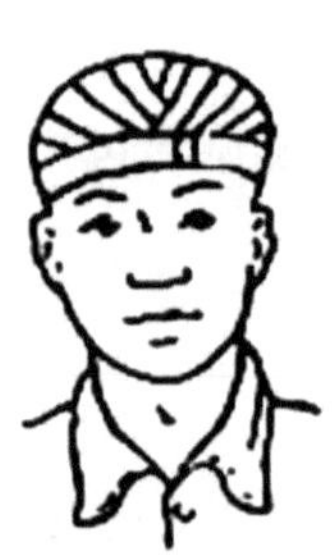

图 1.25　回返包扎法操作步骤分解示意图

5　八字包扎法（图 1.26）

1. 适用部位：主要用于固定关节部位，如手掌、踝部、肘部、膝部等，维持功能位。

2. 方法：以关节为中心，使用绷带按“8”字的书写轨迹进行包扎，交叉缠绕，确保每周遮盖上一周的1/3～1/2。

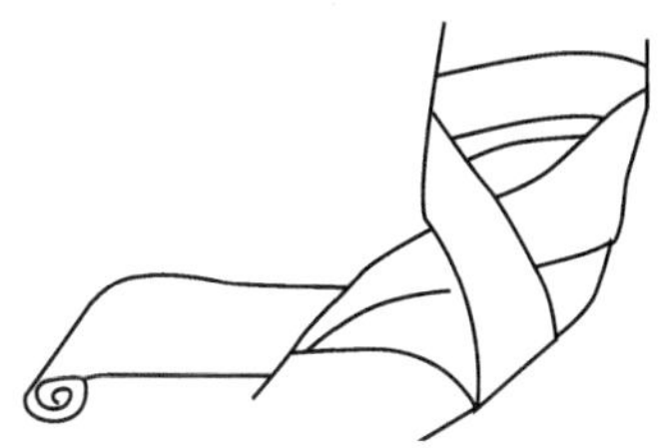
图 1.26　八字包扎法示意图

6　三角巾包扎法

1. 适用部位：头部、躯干、手、足等。
2. 方法：按需折叠成不同形状。

三、创伤固定搬运技术

（一）固定

本节主要针对骨折的固定，是指在骨骼、关节或软组织损伤后，为了减轻痛苦及并发症，便于伤员的运送，而采取的固定受伤部位，给予适宜的材料及方法来维持的技术。

1　适应证

1. 怀疑有四肢或脊柱、骨盆等骨折者。
2. 四肢闭合性骨折者。
3. 四肢开放性骨折，创面小或经处理创口已闭合者。
4. 脊柱及骨盆骨折者。

2　禁忌证

1. 伤口感染严重者。
2. 固定不易牢靠部位的骨折。

3　材料

木制夹板、钢丝夹板、充气夹板、颈部固定器等。必要时就地取材，如竹棒、木棍、树枝。

4　操作步骤与说明

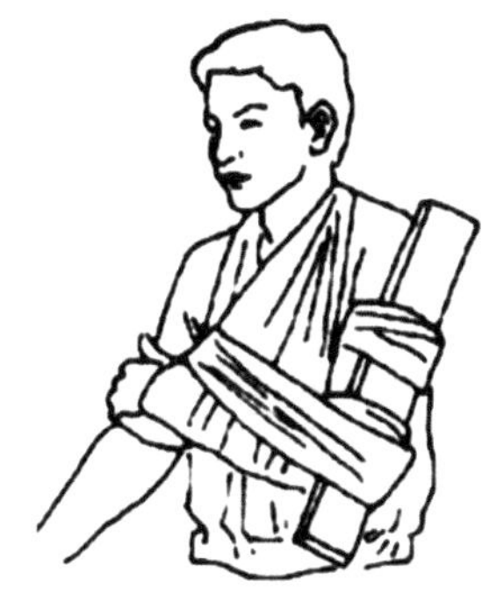
图 1.27　肱骨骨折固定示意图

1. 肱骨骨折（图 1.27）。

选择两块长度不一的夹板，把稍短的夹板放在骨折手臂的内侧，长的夹板放在外侧，接着把两块夹板固定起来，使肘关节处于功能位，最后利用三角巾固定住手臂位于胸前位置。

2. 前臂骨折（图 1.28）。

选用两块长度大于患者肘关节与腕关节距离的夹板，放置在前臂的内侧和外侧，固定两块夹板，使前臂处于功能位，并用三角巾于胸前位置固定。

3. 小腿骨折。（图 1.29）

选择长度一样的两块夹板，长度为自然状态下足跟至大腿的距离，分别在患者骨折小腿的内外侧放置两块夹板，再用三角巾把两块夹板固定起来。若遇到夹板长度达不到要求或没有夹板的情况下，可将患者患侧腿与健侧腿对齐包扎固定在一起，需要注意的是这种方法必须在两腿骨突处放置衬垫保护皮肤同时防止骨折移位。

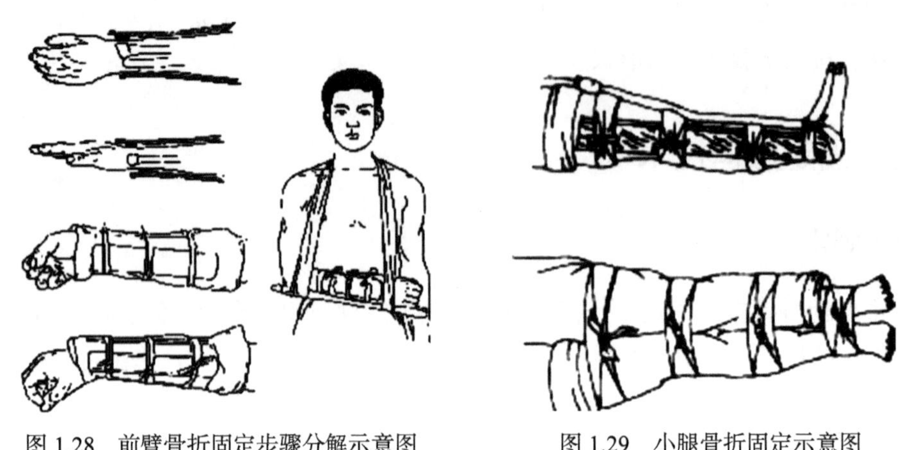

图 1.28　前臂骨折固定步骤分解示意图　　图 1.29　小腿骨折固定示意图

4. 大腿骨折。

选择一块长度为足跟至腋窝或腰部距离的夹板，再选择一块长度为足跟至大腿根部的夹板，分别在患者患腿的内外侧放置，再用绷带或三角巾固定。

5. 锁骨骨折。

对于两侧锁骨骨折的患者，选择一条三角巾，把三角巾折成带状，三角巾的两端绕背部包绕呈“8”字形，注意腋窝下要加衬垫保护皮肤并尽量使两肩后张（图 1.30）。也可以在患者背后放置“T”字夹板并固定好（图 1.31）。对于只有一侧锁骨骨折的患者，用三角巾在胸前固定患侧手臂并嘱患者限制活动。

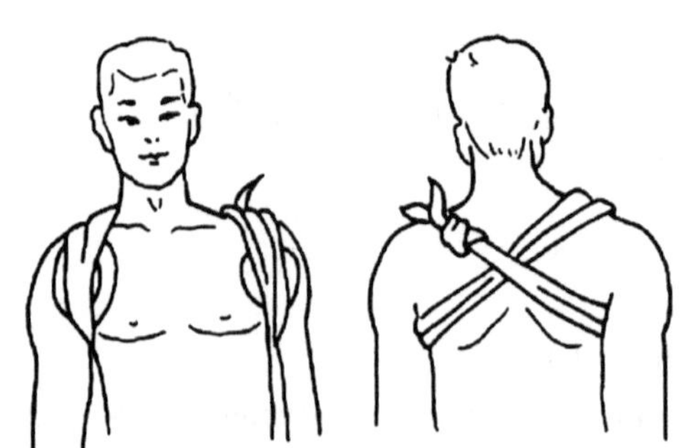

图 1.30　锁骨骨折三角巾固定示意图

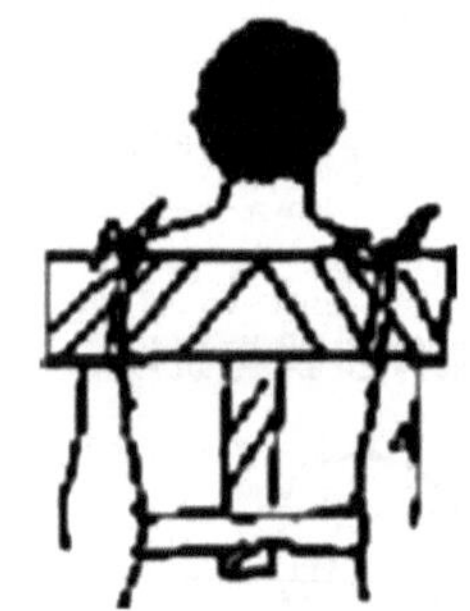

图 1.31　锁骨骨折“T”字夹板固定示意图

6. 脊柱骨折。

胸椎、腰椎骨折者，应使伤员平躺在木板或硬质担架上，在伤处垫一薄枕，必要时将伤员固定于木板或担架上（图 1.32）。颈椎骨折者，应使患者的头颈与躯干保持一条直线，用棉布、衣物将伤员头两侧固定好，有条件可用颈托，防止左右摆动引起二次损伤。

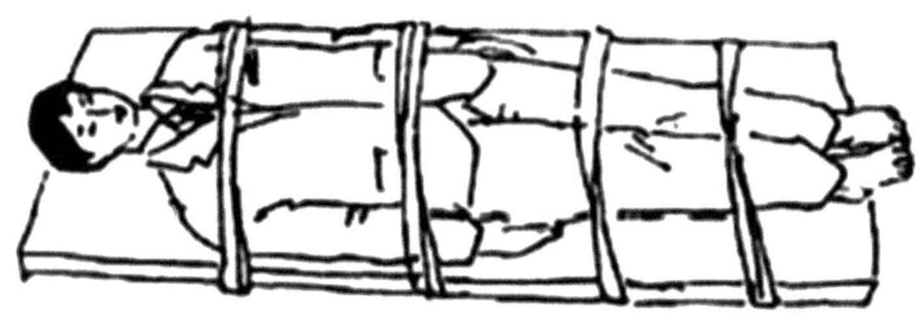

图 1.32　脊柱骨折固定示意图

5　注意事项

1. 有创口者应先清创后固定。

2. 固定前先在夹板上用敷料铺垫，以免引起皮肤损伤。

3. 用绷带固定夹板时，原则为由远端向近端包扎，以减少患肢充血水肿。

4. 超关节的原则：夹板长度应超过上下一个关节，并固定在关节下或两侧，以减少活动度。

5. 对于脊柱骨折患者，固定好之前不得随意移动与搬动。

6. 包扎固定后看手指是否能伸入，以可伸入且不感觉紧绷为宜，以免影响血液循环。

7. 搬运是指用人工或简单的工具将患者运送至能够治疗的场所，或将患者转移到运输工具上。

8. 搬运方式分为人工搬运和机械搬运。人工搬运适用于病情较轻者，包括拉车式、双人搭椅、背驮、搀扶等方法，机械搬运适用于病情较重者，包括折椅、担架等。

（二）搬运

1　单人徒手搬运

1. 搀扶法：用一手拉着患者，让患者将一只手搭在自己肩上，再用自己另外一只手抱住患者腰部。

2. 背驮法：背对着患者蹲下，嘱咐患者将两手搭在自己双肩并扶稳，然后拉着患者双腿缓慢起身，对胸、腹外伤的患者不宜采用此法。

3. 抱持法：适用于小孩或体重较轻，并且行走困难的患者，如较重的头、手肘及下肢伤或昏迷的患者。一手抱在患者腰部，一手托在其腘窝处，再嘱患者搂住自己肩部，将其缓慢抱起。

4. 拖行法：大多用于房屋倒塌、火灾现场，不能用上述方法时，站在患者头侧身后，把自己双手绕过患者腋窝至胸前，把患者双手交叉放置其胸前，再用双手握住患者双手，利用下颌顶住患者头顶，拖着患者缓慢移行使其背部靠着自己的胸部。

2　双人徒手搬运

1. 拉车式：一个急救者站在患者头部，将患者头部放搬运者怀里，两手置于伤员腋下，另一急救者蹲在伤员两腿之间，双手抱住伤员的两腿，然后两人一起缓慢将伤员抬起。注意判断患者是否存在颈椎或腰椎以及骨盆骨折等其他情况，避免二次损伤。

2. 抬轿法：就是两个人一只手抓住自己的手臂，另一只手抓住对方的手臂，组成一个四方形，抬着伤员前进。

3 三人或多人搬运法

三人搬运法可并排将伤员托起，步调一致向前。多人搬运法则搬运人员面对面站立使患者在中间，再把手伸至患者身体下将患者进行搬运。

1. 三人搬运部位：肩部、腰臀部、下肢。

2. 四人搬运部位：一人负责头颈部的保护，特别是颈椎的保护，其余三人与三人搬运部位相同。

4 担架搬运（略）

适用于路程长，病情危重，活动困难者，常用的担架有以下三种：升降担架、走轮担架和铲式担架。

（林忆芳）

第七节 妇产科急症的急救技术

一、院外临产的院前急救

（一）概念

院外临产指孕妇未到达医院前就开始进入产程。临产的主要标志是有规律且逐步增强的宫缩，每次持续时间大于 30s，间隔 5～6min，且伴随宫颈管的进行性消失、宫口扩张及胎先露下降。

（二）评估

1 临产妇基本情况判断

1. 产程已经历的时间。

2. 临床表现：疲倦、发热、脱水、口臭、膀胱胀、脉搏快等都是产程长分娩异常的表现。

3. 破膜的时间、羊水的颜色和气味：破膜时间长、有异味可能存在感染。

4. 病理性缩复环：下腹压痛、阴道出血量异常及血尿提示先兆子宫破裂。

2　是否临产

1. 先兆临产与临产的区别（表 1.2）。

表 1.2　先兆临产与临产区别

先兆临产	临产
假性宫缩	规律且逐渐加强的子宫收缩
见红	进行性宫颈管消失、宫口扩张
胎儿下降感	胎先露逐渐下降

2. 临产后的正常子宫收缩力的特点。

①节律性：是临产的标志，具有不随意性、阵发性，伴有疼痛；②对称性：起源两宫角再发展到宫底，接着传到子宫体；③极性：宫底收缩力强而持久，向下逐渐减弱；④缩复作用。

3　产程进展

1. 产程及其时限。

（1）总产程：指从逐步增强的规律宫缩开始到胎儿及胎盘全部娩出体外，总时间不超过 24h，临床上把产程分成三个阶段。

（2）第一产程（宫缩扩张期）：从产妇子宫肌层出现规律宫缩开始至宫颈口全开，这个阶段初产妇通常需 11～12h，经产妇需 6～8h。

①潜伏期：从产妇子宫肌层出现规律宫缩开始到宫颈口张开至 3cm，这个阶段每 2～3h 宫口扩张约 1cm，全程需约 8h，最多不超过 16h。②活跃期：宫口从 3cm 扩张至 10cm 的时期，这个阶段每小时宫口扩张 2～3cm，约需 4h，最多不超过 8h。活跃期又可细分为加速期、最大加速期、减速期。

第二产程（胎儿娩出期）：是指从宫口全开至胎儿娩出的时期，初产妇需约 1～2h，经产妇需 0.5～1h。

第三产程（胎盘娩出期）：是指从胎儿娩出到胎盘娩出的时期，需 5～15min，最多不超过 0.5h。

2. 判断产程的进展方法。

（1）子宫收缩：触诊腹部感受子宫收缩的强度和间歇，检查过程注意有无病理性缩复环。

（2）宫颈口扩张和胎先露下降。

①先会阴消毒后戴无菌手套进行阴道检查。

②直肠指检：掌握骨盆、宫颈口扩张、先露及其下降情况，是否破膜、脐带先露和脱垂。

4　胎儿在宫内的情况

1. 胎心：正常胎心率为 110～160 次 / 分。若胎儿在宫内胎心率＜ 110 次 / 分或＞

160 次 / 分，或产妇在子宫收缩后伴胎心率下降，则预示胎儿有宫内缺氧的可能。

2. 羊水：正常足月妊娠的羊水为不透明液体而略浑浊。若羊水出现异味或胎粪污染，则预示胎儿有感染的风险。

（三）院外临产的处理流程

1. 持续心电监护监测临产妇的生命体征，同时予吸氧，必要时开通静脉通道予补液支持。

2. 协助临产妇卧床休息、臀下垫枕，需要药物干预时协助医生用药。

3. 根据产程进展情况决定是进行紧急转运还是在院外分娩，胎儿娩出后要对新生儿进行护理并协助胎盘及时娩出，预防产后大出血。

4. 转运途中密切监测记录胎儿胎心情况和胎动次数并对症处理。

5. 做好心理护理，嘱产妇转运途中勿做用力排便动作，院前医护需合理延缓产程进展。

6. 及时配合医生做好阴道检查和直肠指检。

（四）注意事项

1. 孕妇的生命支持是第一步。

2. 转运过程中禁止使用缩宫素。

3. 未达到第二产程时告知孕妇不要用力。

4. 初次评估产妇和胎儿情况后简要向家属交代。

二、产前出血的院前急救

（一）概念

产前出血是指妊娠满 28 周后产妇出现阴道出血的情况。根据出血原因可分为生理性出血和病理性出血，生理性出血常为临产；病理性出血则为前置胎盘或胎盘早剥导致。

（二）临产

1. 分类：①早产临产（小于 37 周）。②足月临产（大于 37 周）。

2. 临产的诊断：①阵发性宫缩。②阴道少许血性分泌物。③宫颈口扩张和胎先露下降（可能有排便感觉）。④胎膜破裂。

（三）前置胎盘

1 定义

怀孕超过 7 个月的孕妇由于胎盘在子宫下段附着而导致胎盘下缘达到或覆盖宫颈内口，从而引起胎盘位置出现比胎先露部位低的情况。

2　前置胎盘的临床特点和诊断

1. 妊娠期超声产检报告。
2. 妊娠后期或临产时出现无诱因、无痛性阴道反复流血为前置胎盘的主要症状。
3. 腹部触诊：子宫软、无压痛，临产时可有规律的宫缩。
4. 产妇可因出血量多或反复出血导致贫血。

3　前置胎盘的急救原则

1. 出血不多或已停则密切监测生命体征。
2. 出血量多，除了保证临产妇心肺功能外，需要配合使用硫酸镁抑制子宫收缩。以25% 硫酸镁 16ml 静脉推注（时间大于 5min），后续滴速 1～2g/h（25% 硫酸镁 40ml 加 100ml 0.9% 氯化钠注射液）。

（四）胎盘早剥

1　定义

怀孕 20 周以后或分娩期，正常位置的胎盘在胎儿娩出前部分或全部从子宫壁剥离。

2　胎盘早剥的临床特点和诊断

1. 有妊娠史。
2. 有存在可能的诱因如高血压、外伤等，突发持续性腹痛，伴或不伴有阴道流血。
3. 检查：子宫硬、压痛感、宫底高度大于孕周、宫缩无间歇期（板状），胎心可消失。
4. 贫血与出血不符，甚至出现休克。

3　胎盘早剥的急救原则

1. 积极治疗原发病：如妊娠高血压需控制血压。
2. 保持呼吸道通畅，同时给予吸氧。
3. 建立两条以上的静脉通道，快速补液补充血容量。
4. 运用心电监护与胎心仪监测孕妇的生命体征与胎心率。
5. 尽快送达医院，必要时提前通知医院做好抢救准备。

（五）注意事项

1. 转运过程监测生命体征及胎心情况。
2. 给氧，保持静脉通道通畅。
3. 向家属交代预后，做好充足的心理准备。

三、产后出血的院前急救

（一）概念

产后出血系指产妇经阴道分娩后，一天内经阴道出血超过 500ml，通常发生在产后 2h 内。

（二）病因和临床特点

1. 产后出血的原因：宫缩乏力最常见，其次是产道损伤、胎盘因素、凝血障碍等。

（1）宫缩乏力的临床特点：宫缩存在，但时软时硬或子宫不收缩呈软袋状；阴道有阵发性出血或按压宫底时阴道有大量出血。

（2）产道损伤的临床特点：存在急产（小于 3h 内）或暴力分娩结束后阴道持续流出大量红色血液。

（3）胎盘因素的临床特点：分娩过程出现胎盘不下或胎盘排出不完整的。

（4）凝血障碍的临床特点：存在内科疾病（如肝病、血液病）、妊娠并发症（胎盘早剥、妊高征、死胎）、分娩并发症（羊水栓塞）表现为产后持续阴道出血。

（三）院前处理原则

产后出血大多数由宫缩乏力导致，故院前急救的重点是加强子宫收缩。根据产后出血病因特点判断决定院前救治方案，开通静脉通道补充血容量极为关键。

1. 缩宫剂的合理使用：胎儿前肩娩出后预防性应用缩宫素；方法：① 20U 肌内注射；② 10U 静脉注射（少用）；③ 20U 加 500ml 补液中静滴，补液速度控制在 100～200ml/h；

2. 协助胎盘娩出：轻轻牵拉脐带协助胎盘娩出。

3. 按摩子宫：胎盘娩出后经腹部持续按摩子宫保持收缩状态。

4. 注意排空产妇膀胱。

（四）产后出血量的评估

1. 根据生命体征、尿量和精神状态评估。

2. 根据休克指数评估。

四、羊水栓塞的院前急救

（一）概念

羊水栓塞是指在产妇分娩中或孕妇在钳刮术流产时，羊水进入母体血液而引起的休克、肺栓塞、肾衰竭及 DIC 等急危病变。羊水栓塞是极凶险的分娩并发症，是引起孕产妇死亡的重要因素之一，其死亡率高达 60% 以上。

（二）病因和临床表现

1. 病因：①分娩时羊膜腔压力过高，破损的微血管可能会有羊水挤入。②血窦开放。③胎膜破裂。

2. 临床表现：起病急骤，来势凶猛。多发生在分娩中，尤其在胎儿娩出前后的期间，可引起产妇突发心肺衰竭、休克导致猝死，凝血障碍所继发的产后严重出血会相对缓慢，不加以干预最后会发展成急性肾衰竭。

（三）诊断

羊水栓塞的诊断目前主要靠临床表现，抽血检查羊水成分和弥散性血管内凝血（DIC）相关项目可验证诊断结果。如分娩过程中有胎膜早破、宫缩过强、急产等因素，在胎膜破裂后或胎儿娩出后，或手术助产中，产妇突然出现烦躁不安、寒战、咳嗽、呼吸困难、出血增多、凝血异常、外周循环衰竭及出现不明原因的休克时，应首先考虑羊水栓塞。

（四）院前急救

1　改善低氧血症

1. 给氧：保持呼吸道通畅，给予氧气吸入，必要时行气管插管或气管切开。

2. 缓解肺动脉高压：选用解痉平喘药。

（1）罂粟碱 30～90mg 加 50% 葡萄糖注射液 20～40ml，缓慢静脉推注，可以达到松弛血管平滑肌的效果，同时使冠脉、脑血管、肺血管扩张，以降低血管阻力。

（2）阿托品 1mg 加入 5% 葡萄糖注射液 10ml 中缓慢静推，每 15～30min 可重复一次直至患者面色潮红、病情好转为止，注意观察心率情况，超过 120 次 / 分钟时需暂停并报告医生。

（3）氨茶碱 0.25～0.5g 加入 25% 葡萄糖注射液 10ml，缓慢静推，效果不佳时可每隔 15～30min 重复推注。

（4）酚妥拉明 5～10mg 加入 5%～10% 葡萄糖注射液 250～500ml 中缓慢静滴，滴注速度为 0.3mg/min。

2　抗过敏

1. 先予氢化可的松 200mg 缓慢静推，后配 300～800mg 氢化可的松加 5% 葡萄糖注射液 500ml，缓慢静滴。

2. 地塞米松 20mg 加入 5% 葡萄糖注射液 20ml 缓慢静推，再用地塞米松 20mg 加入 5%～10% 葡萄糖注射液 100ml 缓慢静滴。

3　抗休克

1. 补充血容量：30g 右旋糖酐 40 溶于 5% 葡萄糖注射液 500ml 中快速静滴。抗休克治疗的滴速为 20～40ml/min，最大剂量不超过 20ml/kg。回院后尽快补充新鲜血和血浆，在接受扩容治疗同时监测患者中心静脉压了解心脏负荷。

2. 稳定血压：① 5%～10% 葡萄糖注射液 250ml 加多巴胺 10～20mg，缓慢静脉泵入，视血压调整滴速；② 5%～10% 葡萄糖注射液 250ml 或 500ml ＋间羟胺 20～80mg，缓慢静滴，控制速度在 20～30 滴 / 分。

3. 纠正心衰：①西地兰 0.2～0.4mg 加 5% 葡萄糖注射液 20ml，缓慢静推，必要时每 4～6h 重复使用；②有条件时可加用辅酶 A、三磷酸腺苷、细胞色素 c。

4. 纠酸：15% 碳酸氢钠 250ml 静脉滴注。

4 防治 DIC

1. 改善血液高凝状态：使用肝素注射液 0.5～1mg/kg，能在发病 10min 内使用最佳。肝素注射液 25～50mg 加 0.9% 氯化钠注射液 100ml，静脉滴注，时间控制在 1h 左右，每日使用肝素注射液用量不超过 100mg。

2. 抗纤溶药物：①氨基己酸 4～6g 加 5% 葡萄糖注射液 100ml，静脉滴注，时间控制在 15～30min，然后维持静脉滴注，速度为 1g/h。②氨甲苯酸 0.1～0.3g 加 5% 葡萄糖注射液或 0.9% 氯化钠注射液 20ml，缓慢静推。③氨甲环酸 0.5～1.0g 加 5% 葡萄糖注射液 100ml 中缓慢静滴。

5 预防肾衰

在抢救过程中，应注意尿量，在补足血容量后患者仍旧少尿或无尿，可以①非心衰患者可用 20% 甘露醇 125～250ml 快速静滴。②呋塞米 20～40mg 加 0.9% 生理盐水注射液 100ml，缓慢静滴。

6 预防感染

7 抢救过程监测生命体征

快速转运至有救治能力的医疗机构进一步救治。

五、异常分娩的院前急救

（一）概念

分娩是产道、产力和胎儿等因素动态适应调整的过程。如其中任何一种因素异常均可使分娩异常。

（二）原因和特点

各因素共同的特点是产程延长，产妇出现肠胀气、排尿困难及全身衰竭，胎心异常或消失。

1. 产力异常：①原发性宫缩乏力，表现为腹部触诊感觉子宫软，产妇压痛无或不明显。

②宫缩过强或宫缩乏力，表现为腹部触诊示子宫硬，有压痛，可出现病理性缩复环。

2. 产道异常：分为骨产道异常和软产道异常。

3. 胎儿异常：分为胎儿胎方位异常、胎产式异常和胎先露异常。

（三）转运前处理

判断存在异常分娩的情况后，需要及时快速转运临产妇到有能力的医疗机构救治。院前救治主要是维持产妇的生命体征平稳，保持会阴部清洁。如出现宫缩过强或病理性缩复环则必须静脉使用25%硫酸镁注射液抑制宫缩。转运途中做好相应体格检查和生命体征测量，监测胎心、胎动情况以及宫缩情况等，并通知接收医院做好接诊的准备工作。

（林忆芳）

第二章
常见基础护理操作

第一节　铺　床　法

一、备用床（图 2.1）

（一）目的

保持病室整洁，准备接收新患者。

（二）操作前准备

1. 护士准备：衣帽整洁、修剪指甲、洗手、戴口罩。
2. 用物准备：治疗车、大单或床褥罩、被套、枕套。
3. 环境准备：室内环境整洁，安静通风，且暂无患者进餐和进行治疗。

（三）操作步骤

1. 整理用物：在治疗车上按顺序把准备好的用物摆放整齐，把治疗车推至病房床旁。将床旁椅放置于床尾处，把棉胎、床褥、连同枕芯折叠整齐放于椅面上。

2. 移开床旁桌：向左侧移开床旁桌，距床 20cm 左右。

3. 检查床垫：检查床垫，根据需要翻转床垫。

4. 铺床褥：把床褥放在床垫上，把床褥铺开至对齐床头的位置并把对折处拉至床尾。

5. 铺床单或床褥罩。

（1）铺大单法：

a. 把大单铺在床褥的正中间位置，边缘要与床边缘平齐，先向床头打开，再向床尾打开。

b. 将大单分别向近侧和远侧打开。

c. 在铺大单时，护士站在床头并将大单散开平铺。

d. 铺靠近护士一侧床头角，一手将床垫近侧角抬起，另外一手从近侧床头角下将大单拉入床垫下，缓慢放下床头角。

e. 用右手把留在床外面的大单拉开，并呈现出等边三角形的图案，再将此部分塞于床垫下。

f. 在铺床尾大单时，可按照以上的第（c）～（e）步执行。

g. 移至床中部，将床面上大单向下拉紧后塞于床垫下。

h. 另外一侧的大单铺法，可按照以上第（c）～（g）步执行。

（2）铺床褥罩法：

a. 将床褥罩置于床褥之上，并使其与床面两者的横、纵中线重合，再按照床头、床尾、近侧、远侧的秩序依次打开。

b. 分别移至床头、床尾，将床头及床尾处床褥罩套于床褥和床垫上。

c. 分别移至床中间，将床近侧，远侧床罩塞于床垫下。

6. 铺棉被。

（1）把被套放床上，摆至正中位置然后使其边缘与床边缘平行，再分别向床头和床尾两侧打开被套，并拉平。

（2）分别将被套向护士的近侧和远侧散开。

（3）将被套开口端的上层打开。

（4）将被套放于床上，并使得其与床面两者的横、纵中线重合，将棉胎分别向床头、床尾散开，并置于被套内。

（5）移至床尾，左手拿着左侧被套角，右手拿起棉胎左侧棉胎角置于左手被套角内，放下左手被套；用右手拿着右侧被套角，左手拿起棉胎右侧棉胎角置于右手被套角内，并拉直床尾处置于被套内的棉胎。

（6）移至床头，同步骤（5）铺床头棉套。

（7）移至床中间，先将近侧展开再展开远侧，然后展开平铺于被套内。

（8）系好被套尾端开口处系带。

（9）折被筒：移至左侧床头，分别对齐两侧床缘，并分别内折两侧盖被。

（10）把被盖两侧折为被桶形状并与床缘平行对齐，移至床尾中间处。

（11）在床的两边将盖被尾端反折，使其平行对齐床尾。

7. 套枕套：将枕套套于枕芯外，并横放于床头盖被上。

8. 移回床旁桌、床旁椅。

9. 推治疗车离开病室。

10. 洗手。

（四）注意事项

1. 铺备用床主要遵循实用、耐用、安全、舒适的原则。

2. 床单中缝与床中线对齐、四角平整、紧扎。

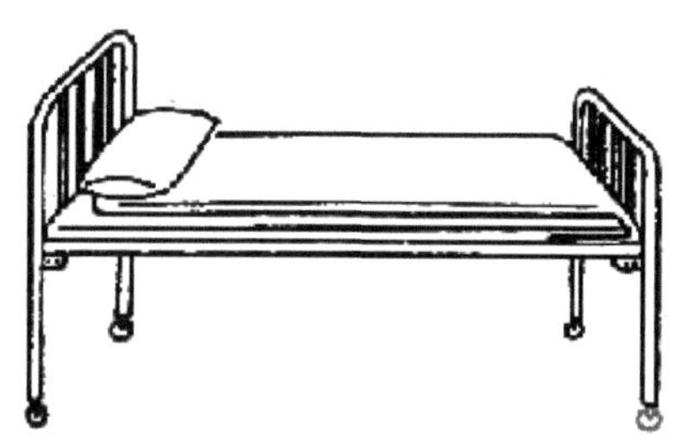

图 2.1 备用床

3. 保证被头充实，盖被平整，两边内折对称整齐。
4. 枕头平整、充实，开口背门。
5. 注意省时、节力。
6. 病房及患者床单位环境整洁、美观。

二、暂空床（图 2.2）

（一）目的

1. 供新住院患者或暂时离床患者使用。
2. 保持病室整洁。

（二）操作准备

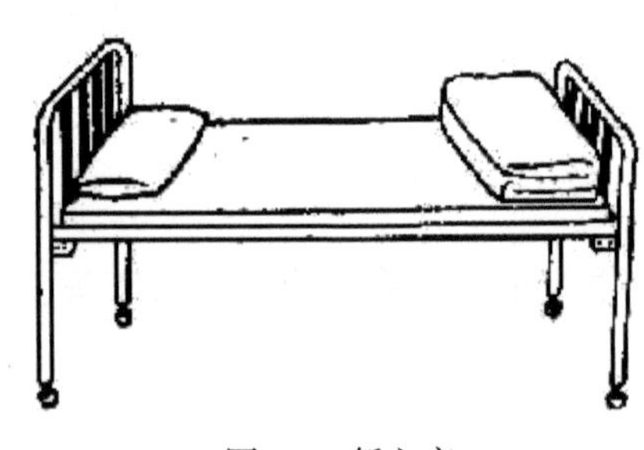

图 2.2　暂空床

1. 评估患者并解释。①评估：评估患者的病情，确保患者离床活动或外出检查前生命体征平稳。②解释：告知患者及家属操作目的和方法，以取得他们的理解和配合。

2. 护士准备：衣帽整洁、修剪指甲、洗手、戴口罩。

3. 用物准备：按备用床准备用物，必要时备橡胶单、中单。

4. 环境准备：室内环境整洁，安静通风，且暂无患者进行治疗和进食。

（三）操作步骤

1. 同备用床操作步骤 1～6。
2. 移椅至右侧床头，将盖被上端向内折，然后扇形三折于床尾，并使之平齐。
3. 同备用床操作步骤 7～10。

（四）注意事项

1. 用物准备符合患者病情需要。
2. 患者上下床方便。

三、麻醉床

（一）目的

1. 便于接收和护理手术后的患者。
2. 使患者安全、舒适，预防并发症。

3. 避免床上用物被污染，便于更换。

（二）操作准备

1　护士准备

衣帽整洁、修剪指甲、洗手、戴口罩。

2　用物准备

1. 床上用物：治疗车（车上备大单、橡胶单 2 条、中单 2 条、被套按操作顺序折叠摆放）、床垫、床褥、棉胎、枕芯。

2. 麻醉护理盘：①治疗巾内用物：舌钳、开口器、口咽通气管、牙垫、治疗碗、棉签、一次性吸氧管、一次性吸痰管、压舌板、镊子、纱布。②治疗巾外用物：手电筒、心电监护仪器、治疗巾、弯盘、纸胶布、护理记录单、蓝黑笔。

3　环境准备

病室内无患者进行治疗或进餐，清洁、通风等。

（三）操作步骤

1. 同备用床操作步骤 1～5 铺好近侧大单。

2. 根据手术部位和麻醉方式将橡胶单和中单铺在患者躺卧的相应位置，并将近侧边缘下垂部分一并塞入床垫下。

3. 移至对侧，将大单、中单、橡胶单铺平拉紧，并塞于床垫下。

4. 同备用床操作步骤 6 套被套。

5. 至床尾向上反折盖被底端，齐床尾，系带整齐塞在底下，盖被尾端反折约 25cm。

6. 将背门一侧盖被内折，对齐床缘。

7. 将进门一侧盖被边缘向上反折，对齐床缘。

8. 将盖被三折叠并使其开口向门，并做到上下对齐，外侧齐床缘，便于患者术后被移至床上。

9. 套枕套，同备用床操作步骤 7。将枕套、系带一侧背门，并横立于床头，使病房整齐、美观。

10. 移回床旁桌、床旁椅，避免床旁椅妨碍将患者移至病床上。

11. 将麻醉护理盘放置于床旁桌上，其他物品按需要放置。

12. 推治疗车离开病室。

13. 洗手。

（四）注意事项

保证抢救用物准备齐全，使患者出现病情变化时能得到及时的处理。

（陈梦雅）

第二节　卧床患者更换床单法

一、目的

1. 保持患者的清洁，使患者感觉舒适。
2. 预防压疮等并发症发生。

二、操作前准备

（一）评估患者并解释

1. 评估：患者的病情、意识情况、活动能力、配合程度等。
2. 解释：让患者及其家属知晓更换床单的目的、方法、注意事项，获得理解与配合。

（二）护士准备

衣帽整洁、修剪指甲、洗手、戴口罩。

（三）用物准备

大单、中单、被套、枕套、床刷、床刷套、清洁衣裤。

（四）环境准备

病房内需安静，环境整洁，温度适宜，没有其他患者正在进行治疗或者进餐等，必要时需用屏风遮挡。

三、操作步骤

1. 推治疗车至床旁：将放置用物的护理车推至患者床旁。
2. 放平床头和膝下支架。
3. 移动床旁椅至床尾，移开床旁桌置距床约 20cm。
4. 协助患者移至对侧，并使患者侧卧，背对护士。
5. 松近侧污单：从床头至床尾将各层床单从床垫下拉出。
6. 清扫近侧橡胶单和床褥：①将中单向中线处卷起并塞于病人身下；②将橡胶单清扫干净，并置于患者身下；③将大单向中线处卷起并塞于患者身下。
7. 铺近侧清洁大单、近侧橡胶单和清洁中单。①放置大单，同第二章第一节备用床操作步骤 5 铺大单法；②将近侧大单下拉打开，对侧大单折叠卷起并塞于患者身下；③铺近侧大单，具体步骤详见第二章第一节备用床操作步骤 5（1）铺大单法 d～g；④新的中单需放置于打开的橡胶上面，把近侧的新中单打开，然后把对侧的中单卷起来，塞在患者的身下，把近侧的橡胶单和新中单一起下拉到床垫的下面。

8. 协助患者移至近侧，侧卧于清洁的床单上，面对护士。

9. 移至对侧，取出污中单、大单，并放于污物袋内。

10. 清扫床褥。

11. 铺对侧清洁大单、橡胶单和清洁中单：①铺大单，具体步骤详见第二章第一节备用床操作步骤 5（1）铺大单法 h；②铺橡胶单、清洁中单，使其往下拉并塞于床垫下。

12. 协助患者平卧，将患者枕头移向中间。

13. 套被套：①放置被套，具体步骤详见第二章第一节备用床操作步骤 6（1）；②取出污被套，并置于污物袋中；③将棉胎展铺于清洁被套内；④系好清洁被套开口端系带；⑤把被子折成被筒状，再把床尾多的部分塞到床垫下面。

14. 更换枕头。

15. 铺床后处理：①移回床旁桌、床旁椅；②根据患者的需求和病情需要，给患者摇起床头或床尾；③推治疗车离开病房；④洗手。

四、注意事项

1. 患者感觉舒适、安全。

2. 操作过程中注意询问患者感受、观察病情，一旦有不适应立即停止操作，并按需给予处理。

（陈梦雅）

第三节　口 腔 护 理

一、目的

1. 保持口腔清洁、湿润，预防口腔感染等并发症。

2. 清除口腔异味及污垢，调动食欲。

3. 观察口腔内的变化，提供病情变化的信息。

二、操作前准备

（一）评估患者并解释

1. 评估：评估患者的病情及口腔卫生情况。

2. 解释：让患者了解口腔护理的目的、方法，注意事项以及配合要点。

（二）护士准备

衣帽整洁、修剪指甲、洗手、戴口罩。

（三）用物准备

漱口水、手套、治疗巾、压舌板、纸巾、治疗包、电筒、棉球。

（四）环境准备

环境整洁，温度适宜，光线充足。

三、操作步骤

1. 核对：将备齐的用物携至患者床旁，核对患者床号和姓名。

2. 体位：协助患者侧卧或仰卧，头偏向一侧，面向护士。

3. 取治疗巾围于患者颈下，置弯盘于患者口角旁。

4. 漱口：协助患者用吸水管吸水漱口。

5. 清点棉球，用弯钳夹紧棉球，镊子在上，拧棉球，调整棉球的湿度。

6. 患者头偏向右侧，先清洁左侧口腔（图 2.3）：①嘱患者双唇合住，湿润嘴唇；②让患者咬合牙齿打开嘴巴，使用压舌板把患者左侧脸颊与牙齿分离开，用镊子夹棉球沿纵向由臼齿向门齿刷洗左侧牙齿外面，注意棉球不宜过湿。同法擦洗右侧牙齿的外面；③嘱患者张口，依次擦洗左侧牙齿的上内侧面、上咬合面、下内侧面、下咬合面、弧形擦洗一侧颊部。同法擦洗右侧牙齿；④擦洗舌面及硬腭部。

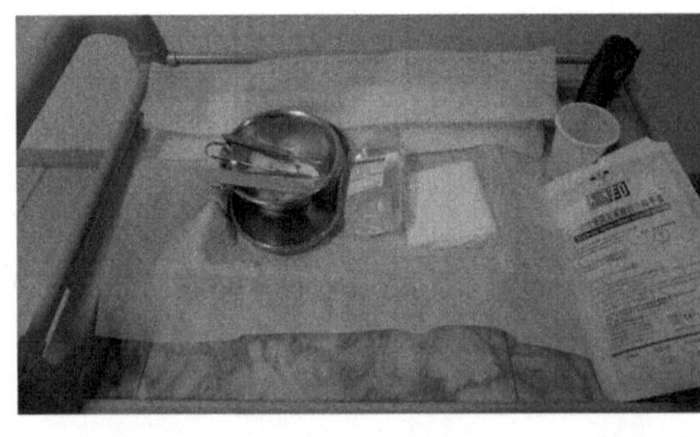

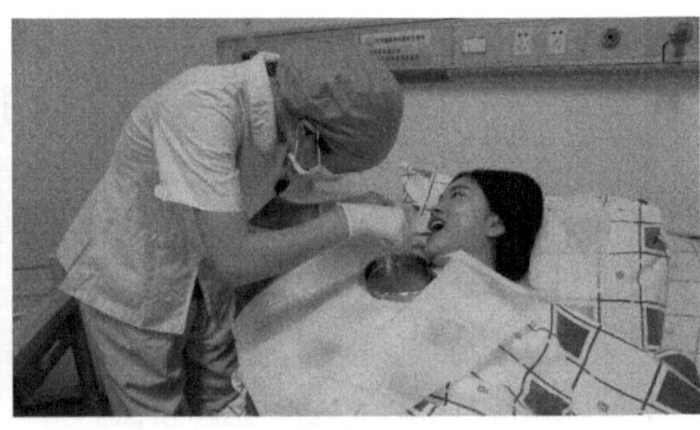

图 2.3 口腔护理

7. 擦洗完毕，协助患者漱口并吐于弯盘内，纸巾拭去口周水渍。

8. 再次观察口腔状况。

9. 操作后处理：①撤去弯盘及治疗巾；②整理好床单位保持整齐舒适，然后协助患者取舒适体位；③清洁、整理用物；④洗手；⑤记录：记录完成时间、口腔状况及护理效果。

四、注意事项

1. 严格遵守无菌操作原则，操作过程中注意询问患者感受，做到动作轻柔，避免不必要的损伤。

2. 擦拭过程中棉球要夹紧且尽量夹棉球中间，防止镊子碰到患者牙床引起不适，同时为避免棉球遗漏于患者口腔内，因此操作前后必须清点棉球的数目。棉球湿度适中，避免过湿，使溶液吸入呼吸道。

3. 做口腔护理的同时应观察患者口腔内黏膜的情况，有无充血、炎症、糜烂、溃疡等。

（陈梦雅）

第四节　床 上 擦 浴

一、目的

1. 去除皮肤污垢，保持皮肤清洁。

2. 促进患者身体放松，增加患者活动的机会。

二、操作前准备

1. 评估患者的病情及皮肤卫生状况，是否适宜进行床上擦浴操作。

2. 告知患者及其家属床上擦浴的目的，以取得理解和配合。

3. 护士自身准备：衣帽整洁、修剪指甲、洗手、戴口罩。

4. 用物准备：

（1）治疗盘内备：浴巾、毛巾、浴皂、梳子、水温计、大毛巾、护肤用品（润肤剂、爽身粉）。

（2）治疗盘外备：洗脸盆，热水（50～52℃），干净的衣服，另备便盆，便盆巾和屏风等。

5. 环境准备：病室安静整洁，室温适宜，关好门窗。

三、操作步骤

1. 核对，备齐用物携至床旁，将用物放于易取、稳妥处。

2. 按需要给予便器。

3. 关好门窗，用屏风遮挡患者。

4. 协助患者移近护士侧并取舒适卧位，保持身体平衡。

5. 将床头及床尾放平，盖被移到床尾，将大毛巾盖于患者身上。

6. 备水，将脸盆和浴皂放于床旁桌上，倒入温水大半盆。

7. 擦洗脸部及颈部：

（1）在患者胸前盖上浴巾，将毛巾彻底浸湿，卷于手上成手套状。

（2）嘱患者闭上眼睛，用温水由内向外轻擦患者眼部。

（3）清洗顺序为前额、面颊、鼻部、颈部和耳部，洗净后擦干。

8. 擦洗上肢和手：

（1）为病人脱下上衣，先脱近侧，后脱远侧，如有外伤，先脱健肢，后脱患肢，将浴巾铺于一侧手臂下面。

（2）将涂好沐浴液的毛巾由远心端向近心端擦洗，再用湿毛巾拭去浴液，直到擦净浴液为止，最后用浴巾擦干。

（3）把患者手掌浸于洗脸盆中，清洗并擦干；用同一种方法擦洗另外一侧上肢。

9. 擦洗胸、腹部：

（1）视情况换水并检查水温。

（2）首先用浴巾覆盖在患者胸部，然后向下摊开大毛巾并覆盖到患者脐部。擦洗方法：打开浴巾，手包裹着毛巾擦洗。若擦女患者的乳房时，注意褶皱之处，必要时将其抬起清洗。擦洗过程中用浴巾覆盖胸部，最后擦干皮肤。

（3）先用浴巾纵向覆盖于患者的胸、腹部。然后把大毛巾向下摊开到会阴部，同时另一只包裹毛巾的手从腹部开始擦拭，用同一方法擦洗另一侧。操作过程中用浴巾覆盖腹部，最后擦干皮肤。

10. 擦洗背部：

（1）协助患者取便于护士一方操作的侧位，之后把浴巾纵向铺在患者身上。

（2）用大毛巾覆盖于患者的肩部和腿部，并从颈部往下至臀部擦拭。

（3）进行背部按摩。

（4）遵循先穿患侧，后穿健侧的原则给患者换上清洁上衣。用大毛巾覆盖于患者胸、腹部，换水。

11. 擦洗下肢、足部及会阴部：

（1）把大毛巾折叠至床中线处，覆盖于远端腿部并确保遮盖到会阴部。纵向垫浴巾于近端腿部下面，然后从踝部至大腿部、会阴部由下往上擦洗，洗净后擦干皮肤。

（2）首先用手抬起患者的小腿部，然后轻轻地将足部放进盆内，保证足部已经接触到盆的底部。浸泡足中也可擦洗腿部，保证脚趾间皮肤干净。

（3）护士走到对侧床边。将浴巾覆盖于已洗净的腿上，使用同一种方法洗净近侧腿部和足部。彻底洗净后，用浴巾覆盖好患者，换水。

12. 视患者皮肤情况使用润肤用品。协助患者穿好衣服，梳头。

13. 清理用物，放回原处。

14. 洗手。

15. 记录执行时间及护理效果。

四、注意事项

为避免影响消化，沐浴至少需在用餐 1 小时后进行。

（陈梦雅）

第五节　床 上 洗 头

一、目的

1. 去除头皮屑及污物，清洁头发，减少感染机会。
2. 按摩头皮，促进头部血液循环及头发的生长代谢。
3. 促进患者舒适，增进身心健康，建立良好的护患关系。

二、操作前准备

（一）评估患者并解释

评估患者的病情，解释洗头的目的。

（二）护士准备

衣帽整洁、修剪指甲、洗手、戴口罩。

（三）用物准备

1. 治疗盘内备：一次性中单、浴巾、毛巾、别针、纱布、棉球、量杯、洗发液、梳子、水温计。
2. 治疗盘外备：橡胶马蹄形卷、水壶（内盛 43～45℃热水）、污水桶，需要时可备电吹风机。

（四）环境准备

移开床头桌、椅，关好门窗，调节好室温。

三、操作步骤（图 2.4）

1. 携用物至患者床旁，核对患者床号，姓名等。
2. 协助患者取仰卧位，上半身斜向床边。
3. 将衣领松开向内折，将毛巾围于颈下。
4. 垫一次性中单于枕上，再将枕垫于肩下。将马蹄形卷用大橡胶单围绕构成水槽，再垫于后颈下。
5. 协助患者颈部枕于马蹄形卷的突起处，将水槽置于头部下方。
6. 用棉球塞好双耳，用纱布盖好双眼。
7. 松开头发，将水壶内的温水倒入量杯中：

（1）用温水湿润头发。

（2）倒适量洗发液于手掌，均匀涂遍头发，用手指指腹揉搓头皮，从发际线到头顶，再到两侧，最后揉搓后枕部。

（3）一手抬起头部，另一手洗净脑后部头发。

（4）用温水冲洗头发，直至冲净。

8. 擦干头发，解下颈部毛巾，擦去头发上的水分。取下眼部的纱布和耳内的棉球。用毛巾包好头发，擦干面部。

9. 操作后处理；①撤去马蹄形卷和大橡胶单；②取枕头置于床头，患者在床正中采取仰卧位，头部置于枕头上；③取下头部的毛巾，用干浴巾擦干头发并梳理；④患者卧位、整理好床单；⑤整理用物；⑥洗手；⑦记录。

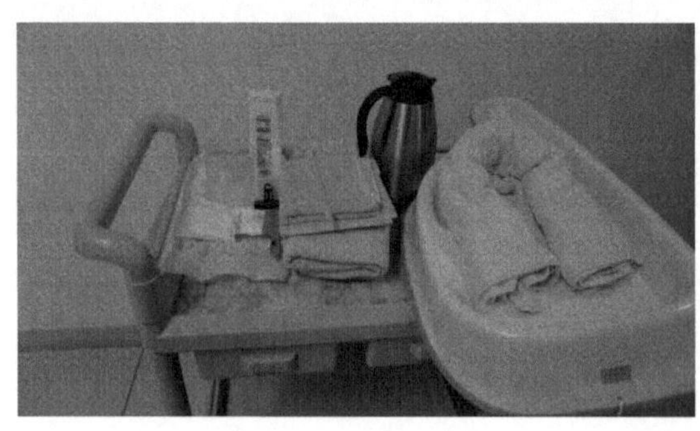
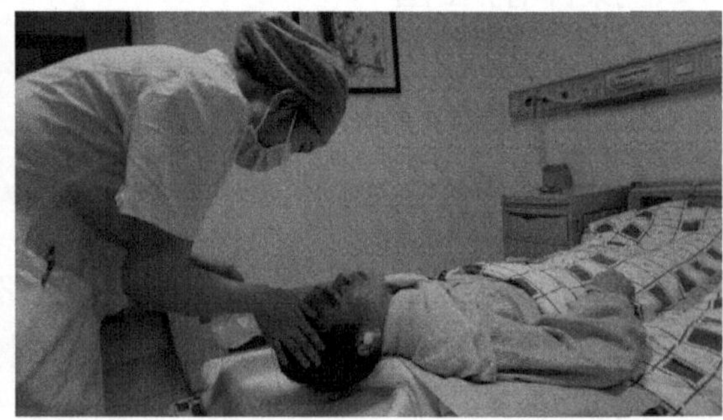

图 2.4　床上洗头

四、注意事项

1. 洗发时，随时注意观察患者反应，操作时间不宜过长，以免造成头部充血或出现疲劳不适。

2. 注意控制室温和水温，避免打湿衣物和床，防止患者着凉。

（陈梦雅）

第六节　会阴部清洁护理

一、目的

1. 去除会阴部异味，预防和减少感染。

2. 防止皮肤破损，促进伤口愈合。

3. 增进舒适，指导患者清洁的原则。

二、操作前准备

（一）评估患者及解释

评估患者病情及解释会阴部护理的目的。

（二）护士准备

衣帽整洁、修剪指甲、洗手、戴口罩。

（三）用物准备

1. 治疗盘内备：一次性手套、毛巾、浴巾、医用棉球、无菌溶液、大量杯、橡胶单、中单、大毛巾、卫生纸、镊子等。

2. 治疗盘外备：内盛 50～52℃温水的水壶、便盆、屏风、橡胶单、中单、手消毒液。

（四）环境准备

安静、室温适宜、做好隐私保护。

三、操作步骤

1. 备齐所需用物，携至患者床旁。核对患者床号和姓名。

2. 拉好患者的隔帘，或使用屏风，关闭门窗。

3. 协助患者取仰卧位。

4. 戴好一次性手套。

5. 协助患者暴露会阴部。

6. 毛巾放入脸盆内，倒入温水，脸盆和卫生纸放置桌上。

7. 擦洗会阴部：

（1）男性患者会阴部护理：

a. 大腿上部的操作流程：将浴巾的上半部反折，暴露阴茎部位。胸部盖好衣服，擦净两侧大腿上部。

b. 阴茎头部的擦洗：轻巧提起阴茎，下方铺好浴巾。由尿道口向外环形擦洗，更换棉球，多次清洁，直至擦净阴茎头部。

c. 阴茎体部的擦洗：由上向下擦洗，尤其注意阴茎隐秘部位皮肤清洁。

d. 阴囊部的擦洗步骤：一手轻轻托起阴囊，一手擦洗阴囊下面的皮肤皱褶处皮肤。

（2）女性患者会阴部护理：

a. 取仰卧位，屈膝，两腿分开。

b. 大腿上部擦洗步骤：将浴巾的上半部折叠，使会阴部暴露，用患者的衣服盖于患者胸部。清洗并擦干两侧大腿的上部。

c. 阴唇部位的擦洗：一手轻柔将阴唇合上，另一只手擦洗阴唇外的皮肤黏膜，从会阴部向肛门方向擦洗。

d. 尿道口和阴道口部位的擦洗步骤：一手轻轻分开阴唇，使尿道口和阴道口暴露。另一只手沿着会阴部向肛周方向彻底擦净阴唇、阴蒂和阴道口等处的皮肤。

8. 会阴冲洗：①首先铺橡胶单和中单垫臀下，再把便盆置于患者臀下。②冲洗步骤：一手持装适量温水的大量杯，另一手持夹着棉球的大镊子，边倒水边冲洗，方向从会阴部至肛门部，冲洗后擦干皮肤。③撤下便盆、中单和橡胶单。协助患者放平腿部，取舒适卧位。

9. 患者侧卧位，将浴巾放回原位，盖于会阴部位。

10. 擦洗肛门。

11. 协助患者穿好衣物，脱手套。

12. 操作后处理：①协助患者取舒适卧位，整理床单位；②撤去大毛巾和污单，将用物放回原处；③洗手；④记录。

四、注意事项

1. 在擦洗过程中需观察患者会阴部及伤口有无红肿、分泌物等情况，及时记录并向医师汇报异常情况。

2. 会阴冲洗时阴道口需合上，注意每擦洗一处更换一个棉球，以防操作引起污染。

（陈梦雅）

第七节　翻身防褥疮

一、目的

翻身的目的是防止压疮的发生。

二、操作前准备

（一）评估并解释

1. 依据 Braden 压疮评分表评估患者发生压疮风险。

2. 将压疮的评估结果告诉患者及家属，并告知治疗、预防的重要性，讲述干预措施及配合要求。

3. 评估具体情况，继续实施压疮治疗方案。

4. 心理状态，合作能力。

（二）患者准备

了解压疮的概念、预防措施、操作目的、方法等以取得理解与配合。

（三）护士准备

仪表大方，衣帽整洁，举止端庄，态度和善。

（四）用物准备

根据评估风险值，准备相应防压疮敷料及器具。床扫套湿套、弯盘、热水、大毛巾、脸盆、毛巾等。

（五）环境准备

环境整洁，温度适宜，光线充足。

三、操作步骤

1. 用物携至床旁，解释，侧卧暴露背部，注意保暖，大毛巾应从下到上盖于背部。
2. 热毛巾螺旋式擦洗背部、腰骶部、臀部皮肤。
3. 判断受压部位皮肤情况，有无出现早期压疮（瘀血红润期）。
4. 局部压红部位皮肤予赛肤润或红归酊涂擦，揉按至吸收。
5. 根据皮肤风险情况，在枕部、肩胛、脊柱、骶尾、臀部等部位给予防压贴（水胶体敷料、泡沫敷料）保护。
6. 扫床，整理床单保持平直，助患者转身，扫对侧床。
7. 平卧后，检查四肢骨突部位的皮肤情况，必要时擦赛肤润或红归酊。
8. 视情况放置防压疮器具在患者骨突处（水垫、海绵垫或充气手套）。
9. 健康宣教，告知患者及家属防压疮相关知识。

四、注意事项

1. 操作中保护患者的隐私，注意保暖，避免着凉。
2. 按摩时注意节力原则。
3. 注意水温，避免烫伤患者。

（李木兰）

第八节　生命体征测量

一、目的

测量患者体温、脉搏、呼吸、血压等基础情况，是为了制定疾病诊疗和护理方案提供依据。

二、操作前准备

（一）评估并解释

1. 患者主诉、临床症状、配合程度、伤口恢复程度、治疗及用药反应等。
2. 测量前，询问患者有无饮食及活动，避免影响体温测量值。
3. 评估患者的口腔黏膜、腋窝和脉搏部位皮肤状况。
4. 体温计状况、血压计的状况。
5. 患者呼吸频率、节律、有无咳嗽、咳痰、咯血、有无使用影响呼吸的药物等。
6. 有无胸部手术史、外伤史及畸形。
7. 患者的肢体功能和皮肤情况。

（二）护士准备

仪表大方，举止端庄，态度和善，衣帽整洁。

（三）用物准备

体温计、听诊器、血压计、治疗盘、纱块、盆巾、抹手液、污物桶。

（四）环境准备

病室整洁安静，室温适宜，光线充足。

三、操作步骤

（一）核对信息

携用物至患者床旁，核对患者床号，姓名，性别，年龄等。

（二）耳温测量方法

1. 助患者取自然体位，擦干外耳道。

2. 取出耳温计，并在温度探头上带上耳温套，待屏幕显示三条横杠“---”。

3. 将耳温计温度探头轻轻插到患者外耳道中，按下测量开关，待显示灯停止闪烁后取出耳温计，读取患者体温（图 2.5）。

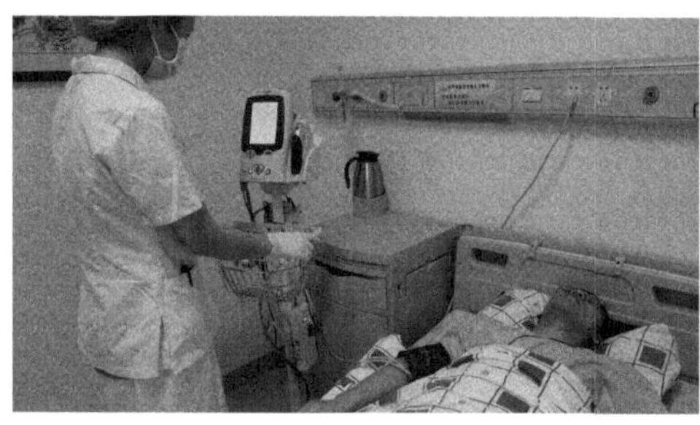
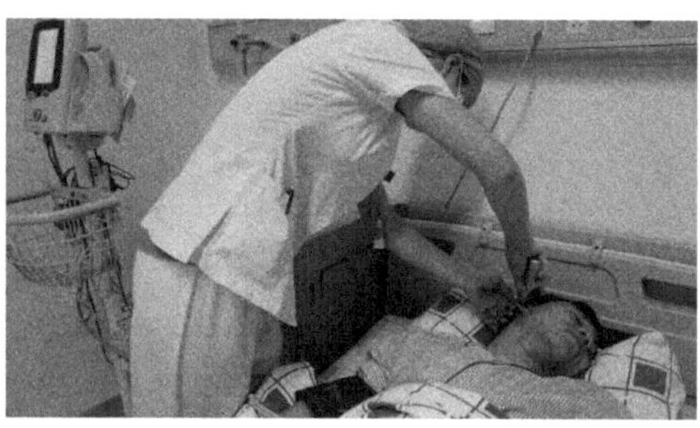

图 2.5 测量耳温

（三）脉搏测量方法

1. 护士定位、力度准确，时间为 30s，特殊患者如心律失常、危重患者测量 1min。

2. 脉搏细微弱小，无法触摸的时候，需改用听诊器听心率 1min。如遇脉搏短绌的情况，需 2 名护士同时测量 1min，1 人听心率，1 人测脉率。

（四）呼吸测量方法

1. 患者自然体位，护士测脉搏时，还需观察患者胸部或腹部的起伏频率，时间为 30s。

2. 呼吸困难、呼吸不规则、呼吸急促者测量 1min。

（五）血压测量方法

1. 卷袖露臂，伸直放平，手掌向上，再打开血压计电源开关，并驱尽袖带余气。

2. 将袖带中部对着肘窝并且下缘距肘窝 2～3cm 处系上袖带，开启血压计测量开关。

3. 待屏幕数值稳定→读取血压数值→整理记录。

4. 解开袖带，整理血压计（图 2.6）。

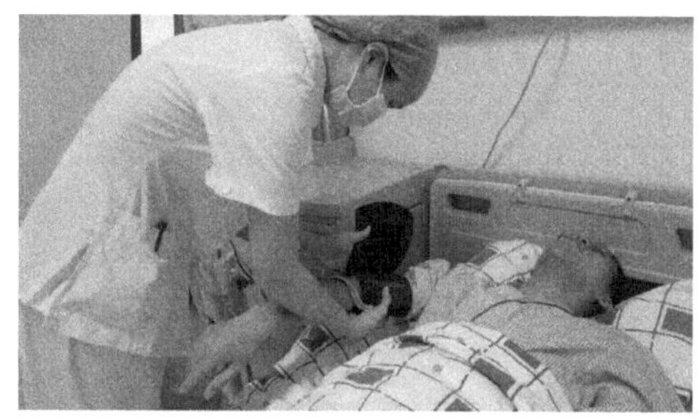

图 2.6 测量血压

（六）其他

清理床单位、抹手、记录、护士告知患者测量后的值。

四、注意事项

1. 测量前如患者有剧烈运动，应先休息 15～30min。

2. 不可选用拇指测量脉搏，因拇指上的小动脉搏动易混淆。

3. 对需严密观察血压的患者，需做好四定：定部位、定体位、定时间、定血压计。

4. 偏瘫患者应在健侧测量血压，动静脉瘘一侧手臂禁止测量血压。

（李木兰）

第九节 静 脉 注 射

一、目的

1. 药物不宜口服、皮下或肌内注射，而需要迅速发生药效。

2. 静脉营养治疗或输血、输液。

3. 作诊断性检查，由静脉注入药物做 X 线摄片等。

二、常用注射部位

1. 四肢浅表静脉：上肢常选用腕部、手背、肘部浅静脉（如贵要静脉、正中静脉、头静脉）。下肢常选用大隐静脉、小隐静脉、足背静脉。

2. 头皮静脉：幼儿的四肢易活动不配合，头部静脉丰富且容易固定，所以幼儿的静脉注射多用头皮静脉。临床常用的有颞浅静脉、额前正中静脉、耳后静脉和枕后静脉。

3. 股静脉：股静脉位于股三角内，在股神经和股动脉内侧。

三、操作前准备

（一）评估并解释

1. 患者的病情、年龄、意识、二便的情况及治疗目的。

2. 注射点皮肤及静脉的情况。

3. 药物的性状、作用以及副作用，询问患者对疼痛的耐受程度。

4. 询问患者有无过敏史、对药物的认知程度及心理反应。

5. 需让患者知晓用药的原因，治疗效果，包括毒副作用和注意事项。

（二）用物准备

治疗盘、盆巾、30～50ml 注射器、7～9 号针头或头皮针（用头皮针另备胶布）、0.5% 安尔碘、棉签、砂轮、止血带、胶布、弯盘、抹手液、污物桶，按医嘱备药。

（三）护士准备

仪表端庄，举止大方，态度和善，衣帽整洁。

（四）环境准备

病室整洁，室温适宜，光线充足。

（五）吸药

1. 铺无菌盘，双人核对药物。
2. 吸尽药液、药量准确。排气、套安瓿放妥。
3. 盖好无菌盘，抹手，备物。

四、操作步骤

1. 携用物至患者床旁，核对患者床号、姓名等。
2. 打开无菌盘，首次核对。
3. 静脉注射常用静脉通常为肘窝、手背、足背、踝部等处。用手指探明备选静脉的弹性、粗细、走向、深浅和活动情况。
4. 抹手、消毒、扎带、抹手、查对、备胶布→在穿刺部位上方 6cm 处扎止血带→ 0.5% 安尔碘消毒，嘱患者握拳。
5. 排尽注射器内空气。
6. 进针：左手拇指按压静脉并固定，右手持注射器，针头斜面向上且与皮肤构成 20°角，从静脉上方或侧方刺入皮下后继续沿静脉方向潜行刺入，见回血后再少许进针。
7. 见回血后松止血带、松拳，用胶布固定针头。
8. 推药：缓慢推药，边推边观察患者反应。
9. 拔针：按压针眼，快速拔针。
10. 整理床单位，抹手，记录（图 2.7）。

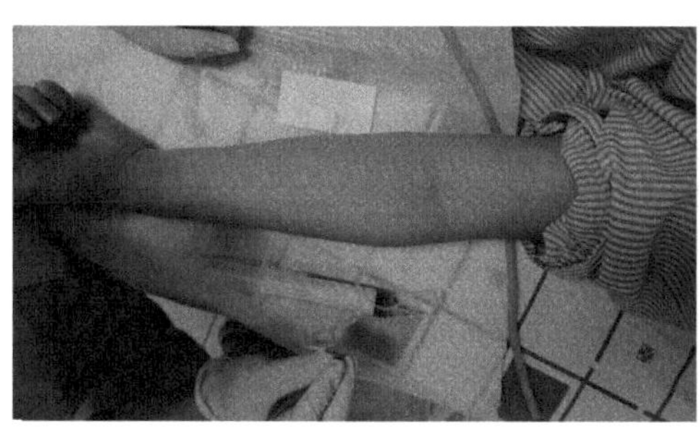
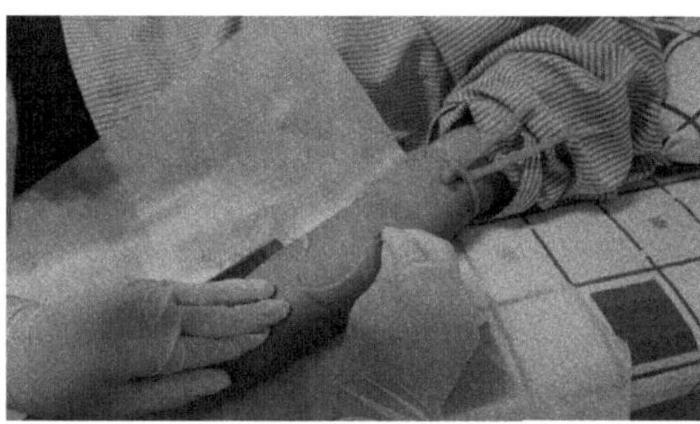

图 2.7　静脉注射

五、注意事项

1. 长期静脉给药的患者，为保护患者血管，应由远及近地选择穿刺部位。
2. 结合病情及药物特性，选择不同药物注射速度，并注意观察注射部位及患者各方面变化情况。

3. 对于有刺激性的药物需另备抽吸了生理盐水的注射器，穿刺后先注入少量生理盐水，证实针头在血管内，再取掉注射器，调换药物注射器进行注射，可预防药物外漏造成组织坏死。

（李木兰）

第十节　头皮针静脉输液

一、目的

1. 快速扩容抢救生命、解毒、治疗和控制感染。
2. 补充营养及水分，维持人体水电解质平衡及酸碱平衡。
3. 纠正血容量不足或稳定血压。
4. 减轻或消除腹水及组织肿胀，控制颅内压等。

二、操作前准备

（一）评估并解释

1. 首先评估患者的病情，如患者的精神意识、心理状态以及能够配合的程度。
2. 评估注射部位血管，皮肤情况。
3. 需告知患者及家属操作的目的、方法、注意事项和配合要点，获得其认可和同意。

（二）护士准备

仪容整洁，态度亲切。

（三）用物准备

止血带、消毒液、抹手液、棉签、输液贴、治疗巾、治疗单、按医嘱准备药物。

（四）环境准备

病室整洁安静，温度适宜，光线充足。

三、操作步骤

1. 携用物至患者床旁，核对患者床号、姓名、性别及年龄等。
2. 协助患者取舒适体位。
3. 排气：两人三查七对后将瓶口常规消毒，之后插入输液器并挂在输液架上，打开调节夹排气至针头前段，关闭，最后挂在输液架上。

4. 选择粗直弹性好的静脉，并于注射部位上方 6～8cm 处扎止血带，末端向上，嘱患者握拳，探明所选静脉的走向、深浅和粗细，松开止血带。

5. 在相应位置绑上止血带，然后嘱患者用力握拳，再进行常规消毒（直径为＞5cm），备输液贴放于治疗盘上。

6. 再次双人核对和排气：排空头皮针内气体，确定管道无气体后关闭调节器。

7. 一手绷紧穿刺部位下端皮肤，另一手持头皮针针翼，针头斜面朝上并以与皮肤呈 15°～30°角进针，见回血后放平针头继续向前进针少许，然后固定头皮针针翼的同时松开止血带，打开调节器，嘱患者松拳，观察滴入是否通畅。

8. 液体顺畅滴入后需用输液贴固定针头，再根据患者的药物、医嘱、病情、年龄等调整滴速。

9. 再次双人核对并签名，在输液巡视卡上签名、签时间。

10. 协助患者取舒适卧位，整理床单位，告知患者药物的作用，滴注的时间，以及不能自行调节滴速等。

11. 操作后整理：①操作后再次核对信息；②垃圾分类处理；③洗手，做记录（图 2.8）。

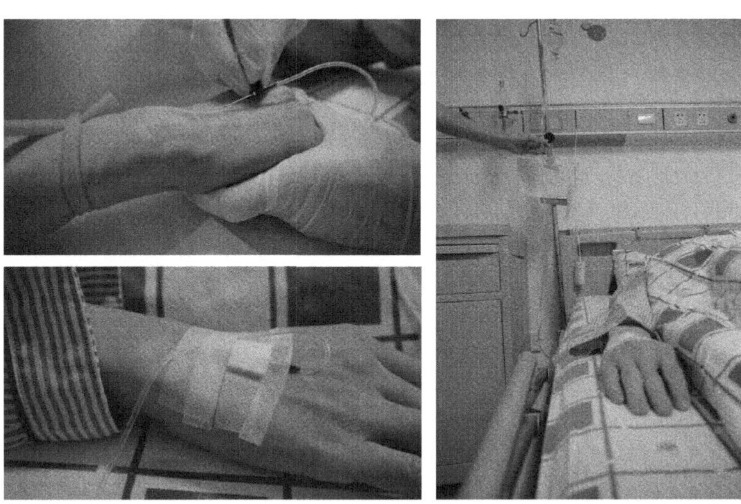

图 2.8　静脉输液

四、注意事项

1. 严格执行查对制度、无菌操作原则及消毒隔离制度。巡视，注意观察液体是否滴入顺畅，液体有无外渗，注射部位是否有肿痛，以及患者输液后的感受，如有出现输液反应，应及时处理。

2. 需长期输液的患者，为了合理保护血管，穿刺部位应从远端小静脉开始。

3. 输液过程中要加强巡视，预防意外发生。

4. 对持续输液的患者满 24h 时需更换输液器。为了防止发生空气栓塞，每次需排尽输液管和针头内的空气，如输完后及时换输液瓶或拔针。

（李木兰）

第十一节　留置针静脉输液和维护

一、目的

1. 留置针的使用能减少静脉穿刺次数，保护血管。
2. 减少反复穿刺造成的痛苦及对打针的恐惧感、焦虑感。
3. 抢救急危重症患者时方便临床用药。
4. 减少因活动、长时间输液、血管条件不佳等原因造成的血管刺破、外渗。
5. 减轻临床护士的工作量。

二、操作前准备

（一）评估并解释

1. 评估患者的病情、神志意识、心理状况及配合程度。
2. 评估注射部位血管，皮肤情况。
3. 解释留置针穿刺的目的、步骤、注意事项和配合要点。

（二）护士准备

仪容整洁，态度亲切。

（三）用物准备

治疗车、止血带、输液卡、留置针、抹手液。

（四）环境准备

病室安静整洁，光线充足。

三、操作步骤

1. 携用物至患者床旁，核对患者床号，姓名，年龄等。
2. 将输液瓶挂于输液架上，打开导管针外包装，戴手套。
3. 选择血管，于穿刺部位上方 6～8cm 处扎止血带，局部皮肤消毒（直径＞ 5cm），待干。
4. 检查留置针，确保可以正常使用取出留置针，将头皮针刺入肝素帽内，排尽空气后关闭输液器开关。
5. 进针角度和步骤同静脉输液，不同的是留置针插入静脉回血后推出针芯少许再把针管全部送入血管，然后拔出针芯，打开止血带，嘱患者松拳。

6. 用3M敷贴固定导管针，并在上面写上留置日期和时间，然后固定肝素帽，收止血带，妥善固定头皮针与肝素帽连接处。

7. 脱手套，再次双人核对无误后，在输液卡上记录滴速、时间并双签名，根据患者病情和医嘱调节输液速度。

8. 助患者取舒适卧位或姿势，整理床单位和用物（同静脉输液）。

9. 向患者交代注意事项。

10. 封管：当液体输完后进行封管。①常规消毒肝素帽；②将装有封管液的注射器与头皮针连接（封管液一般5～10ml）；③为避免血液反流，凝固阻塞针头，确保脉冲式正压封管；④留置针开关尽量靠近套管针延长管的起始部。

四、注意事项

1. 使用静脉留置针时，必须严格执行无菌技术操作规程。

2. 使用留置针的位置避免被水沾湿，敷贴松脱或者潮湿请及时处理，留置静脉留置针的手避免过度用力、长时间下垂。

3. 每次输液前需先抽回血，确保通畅后再用无菌盐水冲管，如无回血或冲洗有阻力时，需排查导管是否堵塞，此时需拔出针管而不可蛮力推注，否则可能将血栓推进血管造成血栓。

（李木兰）

第十二节　静 脉 输 血

一、目的

1. 增加血容量，升高血压，促进血液循环，纠正休克。

2. 增加红细胞、血小板等血液成分，改善贫血、凝血功能等。

二、操作前准备

（一）评估并解释

1. 评估患者的病情、意识及配合程度。

2. 了解患者的用药史，过敏史及输血史。

3. 测量体温。

4. 解释输血的目的、注意及配合要点。

（二）护士准备

仪表整洁、态度亲切。

（三）用物准备

治疗盘、输血医嘱单、血型单、交叉配血单、病历、知情同意书、红细胞悬液、生理盐水，输血器和输液用物等。

（四）环境准备

病室整洁安静，室温适宜，光线充足。

三、操作步骤

1. 双人仔细核对血的质量、有效期、输血装置、核对患者姓名、床号、住院号、血袋号、血型、血的种类、剂量、交叉配血实验结果。

2. 携用物至患者床旁，双人核对患者床号、姓名、年龄、询问患者血型等，确认无误后方可执行。

3. 选择适宜的静脉和穿刺部位，严格遵循无菌操作原则，以输液技术进行穿刺。

4. 根据患者病情和医嘱调节滴速。

5. 协助患者取舒适体位，整理床单位。

6. 向患者进行宣教和注意事项，之后再次核对，观察患者有无输血反应，加强巡视。

四、注意事项

1. 输血前必须两人核对无误后方可执行。

2. 严格无菌操作，减少微生物的交叉感染。

3. 血制品取回后勿震荡、加温，避免血液成分破坏引起不良反应。

4. 输血速度应先慢后快，慢滴 15min 后，再根据病情调速。

5. 输入两袋血制品之间须用生理盐水冲管，避免发生化学反应。

6. 每次输血前应先予抗过敏药物，避免发生过敏反应。

7. 输血毕后，用黄色垃圾袋装好输血袋并写上患者基本信息后送回血库且低温保存1天。

（李木兰）

第十三节　皮内注射法

一、目的

1. 用于各种药物过敏试验，以观察局部反应。
2. 预防接种。
3. 局部麻醉的先驱步骤。

二、注射部位

1. 皮肤试验：多选前臂内侧下段，皮肤较薄，肤色较淡，有利于注射和观察皮试反应（图 2.9）。

2. 预防接种：常选用三角肌下缘部位注射，如卡介苗、结核菌素试验（PPD）等。

3. 局部麻醉则选择麻醉处。

三、操作前准备

（一）评估并解释

1. 评估患者的病情，心理状态，对疾病了解及配合程度。
2. 了解患者的用药史，过敏史，以及是否空腹。
3. 注射部位皮肤情况。
4. 向患者解释此操作的目的、注意内容及配合要点。

（二）护士准备

仪容整洁、态度亲切。

（三）用物准备

无菌治疗巾、治疗盘、备有皮内注射液的注射器（针头大小用 4.5 号）、砂轮（泡在 75% 乙醇中）、棉签、弯盘、75% 乙醇、急救盒（盐酸肾上腺素注射液、注射器各一支）。

（四）环境准备

病室安静整洁，室温适宜，光线充足。

四、操作步骤

1. 携用物至患者床旁，核对患者床号、姓名、性别等信息。

2. 操作前再次询问患者有无过敏史。

3. 取出已抽取药液的注射器，排尽空气。

4. 75% 乙醇常规消毒注射部位（若对乙醇过敏者可改用无菌生理盐水清洗注射部位），左手绷紧注射部位皮肤，右手持注射器，针尖斜面向上，以与皮肤呈 5°～10°快速进针。

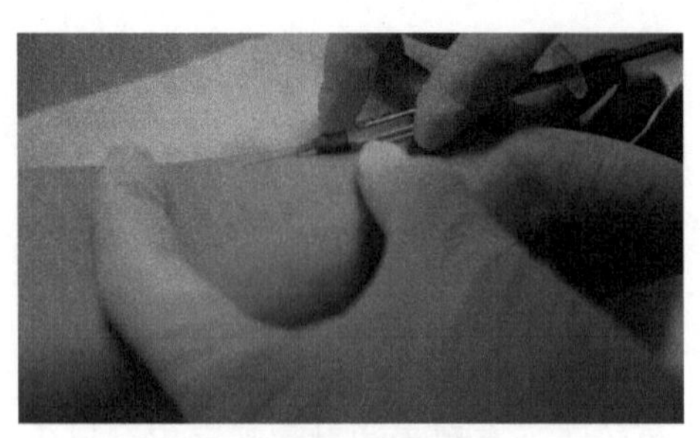

图 2.9　前臂掌侧皮试操作

5. 当针尖斜面前部刺入皮内后，放平并固定注射器，缓慢推入 0.1ml 注射液，在皮肤上形成一个约 1cm 的白色小皮丘。

6. 拔出针头，嘱患者切勿按揉，有不适，随时求助。

7. 双人至患者床旁观察结果，应根据皮丘的大小、肤色等变化，以及患者的反应做出判断。

8. 清理用物，随时观察反应。

9. 记录操作过程。

五、注意事项

1. 该注射法不用碘酊、碘伏消毒，以免影响对皮肤反应的判断。

2. 严格执行三查七对制度，严格无菌操作原则。

3. 试验前，应详细询问患者有无过敏史、家族遗传史。

4. 做药物过敏试验者，事先准备好急救药品，防止意外发生。

5. 进针角度不宜过大，以免刺入皮下，影响疗效和试验结果。

（卿靓）

第十四节　皮下注射法

一、概念

遵循无菌原则将药液注入皮下组织的一种注射方法。常用注射部位为上臂外侧三角肌下缘附着处皮肤（图 2.10）及股外侧，临床上多用于疫苗的预防接种。

二、目的

1. 需要迅速达到药效又不能或不宜经口服给药时采用。

2. 局部麻醉用药或术前供药。

3. 预防接种。

三、操作前准备

（一）评估并解释

1. 评估患者疾病情况、心理状况和配合程度。
2. 了解注射部位的皮肤情况。
3. 询问患者有无药物过敏史。
4. 让患者了解皮下注射的目的、步骤过程及配合要点。

（二）护士准备

仪容整洁，态度亲切。

（三）用物准备

无菌治疗巾、治疗盘、1ml 注射器、药液和急救盒。

（四）环境准备

病室整洁安静，温度适宜，光线充足。

四、操作步骤

1. 携用物至患者床旁，核对患者床号、姓名、年龄、性别等。
2. 再次核对药液，询问患者有无药物过敏史。
3. 常规消毒皮肤，待干。
4. 左手轻轻捏起注射部位皮肤，绷紧皮肤，右手持针，斜面向上以与皮肤呈 30°～40° 进针，待刺入针头 2/3 时固定针栓，回抽无回血，缓慢推进药液。
5. 注射完毕，用消毒棉签轻按针刺处，快速拔针。
6. 再次核对患者信息，询问患者感受，并做好健康宣教。
7. 清理用物，七步洗手法洗手。
8. 记录操作过程。

五、注意事项

1. 进角度不宜大于 45°，以免刺入肌层。
2. 尽量避免应用对皮肤有刺激作用的药物作皮下注射。
3. 经常注射者，应更换部位，轮流注射。
4. 两快一慢：进针快、拔针快、推药慢。
5. 注射时切勿把针梗全部刺入，以防针梗从根部全部折断。

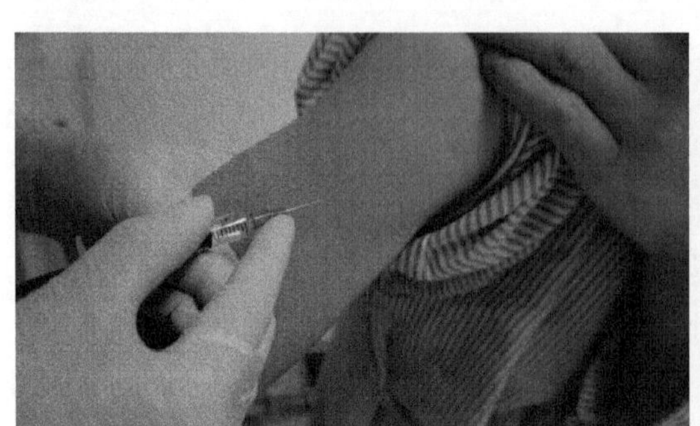
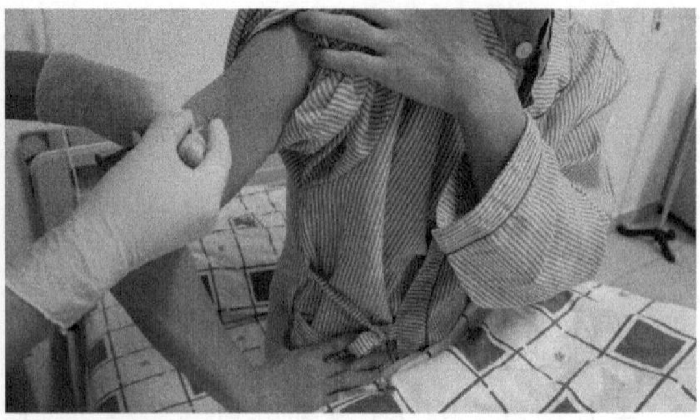

图 2.10 三角肌下缘皮下注射法

（卿靓）

第十五节 肌内注射法

一、概念

肌内注射是指把药液注入肌肉组织，从而达到治疗效果的注射方法。通常选择的肌内注射部位为臀部肌肉。

二、目的

1. 需起到药效而不能或不宜经口服给药时采用。
2. 注射刺激性较强或药量较大的药物。
3. 不能或不宜作静脉注射，要求比皮下注射更快起效者。

三、操作前准备

（一）物品准备

75% 乙醇或碘伏、无菌棉签、无菌注射器、注射用药、治疗盘、污物缸等。

（二）人员准备

衣帽整洁、洗手、戴口罩。

（三）环境准备

温度适宜、光线充足、必要时屏风遮挡。

四、操作步骤（图 2.11）

1. 检查无菌物品的包装是否完好，有效期限，仔细核对医嘱，药品，保证正确。75%乙醇消毒安瓿，砂轮划痕，再次 75% 乙醇消毒安瓿，用手掰开安瓿，取无菌注射器吸取药液。

2. 评估及核对：携用物到患者床旁并核对，评估患者的病情、配合程度以及注射部位皮肤的情况。再次核对患者信息、药物医嘱。

3. 协助患者取侧卧位：上腿伸直，下腿弯曲；或者根据身体状况取俯卧位：足尖相对，足跟分垂，头偏向一侧。

4. 再次核对患者信息、医嘱、药物无误，排气。消毒注射部位，一手绷紧皮肤，另一手持针以皮肤成 90° 快速进针至约针体 2/3，固定针栓，回抽无回血后缓慢推动活塞注入药物。

5. 注射完毕后，一手固定针栓，另一手持无菌棉签按压针眼，快速拔针，用棉签按压片刻，再次核对患者信息、医嘱、药物无误，签名记录，并予健康宣教。

6. 协助患者取舒适体位，整理床单位及治疗车。

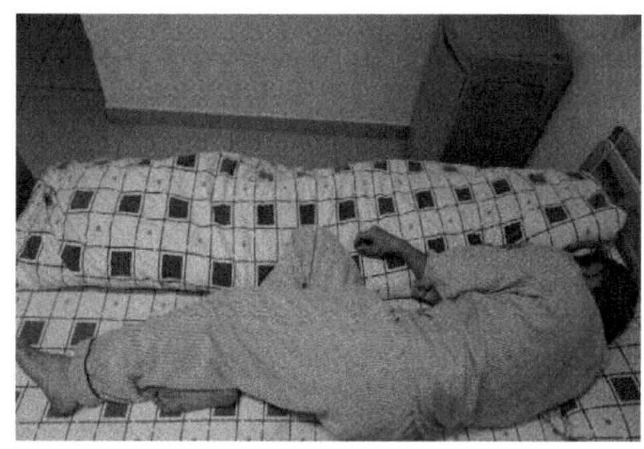
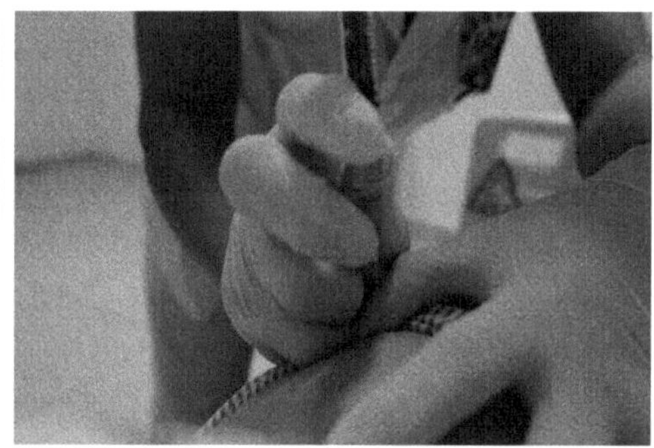

图 2.11　臀部肌内注射

五、注意事项

1. 注射多种药物时，注意配伍禁忌。

2. 回抽无回血后方可注入药物。

3. 针头不宜刺入过深，以防出现断针。

4. 注射药物时，需询问患者是否不适，并观察患者病情变化，如有不适及时处理，告知医生。

5. 2 岁以下婴幼儿应采用臀中肌、臀小肌注射。给儿童肌内注射时注意安抚情绪和固定注射部位，以防患者挣扎乱动，出现断针。

6. 长期肌内注射的患者，要经常更换注射部位，如注射部位出现硬结，肿痛，可用热水袋，湿毛巾等热敷处理。

（卿靓、刘淑玲）

第十六节　静 脉 采 血

一、目的

借助一定的器材，为患者留取静脉血标本，协助临床诊断，为临床治疗提供依据。

二、适应证

1. 采全血标本检测，如尿素氮、肌酐、血沉、血糖等。
2. 采血清标本测定血清酶、电解质、肝功能、脂类等。
3. 采血培养标本培养血液中的致病菌。

三、禁忌证

有严重出血倾向者。

四、操作前准备

（一）物品准备

采血针、止血带、无菌棉签、75% 乙醇或碘伏、采血管等。

（二）人员准备

衣帽整洁、洗手、戴口罩。

（三）环境准备

温度适宜、光线充足。

五、操作步骤（图 2.12）

（一）核对

核对患者信息，医嘱，采血项目，采血管，并将患者信息条形码贴于相应采血管上。

（二）评估

携用物到床旁，评估患者配合程度以及皮肤和静脉情况，并告知患者及家属采血的方法及目的并取得配合。

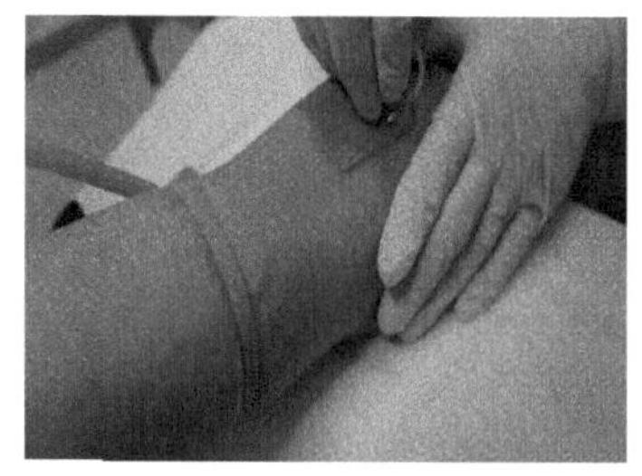
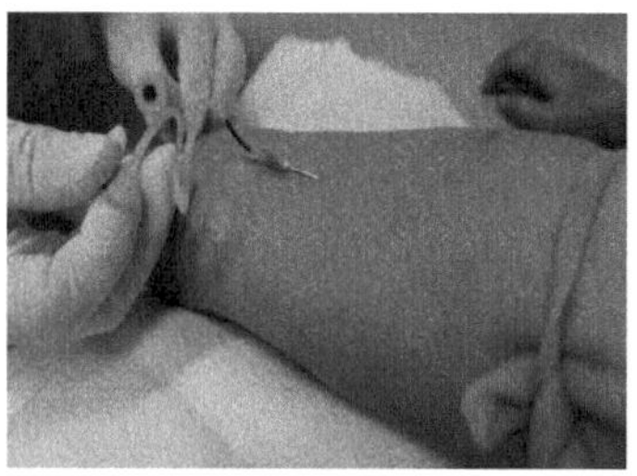
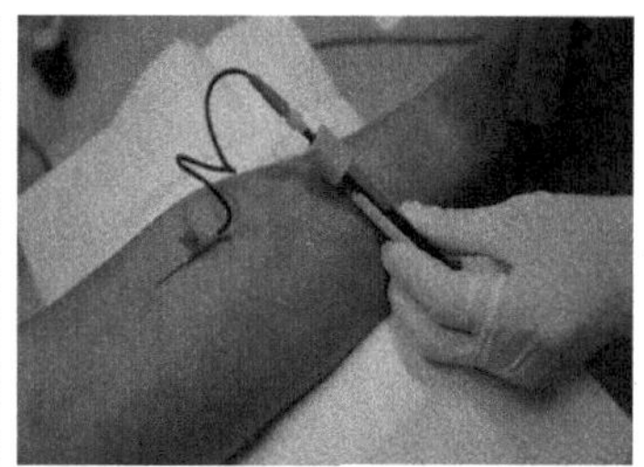

图 2.12 静脉采血步骤分解

（三）再次核对

核对患者信息，医嘱，采血项目，采血管。

（四）穿刺

选择位于肘前较粗较直的静脉，在穿刺部位以上 6cm 扎止血带，并消毒，一手绷紧皮肤，一手持针沿静脉走向，以与皮肤呈 30° 刺入，见回血后放平针头，再以 5° 推入 10～15mm，然后插入采血管，待到达采血量所需刻度后拔出采血管，含抗凝剂的采血管需轻轻颠倒摇匀。

（五）按压

一手取无菌棉签按压针眼，另一手持针柄快速拔出采血针，持棉签持续按压 5～10min，再次核对并签名记录。

（六）其他

协助患者取舒适卧位，整理床单位。

六、注意事项

1. 采血过程严格执行三查七对原则，抽交叉配血项目需两人至患者床边行双人核对。
2. 如一次穿刺失败，需更换穿刺部位及采血针。
3. 需空腹抽血时，要提前通知患者。特殊项目，如餐后血糖，立、卧位血压等，要指导患者正确做法。
4. 同时抽取多种血液标本时，注意连接采血管的顺序，一般血培养在先，抗凝管次之，血清管最后。
5. 严禁在输液，输血针头处采血。
6. 采血完毕，及时送检，送检过程避免剧烈震荡，摇晃，以免出现溶血。

（卿靓、庄杰钦）

第十七节 动 脉 采 血

一、概念

采集动脉血液的一种临床操作技术，临床上多用于动脉血气分析。

二、适应证

1. 对呼衰和酸碱平衡失调的诊疗提供依据，指导调整呼吸机参数。
2. 各种创伤、手术、疾病所导致的呼吸功能障碍者。
3. 抢救心、肺复苏后对患者的继续监测。

三、禁忌证

对严重出血倾向者需谨慎（不选深动脉，延长按压时间、加压止血）。

四、操作前准备

（一）物品准备

动脉采血器、无菌棉签、消毒酒精或碘伏等。

（二）人员准备

衣帽整洁、洗手、戴口罩。

（三）环境准备

光线充足，温度适宜。

五、操作步骤（图 2.13）

1. 核对：核对医嘱，患者信息，采血项目及动脉采血器，并于动脉采血器上贴上患者信息条形码。
2. 评估：携用物至患者床旁，评估患者病情及穿刺部位皮肤情况，告知患者及家属抽血项目及目的并取得配合。
3. 再次核对患者信息，医嘱，采血项目及动脉采血器。
4. 协助患者取舒适体位，选择穿刺部位，消毒穿刺皮肤。操作者左手食指和中指触摸动脉搏动最明显处，绷紧皮肤，右手持动脉采血器与皮肤呈60°穿刺，血液自动流入针管内

1～2ml 后拔出针头，插在橡皮胶块内，以免有空气进入，另一手用棉签按压针眼 5～10min（据病情可适当延长按压时间）。

5. 抽血结束后，轻柔转动采血器让血液与肝素混匀，防止凝血，在患者信息条形码上写上抽血时间及患者体温，有无氧疗和氧浓度，再次核对患者信息，医嘱及抽血项目并及时送检。

6. 观察病情及穿刺部位有无出血、血肿、瘀斑等。

7. 协助患者取舒适卧位，整理床单位。

8. 终末处理，整理用物。

9. 洗手，做好记录。

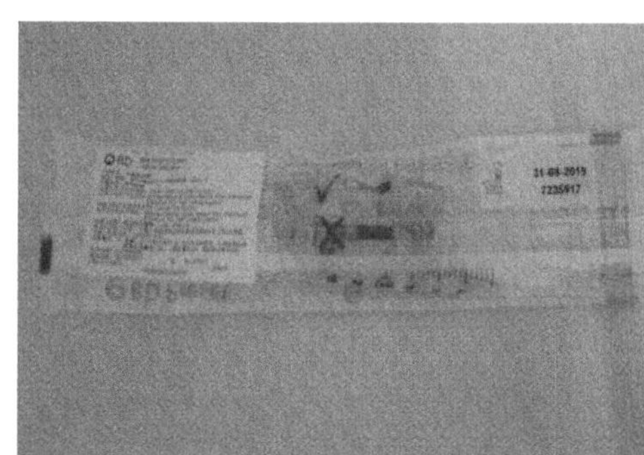
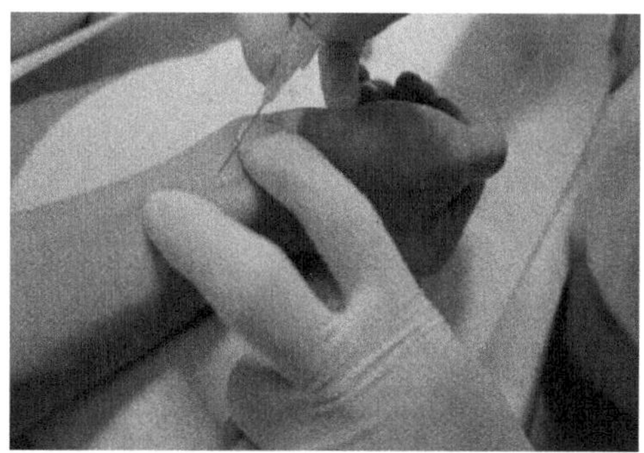

图 2.13　动脉采血

六、注意事项

1. 按照无菌操作规定消毒穿刺范围为 8cm × 10cm，防止感染。
2. 如遇洗澡、运动、情绪激动的患儿需要休息 30min 后再采血。
3. 标本应隔绝空气，避免混入气泡或静脉血。
4. 凝血功能障碍者穿刺后应延长按压时间至少 10min。
5. 采集的标本需在 30min 内送检。

（卿靓、张烈元）

第十八节　氧气雾化吸入

一、概念

通过氧气气流带动药液形成雾状吸入呼吸道，达到治疗效果的一种治疗方法。

二、适应证

1. 上呼吸道感染。

2. 急性支气管炎、慢性支气管炎、肺炎、支气管扩张。
3. 术前吸入麻醉。

三、禁忌证

无绝对禁忌证。

四、操作前准备

（一）物品准备

雾化器、雾化用药、注射器、吸氧装置一套等。

（二）人员准备

衣帽整洁、洗手、戴口罩。

（三）环境准备

空气流通、光线充足、温度适宜。

五、操作步骤（图 2.14）

1. 核对医嘱、患者信息、雾化药物以及有效期和无菌物品的包装是否完好。
2. 配药：根据医嘱抽取药物于雾化器，备用。
3. 携用物至患者床旁，评估患者病情，并告知患者及家属，氧气雾化的方法及作用，以取得配合。
4. 再次核对患者信息，医嘱及药物。装上吸氧装置，并连接雾化器，调节氧高流量，嘱患者将雾化器口含嘴放入口中，至吸完药物为止。
5. 治疗完毕，分离雾化器及卸下吸氧装置，再次核对患者信息，医嘱，签名，做好记录。
6. 协助患者取舒适卧位，整理床单位。
7. 终末处理，整理用物，洗手。

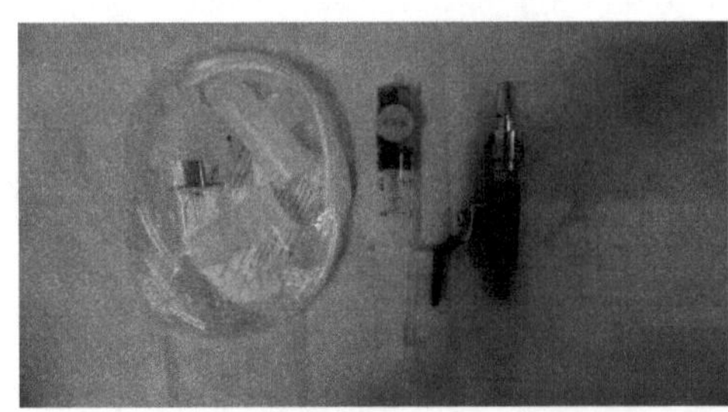
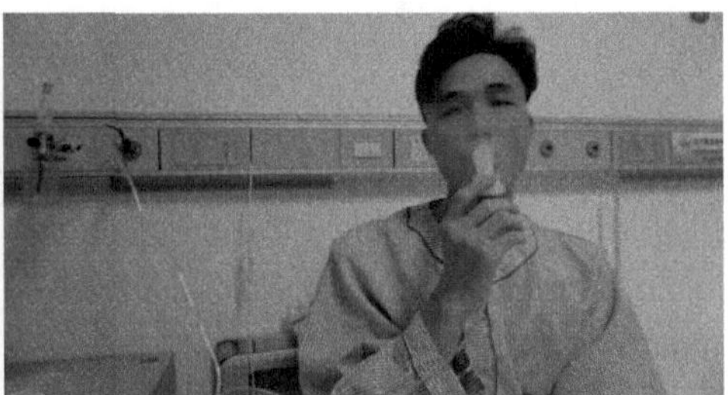

图 2.14　雾化吸入操作

六、注意事项

1. 雾化时选择坐位，因为重力使雾滴深入细支气管和肺泡而达更高疗效。
2. 选择饭前或饭后半小时雾化，避免雾化刺激，引起呕吐。
3. 气道分泌物多时，先咳嗽咳痰，清理气道分泌物后再雾化。
4. 避免在氧源附近吸烟或燃明火。

（卿靓、张为章）

第十九节　吸　痰　法

一、概念

吸痰法是指通过口腔、鼻腔、人工气道（气管切开术）清除呼吸道分泌物、呕吐物，以保持呼吸道通畅的技术。

二、目的

1. 清除呼吸道分泌物、保持呼吸道通畅。
2. 清除呕吐物，预防误吸及并发症发生。

三、操作前准备

（一）物品准备

吸痰管、吸痰连接管、治疗包、乳胶手套、手电筒、听诊器、外用生理盐水、纱块、测压装置、收集器。

（二）人员准备

衣帽整洁、洗手、戴口罩。

（三）环境准备

光线充足、温度适宜，必要时屏风遮挡。

四、操作步骤

1. 核对患者信息以及医嘱，检查无菌物品有效期及是否包装完好。
2. 携用物至床旁，核对并告知患者及家属吸痰的方法及作用，取得配合。

3. 评估患者病情，肺部听诊，判断痰液量及位置，用手电筒查看患者口鼻腔情况。

4. 协助患者取舒适体位，连接负压吸引装置，并调节负压值至40.0～53.3kPa，检查管道是否漏气，通畅，打开治疗包，倒适量无菌生理盐水于治疗碗内，铺无菌治疗巾于患者胸前。打开吸痰包装，右手戴无菌薄膜手套后取出吸痰管，左手拿吸痰连接管与吸痰管连接，嘱患者放松后将吸痰管轻轻插入口中，自深部向上提拉，左右旋转，吸净痰液，每次吸痰时间小于15s为宜。每次吸痰结束后将吸痰管放于无菌生理盐水内冲洗后再进行下一次操作。

5. 吸痰完毕，分离吸痰管，关闭吸引装置，将吸痰连接管放于指定位置，吸痰管弃于感染垃圾桶内。

6. 协助患者取舒适卧位，再次肺部听诊，评估治疗效果，用手电筒查看口鼻腔是否还有痰液。

7. 整理床单位，终末处理，整理用物，再次核对医嘱，患者信息，签名，做记录。

五、注意事项

1. 吸痰前应检查吸引器是否良好，各种连接管连接是否严密。
2. 吸痰时要遵守无菌操作的原则。
3. 插入吸痰管动作应轻柔。
4. 每次吸引以10～15s为宜，负压不可过大，以免损伤患者口鼻腔黏膜。

（王晨普、陈冬杰）

第二十节　氧疗（鼻导管给氧）

一、概念

将通有氧气的导管置于鼻孔内，达到供氧目的的一种技术，称为氧疗。

二、目的

1. 缓解人体组织的缺氧状态，提高动脉血氧分压和血氧饱和度。
2. 促进人体新陈代谢。

三、操作前准备

（一）物品准备

吸氧装置、鼻导管、常温蒸馏水。

（二）人员准备

衣帽整洁、洗手、戴口罩。

（三）环境准备

光线充足、温度适宜、空气流通、防火、防震、防油、防热。

四、操作步骤（图 2.15）

1. 携用物至患者床旁，核对患者信息，医嘱。
2. 评估患者病情，鼻腔黏膜是否完好，并告知患者及家属氧疗的方法和作用，以取得配合。
3. 安装吸氧装置，往湿化瓶内注入常温蒸馏水至瓶的 1/2～2/3，根据医嘱调节氧流量，协助患者戴上鼻导管吸氧。
4. 吸氧完毕，拔出鼻导管，关闭开关。
5. 协助患者取舒适卧位，整理床单位。
6. 整理用物，洗手，再次核对医嘱、患者信息，签名，做记录。

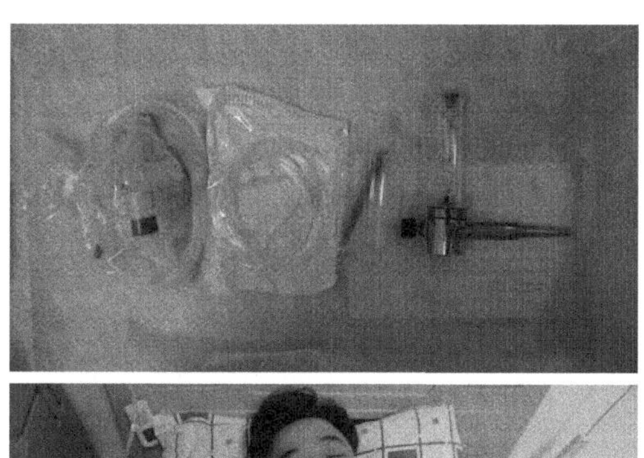
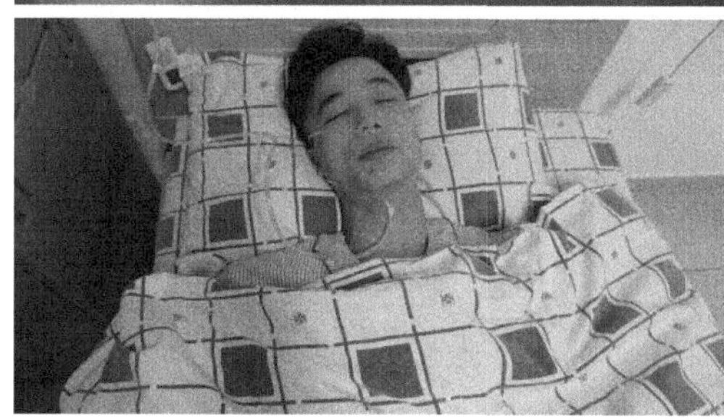
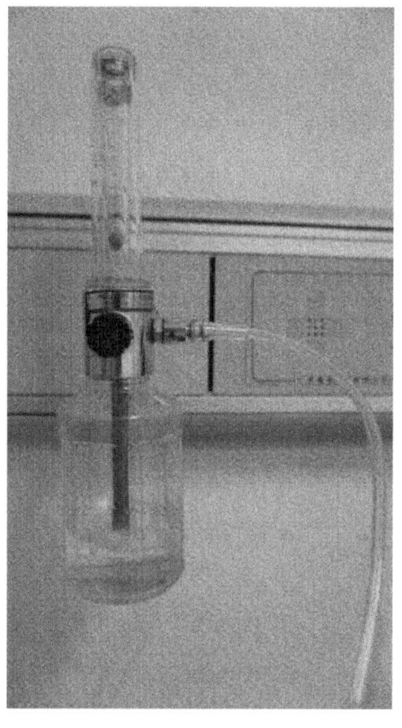

图 2.15　氧疗

五、注意事项

1. 做好安全防范，防震、防火、防热、防油。
2. 向患者及家属宣传氧疗的注意事项，不得自行调节氧流量，避免在室内吸烟等。
3. 注意用氧时需先调好流量再为患者吸氧，停氧时则应先拔出导管再关闭氧流量表。

（王晨普、陈燕虹）

第二十一节 留 置 胃 管

一、概念

留置胃管是把导管经鼻腔或口腔插入，停留胃内从而达到洗胃、抽取胃液、胃肠减压以及放置三腔二囊管等目的的操作技术。

二、适应证

1. 急性胃扩张者。
2. 上消化道穿孔或胃肠道有梗阻者。
3. 急腹症有明显胀气者或较大的腹部手术前等。
4. 昏迷患者或不能经口进食者。
5. 不能张口的患者，如破伤风患者。
6. 早产儿和病情危重的患者以及拒绝进食的患者。
7. 服毒自杀或误食中毒需洗胃患者。

三、禁忌证

1. 鼻咽部有癌肿或急性炎症的患者。
2. 食管静脉曲张、上消化道出血、心力衰竭和重度高血压患者。
3. 吞食腐蚀性药物的患者。

四、操作前准备

（一）物品准备

一次性胃管、听诊器、灌洗器、清水、液状石蜡、棉签、纱块、治疗巾、手电筒、胶布、无菌手套、弯盘、止血钳。

（二）人员准备

衣帽整洁，洗手，戴口罩。

（三）环境准备

光线充足，温度适宜，必要时用屏风遮挡。

五、操作步骤

1. 携用物至患者床边，核对患者信息、医嘱。

2. 评估患者病情、意识，观察患者鼻腔黏膜是否完好，是否有鼻息肉等，并告知患者留置胃管的方法及目的、配合要点。

3. 取半坐卧位，铺治疗巾后置弯盘于患者口角旁，用棉签清洁患者鼻腔。操作者戴上无菌手套，取出一次性胃管，测量从鼻尖到耳垂再到剑突的长度为置入的胃管深度（或者从前额发际至胸骨剑突的长度，成人插入深度一般为45～55cm，婴幼儿一般为14～18cm）。

4. 用液状石蜡润滑胃管前端，嘱患者深呼吸，沿选定鼻孔轻轻插入，插至14～16cm时，嘱患者做吞咽动作，在患者做吞咽动作时顺势将胃管向前插入，至预定深度时，嘱患者张口，检查胃管是否盘于口中，初步固定胃管。

5. 通过抽取胃液，听气过水声，以及将胃管末端放于清水中看是否有气泡逸出而判断胃管是否在胃内。

6. 确定置于胃内后，用胶布固定，末端并用纱块包好，用别针固定于枕边或患者衣领处，撤离剩余物品。

7. 协助患者取舒适卧位，整理床单位。

8. 整理用物，洗手，再次核对患者信息，医嘱，签名，做记录。

六、注意事项

1. 操作前充分做好解释工作，告知患者配合要点，让患者做好心理准备以取得配合。

2. 有损伤和鼻腔狭窄的一侧鼻腔，不予留置胃管。

3. 插管过程中，动作轻柔，患者如有不适，应立即暂停；发现呛咳、呼吸困难则提示胃管误入气管，应立即拔管，待患者生命体征平稳后再重新置管。

4. 昏迷患者插管时，去枕平卧位，插管时应先将患者头部后仰，插至15cm，再托起患者头部，使下颌靠近胸骨柄，以便于胃管顺利插入。

（王晨普、张春燕）

第二十二节　鼻　饲　法

一、概念

鼻饲法是将胃管经鼻腔插入胃内，从管内灌注流质食物、水分和药物的方法。

二、适应证

各种原因引起的不能经口腔进食的患者。

三、禁忌证

上消化道出血、食管静脉曲张或梗阻，以及鼻腔、食管手术后的患者禁用鼻饲法。

四、操作前准备

（一）物品准备

一次性胃管、无菌手套、弯盘、止血钳、治疗碗、纱块、棉签、胶布、灌洗器、液状石蜡、听诊器、治疗巾、手电筒、温开水、流质饮食等。

（二）人员准备

衣帽整洁，洗手，戴口罩。

（三）环境准备

光线充足，温度适宜，环境舒适。

五、操作步骤

1. 携用物至患者床旁，核对患者信息、医嘱。
2. 评估患者病情、意识，观察患者鼻腔皮肤是否完好，是否有鼻息肉等，并告知患者留置胃管的方法及目的，及配合要点。
3. 按留置胃管术插入胃管并固定，抽吸胃管，评估患者是否有胃潴留。
4. 鼻饲时，首先在胃管内注入少量温开水，再注入流质饮食，完毕后再注入少量温开水，每次鼻饲量小于 200ml，间隔大于 2h。
5. 鼻饲完毕，用纱块包好胃管末端，用别针固定于枕边。
6. 协助患者取舒适卧位，整理床单位。
7. 整理用物，洗手，再次核对患者信息、医嘱，签名，做记录。

六、注意事项

1. 每次鼻饲前需抽吸胃管，确定是否有胃潴留及胃潴留量，若胃潴留量大，可适当延后鼻饲时间及减少鼻饲量。
2. 鼻饲前后需注入少量温开水，冲洗胃管，以防食物堵塞管道。
3. 留置胃管患者要加强口腔护理。
4. 通过胃管给药时，需先把药物研磨溶解后注入。
5. 鼻饲液温度控制在 38～40℃之间，因为过高容易烫伤胃肠道，过低会导致胃肠不适。

（赵海莹、王二岭）

第二十三节　留置导尿法

一、概念

是指通过用无菌导尿管自尿道插入到膀胱，把尿液引流出来的一种操作技术。

二、适应证

1. 各种下尿路梗阻所致尿潴留者。
2. 危重患者抢救。
3. 膀胱疾病诊断与治疗。
4. 进行尿道或膀胱造影。
5. 留取未受污染的尿标本做细菌培养。
6. 产科手术前的常规导尿。
7. 膀胱内药物灌注或膀胱冲洗。
8. 探查尿道有无狭窄，了解少尿或无尿原因。

三、操作前准备

（一）物品准备

一次性无菌导尿包、无菌导尿管、治疗巾、垫巾、大毛巾等。

（二）人员准备

衣帽整洁，洗手，戴口罩。

（三）环境准备

光线充足，温度适宜，屏风遮挡。

四、操作步骤

1. 携用物至患者床旁，核对患者信息、医嘱。

2. 评估患者病情，有无尿道狭窄病史，留置尿管史，会阴卫生情况，用叩击法评估患者膀胱是否有尿液及尿液量，并告知患者及家属留置导尿法的操作方法及目的，以取得理解与配合。

3. 协助患者取屈膝仰卧位，脱对侧裤腿盖于近侧腿部并用大毛巾遮盖，对侧腿用盖被遮住，暴露外阴，于臀部下垫治疗巾，打开导尿包，取出初次消毒用物至两腿之间治疗巾上。

（1）女性患者消毒及插管法

戴上橡胶手套根据消毒顺序自上而下，由外向内，先对侧后近侧的原则，用消毒棉球初步消毒阴阜、对侧腹股沟、大阴唇、近侧腹股沟、大阴唇、左手拇、食指分开大阴唇，分别消毒对侧和近侧小阴唇、尿道口到阴道口，每一个棉球只用一次，撤初次消毒用物，打开无菌导尿包置于两腿之间，打开导尿管包装，置尿管于无菌导尿包无菌区域内，戴无菌手套，铺孔巾，检查尿管是否通畅，水囊是否完好，润滑尿管前端，左手拇、食指分开大阴唇，再次消毒尿道口、对侧小阴唇、近侧小阴唇、尿道口，右手持导尿管轻轻插入尿道 4～6cm，见尿后再向前插入 1～2cm，向水囊内注入适量无菌生理盐水，轻拉导尿管若有阻力感，即表示尿管已置于膀胱内。

（2）男性患者消毒及插管法

戴上清洁乳胶手套，消毒顺序自上而下，由外向内，先对侧后近侧：用消毒棉球消毒阴阜，分别消毒对侧和近侧腹股沟、阴茎（自阴茎根部向尿道口消毒）、阴囊，左手用无菌纱布裹住阴茎，将包皮向后推暴露尿道口，自尿道口向外向后旋转擦拭尿道口、龟头及冠状沟，每一个棉球只用一次，撤初次消毒用物，打开无菌导尿包置于两腿之间，打开导尿管包装，置尿管于无菌导尿包无菌区域内，戴无菌手套，铺孔巾，检查尿管是否通畅，水囊是否完好，润滑尿管前端，再次消毒尿道口，提起阴茎使之与腹壁呈 60°，右手持尿管轻轻插入尿道 20～22cm，见尿再往前插入 2～3cm，向水囊内注入适量无菌生理盐水，轻拉导管若有阻力感，即表示尿管固定于膀胱内。

4. 连接一次性引流袋，固定于床沿低于尿管位置。

5. 整理用物，协助患者穿上裤腿，取舒适卧位，整理床单位。

6. 洗手，再次核对患者信息，医嘱，签名，做记录。

五、注意事项

1. 严格按照无菌操作原则执行，以防尿路感染。

2. 插尿管时动作要轻柔，以免损伤尿道。

3. 为患者一次性导尿量应少于 1000ml，以免导致虚脱和血尿。

4. 有尿道狭窄病史，男性患者有前列腺肥大病史的情况下，选择尿管的型号宜小，插管前应充分润滑尿管。

（赵海莹、邓丽玲）

第二十四节 膀胱冲洗

一、概念

膀胱冲洗是利用导尿管将溶液灌入到膀胱内，再借用虹吸原理将灌入的液体引流出来的方法。

二、适应证

1. 膀胱术后患者。
2. 泌尿道感染、尿道出血患者。
3. 需长期留置尿管患者。

三、禁忌证（密闭式膀胱冲洗）

1. 膀胱、尿道损伤患者。
2. 膀胱出血患者。
3. 骨盆骨折患者。

四、操作前准备

（一）物品准备

无菌导尿包、一次性导尿管、治疗巾、大毛巾、冲洗液、输液架、膀胱冲洗器等。

（二）人员准备

衣帽整洁，洗手，戴口罩。

（三）环境准备

温度适宜，光线充足，必要时用屏风遮挡。

五、操作步骤

1. 携用物至患者床旁，核对患者信息、医嘱。

2. 评估患者病情，会阴卫生情况，以及患者尿液的性状，有无尿频、尿急、尿痛、膀胱憋尿感等，并告知患者及家属膀胱冲洗的方法及目的，以取得理解与配合。

3. 按留置导尿术留置尿管并固定。

4. 把冲洗液倒到冲洗瓶内，并挂于输液架上，离床沿 60cm，分离尿管及引流管并消毒接口，连接冲洗器和管道，Y 型管的主管连接冲洗管，分管的一端连接尿管，另一端连接引流管。

5. 先夹紧冲洗管，开放引流管排空膀胱，然后夹闭引流管，开放冲洗管使冲洗液滴入膀胱，滴速为 60 滴 / 分，患者有尿意时（或滴入约 200～300ml 后），先夹闭冲洗管再打开引流管，引流冲洗液。

6. 冲洗完毕后及时分离冲洗管，将导尿管接口连接引流袋并妥善固定，保持尿袋位置低于膀胱。

7. 协助患者取舒适卧位，整理床单位。

8. 整理用物，洗手，再次核对患者信息、医嘱，签名，做记录。

六、注意事项

1. 严格按照无菌操作原则执行，预防尿路感染。

2. 一般冲洗液温度为 35～37℃，天气寒冷时，冲洗液可加温至 38～40℃，膀胱出血患者用冷冲洗液。

3. 冲洗过程注意观察患者的反应，引出液的色、质、量，以及保持出入量平衡。

（赵海莹、张新英）

第二十五节　一般灌肠

概念

是指用肛管自肛门插入经直肠至结肠，注入灌肠液，以达到润肠通便，排气作用的一种操作技术。灌肠法包括不保留灌肠和保留灌肠。

（一）大量不保留灌肠

1　目的

1. 软化粪便，排除肠道积气。

2. 清理肠道，术前准备。

3. 稀释和清除肠道毒素。

4. 为高热患者降温。

2　操作准备

1. 物品准备：肛管、弯盘、一次性灌肠袋、灌肠液、液状石蜡、输液架、治疗巾、橡胶布、乳胶手套、卫生纸、体温计等。

2. 人员准备：衣帽鞋子整洁，洗手，戴口罩。

3. 环境准备：温度适宜，光线充足，屏风遮挡。

3　操作步骤

1. 根据医嘱及患者病情配制灌肠液，调节灌肠液温度。

2. 将准备物品放治疗车上，推至患者床旁，核对信息。

3. 评估患者病情，肛门皮肤，排便情况，并告知患者及家属大量不保留灌肠的操作方法及目的，以取得理解和配合。

4. 协助患者取左侧卧位，右腿伸直，左腿自然屈膝，脱裤至膝部，取橡胶单和治疗巾垫于臀部下，弯盘置于臀边。

5. 将配置好的灌肠液倒进灌肠袋内挂于输液架上，灌肠液液面离肛门约 40～60cm，操作者先用液状石蜡润滑肛管后连接灌肠袋的连接管排气，戴好乳胶手套，左手分开患者臀部，暴露肛门后嘱患者深呼吸。操作者右手持肛管自肛门插入直肠约 10～15cm 后打开连接管，然后固定肛管，使灌肠液缓慢注入。

6. 观察液面下降情况，及患者反应，若出现液体流入受阻，轻轻移动肛管，若患者有便意，适当减慢流入速度，嘱患者深呼吸，减轻腹压。

7. 待液体流尽，用卫生纸于肛门处包裹肛管，轻轻拔出肛管后，并协助患者平卧，尽量保留 5～10min 后排便，以达到软化粪便的作用。不能下床的患者，给予便盆，并把卫生纸放于患者易取处。

8. 排便后协助患者取舒适卧位，整理床单位，观察患者大便情况，必要时留标本送检。

9. 整理用物，洗手，再次核对患者信息、医嘱，签名，做记录。

4　注意事项

1. 注意不同疾病的灌肠液的浓度、温度、流速、压力和液量。伤寒患者灌肠时，溶液不得超过 500ml，同时液面距肛门不得超过 30cm，以免压力过高。

2. 可用 4℃等渗盐水或 28～32℃等渗盐水为高热患者灌肠降温，保留半小时后排出，排便后半小时记录体温变化。

3. 灌肠过程中患者如出现面色苍白、出冷汗、心慌气急、剧烈腹痛等症状应立即停止灌肠并及时报告医生处理。

4. 肝昏迷患者禁用肥皂水灌肠，以防止氨的产生和吸收，充血性心力衰竭患者禁用生理盐水灌肠。

5. 操作时应尽量少暴露患者肢体。

6. 有妊娠、消化道出血、急腹症患者禁止大量不保留灌肠。

（二）小量不保留灌肠

1　目的

1. 软化粪便，为保胎孕妇、病重、年老体弱等患者解除便秘。

2. 排出积气，为术后肠胀气患者排出肠道积气，减轻腹胀。

2　操作前准备

1. 物品准备：肛管、注洗器、弯盘、灌肠液、液状石蜡、治疗巾、橡胶布、乳胶手套、卫生纸、体温计等。

2. 人员准备：衣帽整洁，戴口罩，洗手。

3. 环境准备：光线充足，温度适宜，环境舒适，空气流通。

3 操作步骤

1. 按医嘱配制灌肠液，调节液体温度。

2. 将准备物品放治疗车上，推至患者床旁，核对患者信息及医嘱。

3. 评估患者病情，肛门皮肤情况，排便情况，并告知患者及家属小量不保留灌肠的操作方法及目的，以取得理解和配合。

4. 协助患者取左侧卧位，右腿伸直，左腿自然屈膝，脱裤至膝部，于臀部下垫橡胶单和治疗巾，置弯盘于臀旁。

5. 用液状石蜡润滑肛管，连接注洗器，排气，戴乳胶手套，左手分开患者臀部，暴露肛门，右手持肛管自肛门插入直肠 10～15cm，用注洗器缓慢注入灌肠液。

6. 液体注入完毕，取卫生纸于肛门处包裹肛管，拔出肛管，并协助患者平卧，嘱患者尽量保留 10～20min 后排便，以利于粪便软化。

7. 便毕，协助患者取舒适卧位，整理床单位，观察粪便的性状，必要时留标本送检。

8. 整理用物，洗手，再次核对患者信息及医嘱，签名，做记录。

4 注意事项

1. 灌肠液速度忌过快过猛，以免刺激肠黏膜引起排便反射。

2. 操作过程中避免空气进入肠道引起腹胀。

3. 如用小容量灌肠筒，液面距肛周低于 30cm。

4. 避免直肠内液体反流。

（三）清洁灌肠

1 目的

1. 彻底清除滞留在结肠内的粪便，为直肠、结肠检查和术前做准备。

2. 稀释肠内毒素，促其排出。

3. 物理降温。

2 操作前准备

1. 物品准备：肛管、弯盘、一次性灌肠袋、灌肠液、液状石蜡、输液架、治疗巾、橡胶布、乳胶手套、卫生纸、体温计等。

2. 人员准备：整理衣帽，七步洗手法洗手，戴口罩。

3. 环境准备：温度适宜，光线充足，屏风遮挡，减少暴露。

3 操作步骤

操作步骤同大量不保留灌肠，灌肠次数多，其中第一次灌肠可用肥皂水，待排便后改用生理盐水灌肠至排出液清洁无粪块，灌肠压力要低，灌肠时间应该在检查或手术前 1h 完成。禁用清水反复多次灌肠，以防水电解质紊乱。

（四）保留灌肠

1　目的

从肛门灌入药物保留于直肠或结肠内，借助肠黏膜的吸收达到镇静、催眠及杀菌等效果。

2　操作前准备

1. 物品准备：同小量不保留灌肠，选择更细肛管。
2. 人员准备：整理衣帽，七步洗手法洗手，戴好口罩。
3. 环境准备：光线充足，温度适宜，屏风遮挡，减少暴露。

3　操作步骤

1. 按医嘱配制灌肠液，调节液体温度。
2. 将准备物品放治疗车上，推至患者床旁，核对患者信息及医嘱。
3. 评估患者病情，排便情况，肛门皮肤情况等，并告知患者保留灌肠的操作方法及目的，以取得理解与配合。
4. 灌肠前嘱患者排便清理肠道以利于药物吸收。
5. 协助患者取左侧卧位，右腿伸直，左腿自然屈膝，垫高臀部 10cm，脱裤至膝部，于臀部下垫橡胶单和治疗巾，置弯盘于臀旁。
6. 用液状石蜡润滑肛管，连接注洗器，排气，戴乳胶手套，左手分开患者臀部，暴露肛门，右手持肛管自肛门插入直肠 10～15cm，用注洗器缓慢注入灌肠液。
7. 液体注入完毕，取卫生纸于肛门处包裹肛管，拔出肛管，并协助患者平卧，嘱患者尽量保留 1h 以上，以利于药物吸收。
8. 操作毕，协助患者取舒适卧位，整理床单位。
9. 整理用物，洗手，再次核对患者信息及医嘱，签名，做记录。

4　注意事项

1. 不同疾病灌肠体位不同，通常阿米巴痢疾采取右侧卧位灌肠，因为该病变多位于回盲部，慢性痢疾采用左侧卧位，其病变多在乙状结肠和直肠。
2. 操作原则：肛管细，插入深，液量少，流速慢，温度适宜，灌后静卧。
3. 肛门、直肠、结肠等术后患者，即使排便失禁者亦不宜作保留灌肠。

（赵海莹、陈海仪）

第二十六节 肛 管 排 气

一、概念

将肛管经肛门插入直肠，清除肠腔内积气，减少腹胀。

二、目的

用于排除肠腔积气，减轻腹胀。

三、禁忌证

妊娠者慎用。

四、操作前准备

1. 物品准备：肛管、液状石蜡、一次性负压引流瓶、棉签、弯盘等。
2. 人员准备：整理衣帽，七步洗手法洗手，戴好口罩。
3. 环境准备：光线充足，温度适宜，屏风遮挡，减少暴露。

五、操作步骤

1. 携用物至患者床边，核对患者信息及医嘱。
2. 评价患者病情，排便情况，肛门皮肤情况等，并将肛管排气的操作方法及目的告诉患者及家属，以获得理解与配合。
3. 协助患者取左侧卧位，右腿伸直，左腿自然屈膝，脱裤到膝部，于臀部下垫治疗巾和橡胶单，置弯盘于臀旁。
4. 将负压引流瓶与肛管连接，润滑肛管前端，左手分开患者臀部，露出肛门，然后用右手缓慢将肛管插入直肠 15～20cm，最后用胶布交叉固定，使其牢固于臀部。
5. 询问患者感受，观察患者腹胀、腹痛情况，是否缓解。
6. 保留肛管约 20min 后拔除，将肛门清洁干净，协助患者取舒适卧位，整理床单位。
7. 整理用物，洗手，再次核对患者信息及医嘱，签名，做记录。

六、注意事项

1. 肛管保留小于 20min。如果长期留置肛管，会降低肛门括约肌的反应，引起括约肌松弛。
2. 插管后注意观察患者排气情况，及腹胀、腹痛等症状变化。

3. 做好健康宣教，嘱患者不要进食易产气的食物，指导术后患者早期下床活动，对绝对卧床休息患者，应协助其翻身和床上运动。

（赵海莹、汪海燕）

第二十七节　小便标本采集法

一、尿常规采集法

（一）概念

通过留取一定量的尿液，检查尿液的颜色、透明度、有无细胞及管型以及尿液的成分分析，称为尿常规采集。

（二）目的

根据对尿液的检查协助诊断及治疗。

（三）禁忌证

女性患者在月经期不宜留取尿标本。

（四）操作前准备

1. 用物准备：尿液采集管，尿杯。
2. 人员准备：衣帽整洁，洗手，戴口罩。
3. 环境准备：光线充足，温度适宜。

（五）操作步骤

1. 携用物至患者床旁，核对患者信息及医嘱，贴上患者信息条码。
2. 告诉患者及其家属小便标本采集的目的及操作流程，以取得理解与配合。
3. 将尿液采集管及尿杯交予患者，嘱患者留取早晨起床后的第一次尿液约 10ml 于采集管内。
4. 再次核对患者信息及医嘱，洗手，签名，做记录。

（六）注意事项

1. 晨尿的浓度比较高，不受食物影响，检验结果更准确。
2. 留取尿液时，不可混入粪便，以确保检验的准确性。
3. 对于无法自主排尿的患者（如无意识、尿潴留的患者），可通过导尿术获得尿液标本，女性患者在月经期间不适宜获取尿液标本。

二、尿培养标本采集法

（一）概念

收集尿标本做检查如化学、物理、细菌等，以解析病情，帮助诊断或察看疗效的办法。

（二）目的

收集未受污染的尿液作细菌培养和细菌计数，明确疾病诊断。

（三）禁忌证

女性患者在月经期不宜留取尿标本。

（四）操作前准备

1. 用物准备：无菌尿杯，0.1% 新洁尔灭溶液，无菌手套，治疗包，妇科棉签，便盆，必要时备导尿包。
2. 人员准备：整理衣帽，七步洗手法洗手，戴好口罩。
3. 环境准备：光线充足，温度适宜，必要时用屏风遮挡。

（五）操作步骤

1. 携用物至患者床旁，核对患者信息及医嘱。
2. 告诉患者及其家属尿液培养采集的目的及方法，以取得理解与配合。
3. 协助患者取平卧位，臀下放便盆，按导尿法进行消毒，消毒后嘱患者排尿，弃去前段尿液，戴无菌手套用无菌尿杯留取中段尿液约 10ml。对于不能自主排尿的患者，可用导尿术留取中段尿。
4. 尿液采集完毕，整理用物，协助患者取舒适卧位。
5. 再次核对患者信息及医嘱，洗手，签名，做记录，及时送检。

（六）注意事项

1. 要在膀胱充盈情况下留取中段尿，并严格按照无菌操作原则。
2. 留取尿液时切勿混入消毒液，应待消毒部位晾干后进行留取，以防影响检验结果。

三、12h 或 24h 尿标本

（一）概念

即连续采集 12h 或 24h 内排泄的总尿液，测定时间内总尿液的量或者是某些物质在尿液里的含量。

（二）目的

检查尿液的量或尿内容物的量（如 17- 羟类固醇、17- 酮类固醇、肌酐、尿酸、尿糖、尿蛋白等）。

（三）操作前准备

1. 用物准备：备清洁干燥的可容纳 3～5L 尿液的容器，防腐剂。
2. 人员准备：整理衣帽，七步洗手法洗手，戴好口罩。
3. 环境准备：光线充足，温度适宜。

（四）操作步骤

1. 携用物至患者床旁，核对患者信息及医嘱。
2. 告知患者及家属留 12h 或 24h 尿液标本的目的和方法，以取得理解与配合。
3. 将采尿容器交予患者，嘱患者于早晨 7 点前将膀胱排空后开始采集尿液，采集第一次尿后加入防腐剂并混匀，防止尿液变质，至次日早晨 7 点时采集最后一次尿液为止，将留取的尿液及时送检。采集 12h 尿液标本，应嘱病人当日 19 点前将膀胱排空后开始收集尿液，到次日早晨 7 点收集最终一次尿为止。
4. 整理用物，洗手，再次核对患者信息及医嘱，签名，做记录。

（五）注意事项

应将集尿瓶放在避光非高温场所，并按照检验要求放入防腐剂，及时送检。

（六）常用的防腐剂（表 2.1）

表 2.1　常用防腐剂列表

防腐剂	用量（ml/1000ml 尿液）	检验项目
浓盐酸	5～10	24h 尿 VMA、17- 羟类固醇或 17- 酮类固醇、尿儿茶酚胺
甲苯	5～10	24h 尿尿肌酐、尿糖、尿蛋白、丙酮
冰醋酸	5～10	24h 尿尿醛固酮
甲醛	2～5	尿液细胞、管型的保存 12h 尿沉渣细胞计数

（赵海莹、郑华敏）

第二十八节 大便培养标本采集

一、粪便常规标本

（一）概念

粪便标本主要用于检查粪便中有无红细胞和白细胞、潜血试验（OB）、细菌敏感试验及检查寄生虫卵等，粪便常规对于判定人体健康情况是十分重要的检查手段。

（二）目的

检查粪便颜色、性状、有无脓血、寄生虫卵等。

（三）操作前准备

1. 用物准备：大便杯。
2. 人员准备：整理衣帽，七步洗手法洗手，戴好口罩。
3. 环境准备：光线充足，温度适宜。

（四）操作步骤

1. 携用物至患者床旁，核对患者信息及医嘱。
2. 告知患者或亲属采集粪便标本的目的和方法，以获得理解与配合。
3. 在大便杯上贴上检验条码，交予患者，并嘱其留取大便约 5g（类似蚕豆大小），如果大便有脓、血、黏液应取该部位的大便，如为水样便可盛于大口容器内送验。
4. 整理用物，洗手，再次核对患者信息及医嘱，签名，做记录。

（五）注意事项

1 检查时要求

1. 肠蠕动过于活跃或分泌增加见于各种腹泻，黄绿色稀汁样便不少于 3000ml 时且含膜状物应考虑到伪膜性肠炎，艾滋病患者合并感染肠道隐孢子虫时可有大量稀水样便。
2. 按照粪便的性状和构成，清楚消化情况，据此大略判定胰腺外分泌功能。
3. 一般粪便中的少量黏液因与粪便平均混杂不易查见，黏液肉眼可见则提示黏液量增多。

2 检查前准备

1. 该检查通过肉眼检查，无须制约饮食类别。
2. 禁止在肉眼检查前使用止泻药或润肠通便药，以防对检查结果造成影响。

二、粪便培养标本

（一）目的

取粪便标本作细菌培养。

（二）操作前准备

1. 用物准备：便盆、细菌培养试管、肠拭子。
2. 人员准备：衣帽整洁，洗手，戴口罩。
3. 环境准备：光线充足，温度适宜，必要时用屏风遮挡。

（三）操作步骤

1. 携用物至患者床旁，核对患者信息及医嘱。
2. 告知患者及其家属采集粪便培养标本的目的与方法，以获得理解与配合。
3. 置便盆于患者臀下，嘱患者排便于便盆内，用无菌棉签夹取异常部分粪便置于试管内，及时送检。或用肠拭子插入肛门 5～6cm 处，轻轻旋转蘸取少量粪便放入试管内送检。
4. 整理用物，协助患者取舒适卧位，整理床单位。
5. 洗手，再次核对患者信息及医嘱，签名，做记录。

（四）注意事项

1. 留取标本时需用干净的竹签或粪便杯上的采样工具选择含有黏液、脓血等病变成分的粪便，取量不小于指头大小，放入便杯，不应直接采集尿不湿或内裤上的大便。
2. 需采集新鲜的标本，不可混有尿液，污水或消毒剂，以防使标本破坏、污染腐生性原虫或杀灭病原菌。
3. 标本收集后盖紧杯盖并尽快送检，时间应在 2h 内，不然消化酶等影响因素会分解破坏粪便中的细胞成分。
4. 粪便杯在未用时，需放于干燥避光场所，杯盖不得随便打开，以防污染对检查结果的准确性造成影响。

三、检查寄生虫及虫卵标本

（一）目的

检查寄生虫数，浓缩集卵，孵化血吸虫毛蚴。

（二）操作前准备

1. 用物准备：带盖的便器、蜡纸盒、竹签。

2. 人员准备：衣帽整洁，洗手，戴口罩。
3. 环境准备：光线充足，温度适宜，必要时用屏风遮挡。

（三）操作步骤

1. 携用物至患者床旁，核对患者信息及医嘱。
2. 告诉患者采集寄生虫及虫卵标本的目的及方法，以获得理解与配合。
3. 置便盆于患者臀下，嘱患者排便于便盆内。
4. 整理用物，协助患者取舒适卧位，整理床单位。
5. 洗手，再次核对患者信息及医嘱，签名。

（四）注意事项

1. 行血吸虫毛蚴孵化检查最好留取全份新鲜粪便（不少于 30g）。

2. 行阿米巴滋养体检查时，需在排泄大便后尽快从脓血性或稀软部分采集粪便，标本需保温送检，采集标本的便器也需要先加热至人体常温。

3. 行蛲虫卵检查时利用透明薄膜拭子在睡前或早晨排泄大便前从肛门周围褶皱处采集粪便；或用透明胶布贴于肛周褶皱处，再取下沾有虫卵的胶布送检。

4. 行其余寄生虫检查，尽量在大便各处都采集一点，以增高检查阳性率。

四、隐血标本

（一）概念

粪便隐血试验是检测消化道出血的手段之一，适用于化验肉眼未见的少量出血，也叫邻甲联苯胺法（OB）。粪便隐血试验还是如今大肠癌普查中应用最广泛并且评价最多的试验，此项试验快速简单，而且无痛。

（二）目的

检验大便内肉眼未能见到的极少量血液。

（三）操作准备

1. 用物准备：大便杯。
2. 人员准备：衣帽整洁，洗手，戴口罩。
3. 环境准备：光线充足，温度适宜。

（四）操作步骤

1. 携用物至患者床旁，核对患者信息及医嘱。
2. 告诉患者及家属采集隐血标本的目的和方法，以获得理解与配合。

3. 在大便杯上贴上检验条码，交予患者，并嘱其留取大便约 5g（类似蚕豆大小），嘱患者检查前的三天禁食肉类、血类、肝类等食物。

4. 整理用物，洗手，再次核对患者信息及医嘱，签名。

（五）注意事项

1. 大便标本在粪块中央选取，不得混入肛门、直肠的出血，大便需新鲜，可多次留取粪便标本以增高粪便中血液检出概率。

2. 试验前 3 天内不可吃动物血、肝或内脏、铁剂、富含叶绿素的食物以防假阳性反应；也不得大剂量口服维生素 C 等具有还原作用的药品，以防假阴性反应。

3. 有牙龈出血、鼻出血、经血亦可导致阳性反应。

（王艳明、李志尚）

第二十九节　痰液标本采集

一、痰液常规标本

（一）概念

痰是气管、支气管和肺的分泌物。痰液一般性状检查指察看痰液的色、状和测量痰液的量。

（二）目的

检查痰液中的细菌、寄生虫卵和癌细胞。

（三）操作前准备

1. 用物准备：痰杯。

2. 人员准备：整理衣帽，七步洗手法洗手，戴好口罩。

3. 环境准备：光线充足，温度适宜，空气流通。

（四）操作步骤

1. 携用物至患者床旁，核对患者信息及医嘱。

2. 告知患者留取痰液常规标本的目的及方法，以取得理解与配合。

3. 把准备好的痰杯交予患者，嘱患者晨起后用清水漱口，然后用力咳出痰液于痰杯中。

4. 整理用物，洗手，再次核对患者信息及医嘱，签名。

（五）注意事项

1. 保证留取的痰液标本来自肺部，避免混入唾液、鼻咽分泌物、食物等。

2. 痰液留取后应尽快送检，以防止细胞分解、细菌自溶，无法马上送检的，需暂时冷藏保管，但不可超出 24h。

3. 多次留取痰液以提高检查的阳性率，一般应连续送检 3 次。

4. 嘱痰液采集前一天晚上十点后禁食。

二、痰培养标本

（一）概念

在诊断呼吸道感染性疾病时，按照一定的方法收集痰液并对痰液进行定量培养的方法称为痰培养。

（二）目的

检查痰液中的致病菌。

（三）操作前准备

1. 用物准备：朵贝氏液，无菌培养皿或瓶。

2. 人员准备：衣帽整洁，洗手，戴口罩。

3. 环境准备：光线充足，温度适宜，空气流通。

（四）操作步骤

1. 携用物至患者床旁，核对患者信息及医嘱。

2. 告知患者留取痰培养标本的目的及方法，以取得理解与配合。

3. 把准备好的无菌培养器皿交予患者，嘱患者晨起后以朵贝氏液漱口，再以净水漱口，祛除口内的细菌，再发力咯出痰液在无菌培养器皿中，尽快送检。

4. 整理用物，洗手，再次核对患者信息及医嘱，签名，做记录。

（五）注意事项

1. 除 24h 痰标本外，痰液收集时间宜选择在清晨。

2. 查痰培养及肿瘤细胞的样本需尽快送检，亦可以 10% 甲醛或 95% 乙醇使标本牢固后送检。

3. 禁止在饮食后 2h 内采集咽拭子标本，以避免引起呕吐，棉签勿触及其余部位防止影响检查结果。

三、24 小时痰标本

（一）概念

连续收集 24h 内咳出的所有痰液。通常于晨起清水漱口（不要刷牙）后从早晨七点开始留第一口痰液至次日早晨七点漱口后咳出第一口痰液为止，目的用于查看痰量、性状，和帮助诊断或作浓集结核杆菌检查等。

（二）目的

记录 24h 痰液的总量、性状等，以帮助诊断及治疗。

（三）禁忌证

有胸腹部手术或创伤、血胸、气胸患者慎做此检查。

（四）操作前准备

1. 用物准备：痰杯或一约 500ml 广口无色玻璃瓶。
2. 人员准备：整理衣帽，七步洗手法洗手，戴好口罩。
3. 环境准备：光线充足，温度适宜，空气流通。

（五）操作步骤

1. 携用物至患者床旁，核对患者信息及医嘱。
2. 告诉患者留 24h 痰液标本的目的及方法，以取得理解与配合。
3. 在器皿上粘好检验条码，写清楚采集痰液起止时间，交予患者，嘱患者早晨 7 点漱口后第一次咯痰开始采集，至次日早晨 7 点漱口后第一口痰为止，将 24h 留取的痰液全部送检。
4. 整理用物，洗手，再次核对患者信息及医嘱，签名，做记录。

（六）注意事项

1. 采集标本过程中避免混入漱口水、唾液、鼻咽分泌物等。
2. 咳嗽可引起伤口疼痛，需指导患者用手掌或软枕按压伤口旁减轻伤口张力，从而减轻疼痛。
3. 记录 24h 痰标本的量时，应减去所加入清水的量。

（王艳明、林黄果）

第三十节　咽拭子培养标本采集

一、目的

留取咽部、扁桃体分泌物以培养细菌或分离病毒，从而帮助诊治。

二、禁忌证

咽部或扁桃体手术未痊愈者避免留取标本，以防引起创口出血。

三、操作前准备

1. 器具准备：咽拭子管、无菌生理盐水、酒精灯、手电筒、压舌板、打火机。
2. 人员准备：整理衣帽，七步洗手法洗手，戴好口罩。
3. 环境准备：光线充足，温度适宜。

四、操作步骤

1. 携用物至患者床旁，核对患者信息及医嘱。
2. 告知患者咽拭子培养标本采集的目的及方法，以获得理解与配合。
3. 于无菌拭子试管上贴好标签，点燃酒精灯，然后让患者开口发“啊”音，轻快地擦抹双侧腭弓及咽扁桃体的分泌物，将试管口及棉签放于酒精灯外焰进行消毒后，封紧试管口，尽快送检。
4. 整理用物，洗手，再次核对患者信息及医嘱，签名，做记录。

五、注意事项

1. 做真菌培养标本时，须在口腔溃疡面上采取分泌物。
2. 注意咽拭子管口消毒，保持容器无菌。
3. 最好在使用抗菌药物治疗前留取标本。

（王艳明、林晓燕）

第三十一节　呕吐物标本采集

一、目的

检查呕吐物的量、色、质、气味和分析呕吐物成分以协助诊断及治疗。

二、操作前准备

1. 用物准备：弯盘或痰杯。
2. 人员准备：衣帽整洁，洗手，戴口罩、手套。
3. 环境准备：光线充足，温度适宜，空气流通。

三、操作步骤

1. 携用物至患者床旁，核对患者信息及医嘱。
2. 告知患者呕吐物标本采集的目的及方法，以取得理解与配合。
3. 将痰杯和弯盘交予患者，嘱患者将呕吐物留取到痰杯或弯盘中，中毒患者应留取洗胃前的胃内容物送检。
4. 整理用物，洗手，再次核对患者信息及医嘱，签名。

四、注意事项

1. 有咯血的患者留取呕吐物标本时注意区分血液的来源。
2. 消化道出血的患者留取呕吐物时避免刺激加重出血倾向。
3. 留取的标本及时送检。

（王艳明、罗思聪）

第三十二节　分泌物标本采集

一、目的

收集分泌物以检查致病菌，协助诊断。

二、操作前准备

1. 器具准备：无菌拭子管、无菌生理盐水、酒精灯、打火机等。
2. 人员准备：衣帽整洁，洗手，戴口罩、手套。
3. 环境准备：光线充足，温度适宜，空气流通。

三、操作步骤

1. 携用物至患者床旁，核对患者信息及医嘱。
2. 告知患者分泌物标本采集的目的及方法，以取得理解与配合。
3. 留取伤口分泌物，无菌盐水冲洗伤口表面后，以无菌棉签或无菌拭子擦抹伤口处或病灶深部分泌物，在酒精灯外焰中将试管口消毒后，迅速将拭子插入试管塞紧管口，及时送检。

4. 留取口咽部分泌物同“咽拭子标本培养采集”法。

5. 女性患者留取泌尿道分泌物：清洁尿道口后用无菌纱块擦拭尿道口，用无菌棉拭子伸入前尿道旋转一周留取标本。

6. 宫颈分泌物采集：擦去宫颈口分泌物后，以无菌棉拭子插进宫颈管内旋转 1 周并停留 15 秒左右取出，按照无菌原则放进标本收集管内。

7. 阴道分泌物采集：无菌棉签采集阴道口内 4cm 内侧壁或后穹窿处分泌物。

8. 男性泌尿道分泌物采集：清洁尿道口后用无菌纱块擦拭尿道口，将无菌棉拭子插进前尿道 2～3cm 旋转一周后取出放进标本收集管内。

9. 精液：5 天以上未排精的受检者清洁尿道口后采取体外射精的方法收集精液于试管内。

10. 前列腺液标本采集：清洁尿道口后，按摩前列腺收集前列腺液。

11. 眼结膜分泌物标本采集：用蘸有生理盐水的无菌拭子在结膜上滚动一周采集标本。

12. 耳道分泌物采集：外耳标本留取时用无菌拭子在耳道深部旋转一周后取出装好，内耳标本留取需先用生理盐水冲洗外耳道并取棉签擦拭干净病灶后更换拭子留取分泌物标本。

13. 鼻腔黏膜分泌物采集：无菌棉拭子插入一边鼻孔接触鼻黏膜旋转 1 周并停留数秒后取出。

14. 未破裂的脓肿分泌物采集：消毒皮肤后用无菌注射器采集脓肿内容物送检，同时需取部分脓肿壁一并送检。

15. 瘘管内脓肿采集：无菌拭子挤压瘘管后收集脓液。

16. 导管治疗感染的分泌物收集：拔出导管后按照无菌操作原则留取导管尖端分泌物到收集容器内送检，同时常规加做血培养。

17. 整理器具，洗手，复核患者信息及医嘱，签名，做记录。

四、注意事项

1. 做真菌培养标本时，须在口腔溃疡面上采取分泌物。

2. 采集眼结膜拭子时，需要同时采集两只眼结膜的拭子标本比对以排除原有菌群的干扰。

3. 大部分的开放性伤口分泌物留取前应先清理表面菌群，禁止伤口换药时从换下的旧敷料上蘸取标本或剪取部分敷料送检。

4. 脓性标本采集时尽可能采集正常组织与化脓组织交界处的脓汁以保证活菌数。

5. 干燥、结痂伤口通常不做分泌物培养。

（王艳明、孟晴晴）

第三十三节　胸腹腔引流液标本采集

一、目的

留取胸腹腔引流液的标本协助诊断及治疗。

二、操作前准备

1. 用物准备：碘伏、10ml 注射器、止血钳、无菌治疗巾。
2. 人员准备：衣帽整洁，洗手，戴口罩、手套。
3. 环境准备：光线充足，温度适宜，空气流通。

三、操作步骤

1. 携用物至患者床旁，核对患者信息及医嘱。
2. 告诉患者及其亲属胸腹腔引流液采集的目的及办法，以取得理解与配合。
3. 操作前检查引流管连接是否妥当，引流是否通畅，穿刺口有无红肿渗液，用止血钳夹闭引流管中段，夹闭 15～20min 后消毒夹闭处上端引流管，用无菌注射器在消毒部位抽取引流液，防止带入消毒剂，及时送检。
4. 整理用物，洗手，再次核对患者信息及医嘱，签名，做记录。

四、注意事项

1. 向患者解释留取标本的目的，取得患者的配合。
2. 采集标本应在使用抗生素之前。
3. 操作中密切留意患者生命体征情况，告诉患者操作中有憋气胸闷等不适及时告知。

（王艳明、夏晓莉）

第三十四节　床边监护仪的使用

一、概述

监护仪是 ICU、急诊科、麻醉科等使用最广泛、最普遍的一种医疗监护设备，是医院不可缺少的一种常用急救设备。

二、目的

对急危重症患者进行血压、心率、呼吸、血氧饱和度等生命体征的监测。

三、操作前准备

（一）评估患者并解释

1. 评价：了解患者的年龄、病情、意识、心理状况及其配合程度。
2. 解释：向患者及其亲属讲解床边监护仪使用的目的、方法、注意事项及配合要点。

（二）患者准备

1. 了解床边监护仪使用的目的、方法、配合要点和注意事项。
2. 体位舒适，情绪稳定。

（三）护士准备

衣帽整洁，修剪指甲，洗手，戴口罩。

（四）器具准备

心电监护仪（1 台），治疗盘（内放 5 个电极片），酒精，棉签，护理记录单。

（五）环境准备

室温适宜，光线充足，环境安静。

四、操作步骤（图 2.16）

1. 核对床号、姓名、性别、年龄、手腕带并解释。
2. 携物至床边，监护仪接上电源。
3. 开机，选导联，选监护模式。
4. 检查仪器工作是否正常，解释仪器前几个按钮的用途。
5. 夹血氧探头。
6. 用酒精棉签擦电极粘贴部位。
7. 接导联线，粘贴电极片，导联线上的定位为：RA——右锁骨中线下缘靠近右肩；LA——左锁骨中线下缘靠近左肩；RL——右季肋部；LL——左季肋部；V——胸壁上。
8. 连接血压袖带。
9. 调节报警参数：心率、血压、脉搏、呼吸、血氧饱和度，向患者及其家属讲明它们的正常值和报警范围。
10. 整理用物及床单位。

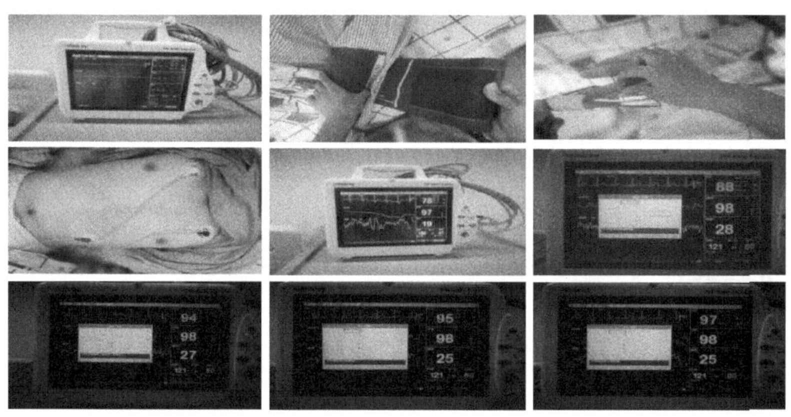

图 2.16　床边监护仪操作示范

五、注意事项

1. 监护仪使用完后要做好清洁消毒工作，定期检测确认仪器是否完好。

2. 对进行持续监测的患者，每隔 6～8h 血压袖带应放松一次，或更换监测部位防止因连续受压造成患者的皮肤损伤。

3. 床边使用监护仪时给患者及其亲属做好宣教，注意防水，防震，防尘。

4. 小儿测量时，注意更换儿童袖带和调节报警参数。

5. 血氧探头尽可能每 1～2h 更换一次部位；避免指（趾）端血液循环障碍等引起的青紫、红肿。

6. 电极片长时间使用易脱落以及降低准确性及监测质量，故须每 1～2d 更换 1 次，并观察皮肤的变化。

7. 监护中出现严重异常时，需请专业人员复查、诊断以提升机器准确率。

六、健康宣教

1. 向患者及家属介绍监护仪使用的重要性及其使用的方法，并指导其对血氧饱和度、血压、心率、呼吸进行动态观察。

2. 叮嘱患者及家属勿随意使用及调节监护仪，以防止影响生命体征监测和损坏仪器。

（王艳明、钟智鹏）

第三十五节　微量注射泵的使用

一、概述

微量泵是可以随时调节药物浓度、速度，通过设定的数值维持药物在体内有效血药浓度的新型电子泵力设备，在临床危急重症相关科室使用广泛。

二、目的

使临床药物的给药量准确，速度缓慢、恒定。

三、操作前准备

（一）评估患者并解释

1. 评估：患者的年龄、病情、意识、心理状态及对操作的合作理解程度。
2. 解释：向患者及其家属解释微量泵的应用目的、方法、注意事项及配合要点。

（二）患者准备

1. 必要时排空二便。
2. 采取体位舒适，情绪稳定。

（三）护士准备

衣帽整洁，修剪指甲，洗手，戴口罩。

（四）用物准备

微量注射泵、50ml 注射器 1 支、延长管 1 根、头皮针 1 根。

（五）环境准备

室温适宜，光线充足，环境安静。

四、操作步骤（图 2.17）

1. 核对患者床号、姓名、性别、年龄、手腕带并解释。
2. 带齐用物至床边，接通电源并打开开关，机器发出“嘟”声提示内部电路自检完成，微泵处于待机充电状态。
3. 把 50ml 注射器放进微泵注射器座中。注射器边沿需卡入注射器座中，拉推头至注射器推杆尾部，将注射器卡入推槽中，确认显示屏显示 50ml 字样。
4. 显示器显示【000.0】，按上下调节键设置注射器速度。
5. 按启动键（START）启动微泵开始输注。
6. 变更注射速度：先按停止键（STOP），再按上下键调节到新的注射速度，最后按启动键（START）。
7. 快速推入：先按 STOP 停止键，再按快进键不放。

8. 停止注射，关闭电源，撤出注射器，将微量泵放到指定位置。
9. 整理用物，洗手并记录。

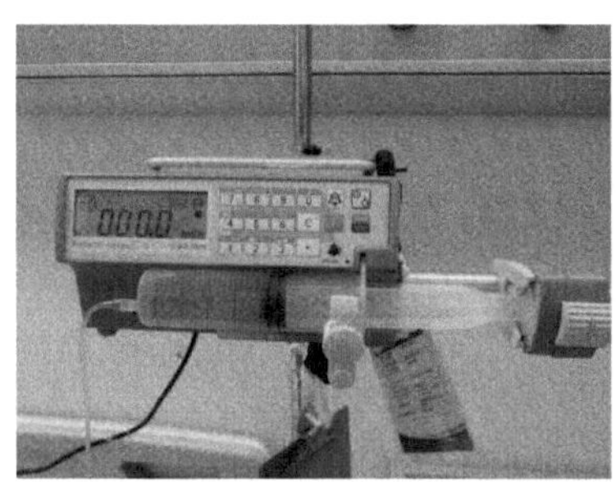

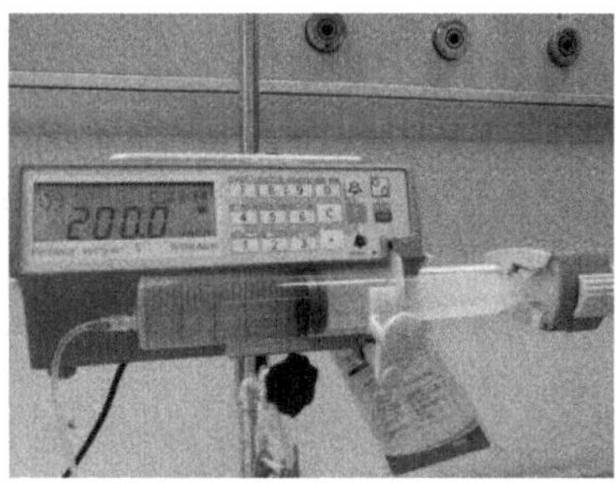

图 2.17　微量注射泵的使用

五、注意事项

1. 使用微量泵前，应双人核对微量泵显示的计量。
2. 固定注射器时注射器的推柄必须固定于注射泵推杆里，不然注射泵不能推注，并会启动声光报警。
3. 当低电压报警时，应及时将泵接上交流电源进行充电。
4. 连接时，确保注射器与泵管没有打折，以保持管道通畅。
5. 24 小时后更换一次性安全耗材。
6. 不要在存在爆炸危险的地方使用本设备，注意防水、防震、防尘。

六、健康宣教

1. 向患者及其家属介绍微量注射泵使用的重要性及其使用的方法。
2. 嘱咐患者及其家属不应擅自应用、调节注射泵。

（欧德华、赵子聪）

第三十六节　输液泵的使用

一、概述

输液泵指用来控制输液滴数或流速，确保药物可以速度均匀，药量精准而且安全地注入患者体内发挥功效的一种仪器，经常用于有精准控制输液量及药量需求的患者。

二、目的

严格控制输液的速度，监控输注药量。

三、操作前准备

（一）评估患者并解释

1. 评估：患者的年龄、病情、意识、心理状态及对操作的合作理解程度。
2. 解释：向患者及其亲属解释输液泵的使用目的、方法、注意事项及配合要点。

（二）患者准备

1. 必要时排空二便。
2. 采取舒适体位，保持情绪稳定。

（三）护士准备

衣帽整洁，修剪指甲，洗手，戴口罩。

（四）用物准备

输液泵、输液全套装置、药物、输注液体。

（五）环境准备

室温适宜，光线充足，环境安静。

四、操作步骤

1. 核查：带器具到患者床边，核查患者床号、姓名、性别、年龄。
2. 建立静脉通道，排尽输液管内的空气。
3. 连接输液泵电源，根据患者情况调节输液泵高度，妥善固定。
4. 将输液管安装在输液泵上，关好舱门（图 2.18）。

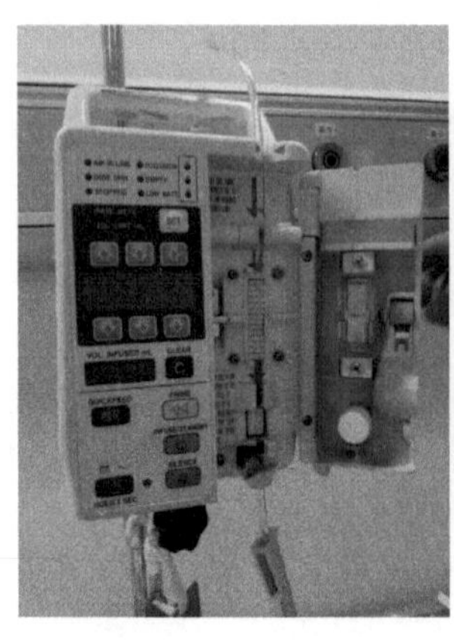

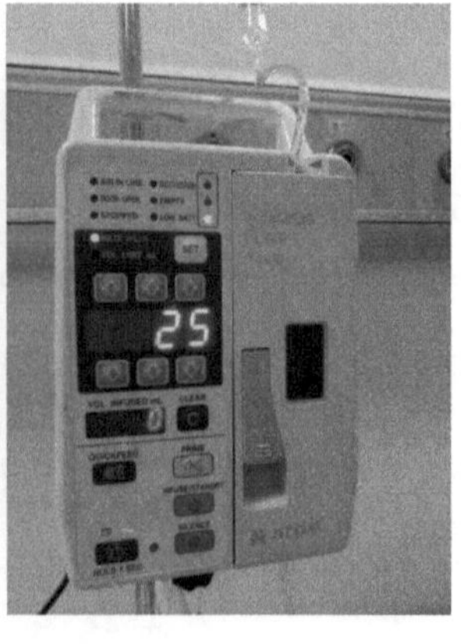

图 2.18　输液泵

5. 开启输液泵开关，按照医嘱调节输液速率、总量，确认运行正常。
6. 调节注射速率：先按停止键（STOP），再按上下键更改到新的注射速率，最后按启动键（START）。
7. 快速推入：先按 STOP 停止键，再按快进键不放。
8. 停止输液，关闭电源，撤出输液管，输液泵放到指定位置。
9. 整理用物，洗手并记录。

五、注意事项

1. 定人定时开机检查输液泵性能、流量、容量及堵塞压力测试。
2. 避免液体渗入泵内。
3. 专人管理，建立使用登记，定期检查，保养维修制度。
4. 定期用合适清洁液擦拭机身，保持仪器整洁。
5. 机器置在阴凉干燥处，避免阳光直射或紫外线照射及猛烈晃动。

六、健康宣教

1. 向患者和家属解释输液泵应用的重要性及应用时的注意要点。
2. 嘱咐患者及其家属不应擅自应用、调节输液泵。

（欧德华）

第三十七节　红外耳温计的使用

一、概述

红外耳温枪为非接触式的温度测量仪。引入先进技术的红外耳温枪融合了电子学、信息学、物理学等多门学科的多项技术以测量人体温度。

二、目的

1. 判断体温有无异常。
2. 动态监测体温的变化，分析热型及伴随症状。
3. 协助诊断，为预防、治疗、康复、护理提供依据。

三、操作前准备

（一）评估患者并解释

1. 评估：患者的年龄、病情、意识、治疗状况、心理状况及合作程度。
2. 解释：向患者及其亲属解释体温测量的目的、方法、注意事项及配合要点。

（二）患者准备

1. 体位舒适，情绪稳定。
2. 测量前，如有冷热敷、洗澡、运动、饮食、坐浴、灌肠等行为，需休息 30 分钟后再测量。

（三）护士准备

衣帽整洁，修剪指甲，洗手，戴口罩。

（四）用物准备

治疗盘内备：耳温计、探头帽、记录本、笔。

（五）环境准备

室温适宜，光线充足，环境安静。

四、操作步骤（图 2.19）

1. 核查：带所用器具至患者床边，核查患者床号、姓名、性别、年龄。
2. 取出耳温计，装上探头帽。
3. 等待耳温计发出“哔”声，然后将探头妥善插入耳道。
4. 按下并放开“启动”按钮，耳温计发出“哔”一声，按钮上方绿色指示灯闪亮。
5. 耳温计发出一长声“哔”声，绿色指示灯长时间显示，表示测量完成，显示测量结果。
6. 整理床单位，做好宣教。
7. 洗手脱口罩，记录体温测量值并告知患者。

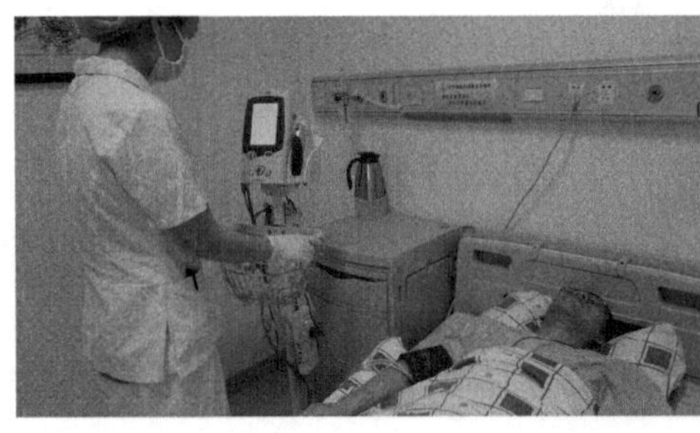
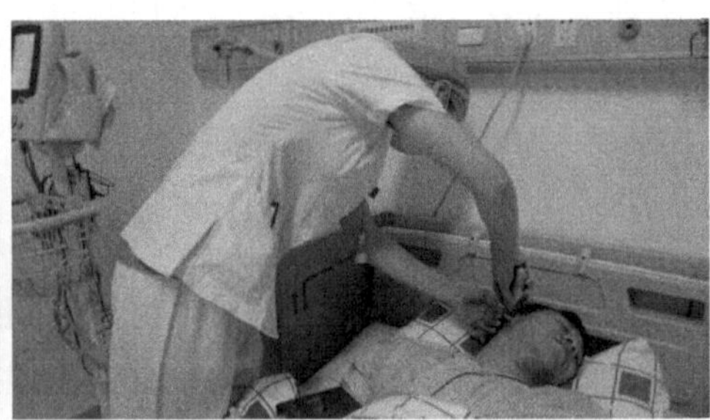

图 2.19　耳温计的使用

五、注意事项

1. 探头必须正确放置，否则无法获得精确温度读数（拉直耳道，对准另外一侧太阳穴）。
2. 防止各种因素对体温测量的影响，如运动、饮食、冷热敷、洗澡、坐浴、灌肠等。
3. 探头帽专人专用，避免重复利用引起交叉感染。
4. 耳温计用完后及时充电。
5. 定期清洁。

六、健康宣教

1. 向患者及其家属解释体温正常值及测量过程中的注意事项。

2. 教导患者正确使用耳温计，帮助患者建立在家中自行测量体温的条件，使患者可以及时掌握自己的体温动态变化。

（欧德华）

第三十八节　指尖血糖的测定

一、概述

血糖指血液中的糖浓度情况。葡萄糖是人体细胞活动的大部分能量的提供者，故为维持各器官及组织的需要，血糖需维持在一定水平。正常成人空腹血糖目标值为3.9～6.1mmol/L。当空腹血糖超过6.1mmol/L时称高血糖，3.9mmol/L以下称低血糖。血糖测定是糖尿病（DM）诊治随访的必要手段，可视为糖尿病患者的“生命体征”之一。

二、目的

1. 判断血糖有无异常。

2. 动态监测血糖的变化情况，避免血糖过高或过低。

3. 协助诊断，为预防、治疗、康复、护理提供依据。

三、操作前准备

（一）评估患者并解释

1. 评估：患者的年龄、病况、意识、治疗状况、心理状况及合作程度，同时需要评估测量的手指皮肤颜色、温度、污染及感染状况。

2. 解释：向患者及其家属解释指尖血糖测定的目的、方法、注意事项及配合要点。

（二）患者准备

1. 了解测定指尖血糖的目的、方法、注意事项等。

2. 体位舒适，情绪稳定。

3. 测量前，手指清洁干净，手臂下垂10秒左右。

4. 确定是否空腹或餐后2小时。

（三）护士准备

衣帽整洁，修剪指甲，洗手，戴口罩。

（四）用物准备

血糖监测仪、采血针头、血糖试纸、消毒治疗盘（放置有 75% 乙醇，棉签）、笔及记录单。

（五）环境准备

室温适宜、光线充足、环境安静。

四、操作步骤（图 2.20）

1. 核查：带所用器具至患者床边，核查患者床号、姓名、性别、年龄。
2. 以酒精消毒，并待其彻底干燥，勿用含碘消毒剂以免影响测量结果。
3. 安装试纸。
4. 把采血笔针头压在手指双侧任一位置，手指自然下垂，指尖处形成一滴血，勿用力挤压。
5. 丢弃第一滴血，把第二滴血血液放在试纸上特定区域，在“滴”一声后再移开。
6. 完成后用干棉签按压采血部位，至不出血为止。
7. 待屏幕上闪烁消失后，显示血糖测量结果。
8. 整理床单位，做好宣教。
9. 洗手，脱口罩，记录血糖测量值并告知患者。

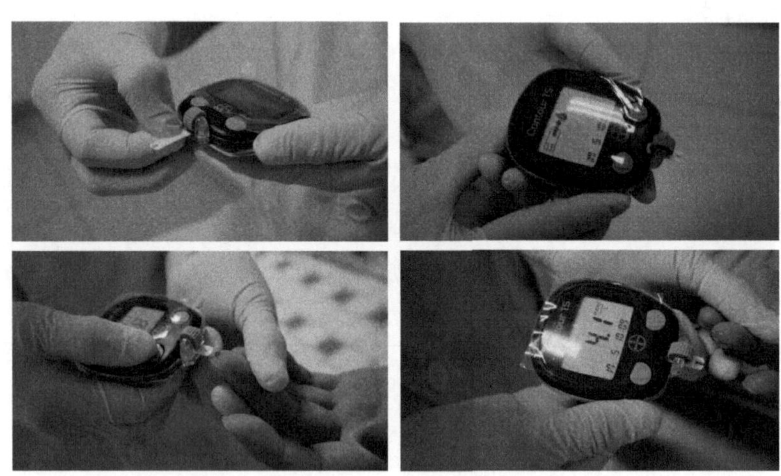

图 2.20　血糖仪的使用

五、注意事项

1. 尽量不选择指腹部位为针刺部位。

2. 不可强力挤压皮肤。
3. 严格无菌技术操作。
4. 试纸放于试纸筒内保存，不可放于阴凉潮湿的地方。
5. 采血时切忌挤压针尖处，以防组织液挤出影响血糖结果。
6. 消毒皮肤用 75% 乙醇，忌用含碘消毒剂。

六、健康宣教

1. 向患者及其家属解释血糖的正常值及测量过程中的注意事项。
2. 指导患者正确使用血糖仪，帮助患者建立在家自行测量血糖的条件，使患者可以及时了解血糖的动态变化。

（欧德华）

第三十九节　胰岛素笔、胰岛素泵注射法

一、胰岛素笔注射法

（一）概述

胰岛素的注射工具包括 1ml 注射器，BD 专用胰岛素注射器，胰岛素注射笔。胰岛素注射笔是最适合患者自我注射的工具。

（二）目的

注射胰岛素，控制患者血糖。

（三）操作前准备

1　评估患者并解释

1. 评估：患者的年龄、病况、意识、治疗状况，心理状况及合作程度；评估注射部位皮肤状况。
2. 解释：向患者及其家属说明胰岛素笔注射的目的、方法、注意事项及配合要点。

2　患者准备

1. 了解胰岛素笔注射的目的、注意事项及操作要点。
2. 体位舒适，情绪稳定。

3 护士准备

衣帽整洁，修剪指甲，洗手，戴口罩。

4 用物准备

治疗盘、安尔碘、棉签、胰岛素笔、胰岛素笔芯、治疗单。

5 环境准备

室温适宜，光线充足，环境安静。

（四）操作步骤

1. 检查药物剂型、质量、有效期等基本信息。
2. 根据说明书要求使笔处于待装药状态（安装或更换胰岛素笔芯方法正确）。
3. 携用物至患者床，核对患者床号、姓名、性别、年龄等。
4. 拔下笔帽，消毒笔芯待干，安装一次性针头，摇匀胰岛素（使用短效胰岛素可省略）。
5. 调节剂量选择环至所需刻度单位。
6. 消毒皮肤待干，再次核对剂量、种类。
7. 直握胰岛素笔垂直（呈 90°）进针注射。
8. 停留 10 秒，棉签按压拔针并观察。
9. 整理床单位，做好宣教。

（五）注意事项

1. 严格执行无菌操作原则。
2. 注射前做好双人核对，胰岛素剂型和剂量必须准确无误。
3. 注射完毕停留 10 秒拔针。
4. 每次注射前排尽空气（预混胰岛素应先摇匀再排尽）。
5. 注射后应检查剂量显示窗，确认读数已回 0。
6. 注射悬浮性胰岛素制剂时，若能在笔芯的显示窗看到笔芯橡皮活塞，需尽早替换笔芯。

（六）健康宣教

1. 向患者及其亲属说明胰岛素笔注射的目的、方法及注射过程当中的注意事项。
2. 嘱患者注射后，若出现不舒服立刻告知护士，以尽早处理。

二、胰岛素泵注射法

（一）概述

胰岛素泵是借助仪器设备定量控制胰岛素的泵入，采用皮下胰岛素输注的方式来模拟人体胰岛素的生理性分泌。胰岛素泵不仅能有效降低血糖，还可精准地调控夜间基础输注量，从而减少了夜晚低血糖事件的发生。

（二）目的

注射胰岛素，控制患者血糖。

（三）操作前准备

1　评估患者并解释

1. 评估：患者的年龄、病况、意识、治疗状况，心理状况及合作程度，评估注射部位皮肤情况。

2. 解释：与患者及其家属说明胰岛素泵注射的目的、方法、注意事项及配合要点。

2　患者准备

1. 了解胰岛素泵注射法的目的、注意事项及配合方法。

2. 体位舒适，情绪稳定。

3　护士准备

衣帽整洁，修剪指甲，洗手，戴口罩。

4　用物准备

75% 乙醇、棉签、胰岛素泵、胰岛素储存器、连接管和针头 1 套、敷贴 1 张、治疗单。

5　环境准备

室温适宜，光线充足，环境安静。

（四）操作步骤

1. 安装：将胰岛素抽吸到储药器中，与导管连接。

2. 将储药器置于胰岛素泵内，把导管内气体排空，按医嘱设定基础量。

3. 携用物至患者床，核对患者床号、姓名、性别、年龄。

4. 取舒适体位，挑选部位，讲解，再次核查胰岛素剂量、种类。

5. 胰岛素泵安装：注意先消毒皮肤，然后捏起注射部位，针头与皮肤呈 45° 或 90° 进针，固定导管针头。

6. 将泵放于患者安全方便位置，标识穿刺日期。
7. 整理床单位，做好宣教。
8. 洗手脱口罩，记录。

（五）注意事项

1. 胰岛素基础量设定无误，针头及连接管连接牢固。
2. 严密观察患者用药后的反应，遵医嘱定时监测血糖。
3. 识别报警，注意报警、高血糖和低血糖等特殊情况的处理。
4. 定期检查胰岛素泵运工作情况，防止输注装置阻塞或泄漏、设定程序错误等情形。
5. 保持皮肤清洁，防止感染、损坏。

（六）健康宣教

1. 与患者及其家属说明胰岛素泵注射的目的、方法及注射过程中的注意事项。
2. 嘱患者注射后，如有不适反应立即通知护士，以便及时处理。

（欧德华）

第四十节　外周中心静脉导管（PICC）的维护和换药

一、概念

经外周插管的中心静脉导管（peripherally inserted central venous catheter，PICC）指经外周静脉穿刺留置的中心静脉导管。

二、留置 PICC 的优点和适应证、禁忌证

（一）优点

可防止反复静脉穿刺的痛苦，减小刺激性药物对血管的破坏，保护外周静脉，导管使用寿命长，可由护士操作，留置导管期间不影响患者日常活动。

（二）适应证

高渗药液，长期静脉输液，保护静脉，外周静脉限制，23～30 周的早产儿。

（三）禁忌证

确诊或怀疑菌血症，败血症，相关性感染，确诊或怀疑患者对器具材料过敏，在特定

插管位置有放射治疗史，血栓形成史，严重出血性疾病（活动期）等。

三、PICC 维护操作规程

（一）解释

到床旁说明维护目的，查看病房环境，询问患者需要。

（二）护士准备

洗手，戴口罩。

（三）准备用物

治疗包内备治疗碗、弯盘、止血钳、镊子各 1 个。治疗盘上准备 75% 乙醇、2% 安尔碘Ⅱ型 1 瓶、卷尺、3M 加压胶布、生理盐水 100ml、肝素盐水 100ml（浓度为 10U/ml）、乳胶手套 1 双、抹手液。同时还需准备无菌持物钳、外科棉签、无菌纱块 5 块、无菌治疗巾 1 条、无菌手套 1 双、肝素帽、HP 透明敷料、10ml 注射器及 20ml 注射器各 1 个。

（四）操作

1. 核对床位、姓名。
2. 测量臂围并记录（穿刺点上方 10cm 处）。
3. 戴乳胶手套，按住导管尾端接头，自下向上拆除原有贴膜。
4. 察看穿刺点是否有红、肿、渗出物，脱乳胶手套，抹手。
5. 于治疗车或床头柜上铺开无菌治疗包，并放置注射器、无菌棉签、无菌治疗巾、肝素帽、纱块、透明敷料在无菌包布巾上面，消毒生理盐水瓶口，右手戴无菌手套，左手拿盐水瓶，右手拿注射器抽取盐水待用，无菌法倒消毒液，左手戴手套。
6. 拿无菌巾铺在患者臂下，把小药杯、弯盘、镊子放到无菌区，查看导管在穿刺点的刻度。
7. 助手拿第一块无菌纱布包住导管外露接头部分，注意动作轻柔提起导管。主力手拿酒精棉签离穿刺点 0.5cm 以外上下各 15cm，左右至臂缘的范围进行 3 遍酒精消毒，操作可按顺时针、逆时针交替进行（以将顺序错开为原则）。
8. 用安尔碘消毒皮肤 3 遍。
9. 用第二块纱布叠按于穿刺点，第三块泡安尔碘后纱布涂擦导管外露部分及接头 3 遍，其正、背两面都要认真消毒。
10. 扔掉原肝素帽，以四块纱布泡酒精消毒接头螺纹部分 1 遍（约 15 秒）。
11. 把接头放置在第五块纱布上。

（五）冲洗导管、换肝素帽

预冲新肝素帽再连接导管，用头皮针连接肝素帽，用脉冲方法（生理盐水 20ml，肝素盐水 5～10ml）冲洗导管并正压封管。

（六）固定

1. 换药部位彻底待干后，于导管出皮肤处逆血管方向摆成“S”、“C”或“L”型。

2. 与穿刺点距离 1cm 处放置白色固定翼，用一条无菌胶布把白色固定翼固定。

3. 再用另外一条无菌胶布使导管尾端灰色翼形部分固定，非张力式贴膜，导管蓝色部分应全部置于贴膜下。

4. 脱下手套，用 3M 加压胶布将连接器及肝素帽“U”型固定，最终在纸胶布上注明维护日期、维护人姓名，导管在穿刺点刻度，贴于 HP 敷料外侧。

（七）其他

做好维护记录，向患者交代注意事项。

四、维护注意事项

1. 换药时固定好管道，防止管道脱出。
2. 消毒时自然待干，避免吹、扇的动作。
3. 禁止使用小于 10ml 注射器给药、冲封管。
4. 禁止高压注射泵推注造影剂。
5. 禁止将导管体外部分人为地移入体内。

（欧德华）

第四十一节　静脉高危药物外渗的处理

一、概念

药物外渗是指在进行静脉输液时，有腐蚀性的药物流入静脉管腔以外的周围组织，引起周围组织肿胀、疼痛甚至其他更严重的后果。

二、外渗药物分类

（一）化疗药物

化疗药物包括无血管刺激性药物、有血管刺激性药物和腐蚀性（发疱性）药物。

1. 无血管刺激性药物：甲氨蝶呤、博来霉素等。
2. 有血管刺激性药物：紫杉醇、环磷酰胺、奥沙利铂等。
3. 腐蚀性（发疱性）药物：蒽环类（柔红霉素、表阿霉素等）以及植物碱类（长春新碱等）。

（二）非化疗药物

1. 钙剂：10% 葡萄糖酸钙、氯化钙。
2. 高渗性药物：浓电解质、50% 葡萄糖、20% 甘露醇等。
3. 静脉高营养：脂肪乳、氨基酸等。
4. 血管活性药物：多巴胺、去甲肾上腺素等。
5. 抗生素：强力霉素、万古霉素等。
6. 强碱类药物：苯妥英钠、硫苯妥钠等。
7. 放射增强造影剂：碘海醇、碘帕醇等。
8. 麻醉药及辅助用药。

三、药物外渗的处理

（一）紧急处理

药物外渗时应立即停止输液，同时用 2～5ml 的注射器回抽局部外渗的残液，带负压拔除穿刺针头。

（二）局部解毒和封闭

1　常规药物

1. 生理盐水 5ml 加地塞米松 5mg 加利多卡因 5ml 局部封闭。
2. 利多卡因 0.1g 加氟美松 5mg 局部封闭。
3. 1%～2% 普鲁卡因 2m1 加氟美松 5mg 加生理盐水 2～4 ml 局部封闭。

2　常用方法

结合药物特性热敷或环形封闭加冰敷或扇形封闭。

（三）局部外敷

通常情况下当化疗药物外渗时，需局部间断予冷敷 24 小时，每次以 4～6℃冷敷 15～30min 以使药物的扩散、吸收减少、药物灭活，达到缓解肿胀、疼痛的作用；植物碱类抗癌药外渗应热敷，以促进药物吸收和分散，减轻对局部皮肤的损伤。

常用的外敷方法包括：①水胶体敷料贴敷；② 50% 硫酸镁湿敷；③四黄水蜜冷热敷；④喜辽妥外搽；⑤红归酊湿敷；⑥如意金黄散外搽；⑦土豆片外敷；⑧红花酒精湿敷。

（四）水疱的处理

1. 化疗药物外渗引起的多发性小水疱应保持水疱的完整性，水疱处防止摩擦、热敷、污染；视情况局部抬高患肢，并予无菌生理盐水外洗后碘伏消毒，再覆予透明敷料，促进水疱吸收。

2. 直径大于 1cm 以上的大水疱需要先予消毒，再用无菌针头刺破水疱后用无菌纱块包扎，促进渗液吸收，最后用水凝胶片状敷料贴稳。

（五）溃疡形成的处理

避免患肢静脉输液，用生理盐水清洗伤口后消毒再覆盖合适的敷料后抬高患肢，必要时行清创术。

（欧德华）

第四十二节　隔 离 技 术

一、概念

隔离是指将传染病患者或带菌患者以及易感者安置于指定的地方，以避免接触周围人群的措施，对传染源进行隔离是防止传染性疾病向外传播，对易感者进行的隔离则属于保护性隔离。

二、隔离区域的设置

隔离区域一般远离水源、食堂及其他公共场所，且与普通病区分开。在传染病病区应设置多个出入口，患者、工作人员、探视人员通道分道出入，于各地放置快速手消毒凝胶和消毒液浸湿的擦脚垫在门口。隔离病室门外、病床床尾悬挂隔离标志，门外设挂衣架（挂隔离衣）。

三、隔离消毒原则

（一）一般消毒隔离

1. 护士进入隔离区域前须先备齐所需物品，个人防护上要戴口罩，帽子，穿隔离衣。

2. 病室及物品消毒：①用紫外线灯照射或用消毒液喷雾进行病室空气消毒；②每天用含氯消毒液擦拭床及床旁设备、用具；③医疗器械及医疗用品按规定消毒；④将需送出病室处理的物品装进双层黄色胶袋，袋外显示明显标志。

3. 患者的呕吐物、分泌物、排泄物及各种引流液按规定消毒。

4. 医务人员每接触一位患者或污染物品后必须消毒双手。

5. 向患者及探视者做宣教及解释工作。

6. 经医生开出医嘱方可解除隔离。

（二）终末消毒处理

将出院、转科或死亡患者所住病房、用物、医疗器械进行彻底消毒即为终末消毒处理。

1　患者的终末处理

1. 患者出院、转科前应彻底清洁皮肤、换洁净衣物、消毒个人用物。

2. 死亡患者用消毒液擦拭尸体，并将人体孔窍用消毒液棉球填塞，对伤口敷料视情况予更换后再用尸单包裹尸体，送传染科太平间。

2　单位的终末处理

患者用过的物品需分类消毒处理。病房先关闭门窗后打开床旁桌、摊开棉被、竖起床垫进行熏蒸消毒，消毒结束后房间要通风换气并用消毒液擦拭家具，被服类放入双层黄色胶袋，袋外应有明显标志，消毒处理后再清洗。

四、隔离种类及措施

（一）严密隔离

为预防高度传染性以及致命性强毒力病原体感染而设的隔离，适用于霍乱、炭疽、鼠疫等烈性传染病，以及严重急性呼吸综合征。隔离措施有：

1. 设置专用隔离室，室内用具力求简单，感染同一病原菌的患者可同居一室，随手关闭通向过道的门窗，患者不可离开该室。

2. 凡进室内者要穿隔离衣，戴口罩、帽子、手套。

3. 接触患者、污染敷料后或护理另一个患者前应消毒手。

4. 污染敷料应在隔离室内立即装入黄色胶袋，全部操作完后，再装入隔离室外的另一黄色胶袋中，做好标记后焚烧处理，患者呕吐物、排泄物应消毒后倒入厕所。

5. 室内每日空气消毒一次。

6. 探视者进入隔离室时，应获得护士许可，采取相应隔离措施。

（二）接触隔离

为预防高度传染性并经接触途径传播的感染而设计的隔离，为接触隔离。适用于破伤风、狂犬病、气性坏疽等。隔离措施为：

1. 设置隔离室，感染同一病原菌者可同室床旁隔离，避免互相接触。

2. 接近患者时戴口罩、帽子、手套，穿隔离衣；接触可疑污染的物品或患者后，以及护理另一患者前应进行手消毒。

3. 污染敷料用双层黄色胶袋装好，做好标记，送焚烧处理，布类及器械需消毒后再清洗。

（三）呼吸道隔离

为防止传染病经飞沫短距离传播而设的隔离，为呼吸道隔离。属这类隔离的疾病有：肺结核、禽流感、流脑、百日咳等，隔离措施包括：

1. 感染同一病原体者可同室，随时关闭通向过道的门窗，患者须戴口罩方可离开病室。
2. 工作人员进入病室需戴口罩、帽子。
3. 患者的口、鼻分泌物需经消毒处理后才丢弃。

（四）肠道隔离

阻断粪－口传播途径，防止传染病经间接或直接接触感染性粪便传播而设计的隔离，为肠道隔离。如细菌性痢疾、伤寒、病毒性胃肠炎等。隔离措施为：

1. 感染同一病原菌者同居一室，或床旁隔离。
2. 室内应保持无蝇、无蟑螂、无鼠。
3. 接触不同病种患者需分别穿隔离衣；接触污物时戴手套。
4. 患者使用过的食具，便器需经消毒处理，呕吐物、排泄物及吃剩的食品应消毒后方可倒掉。
5. 被粪便污染的物品要随时装袋，标记后送焚烧或消毒处理。

（五）血液、体液隔离

为防止传染病经直接或间接接触传染性血液和体液传播而设计的隔离。通常适于病毒性肝炎、梅毒、艾滋病等。隔离措施为：

1. 同种病原体感染者可同室隔离。
2. 在血液、体液可能污染工作服的环境下穿戴隔离衣；接触血液、体液时戴手套。
3. 用双层黄色胶袋将血液、体液污染的敷料装好，做好标记，送消毒或焚烧。
4. 将患者用过的针头置于防水、防刺破且有标记的利器盒里。
5. 被患者血液污染处要立即用消毒液清洗。

（六）昆虫隔离

为防止传染病以昆虫（蚊、虱、螨等）为媒介传播而设计的隔离。隔离措施为：

1. 由蚊传染的登革热、疟疾及流行性乙型脑炎，此类患者入院后，应有严密的防蚊设施，如蚊帐、纱窗等，并定期进行有效的灭蚊措施。
2. 由虱类传播的回归热及斑疹伤寒，患者入院时应彻底清洗、更衣、灭虱，衣物需灭虱后交亲属带回。
3. 流行性出血热是寄生在野鼠身上的螨虫作为中间宿主叮人后传播，患者入院处理与前文同，病房严密防鼠。

（七）保护性隔离

为防止易感者因外界环境中微生物的感染而设的隔离，适用于抵抗力低下者。隔离措施为：

1. 设专用隔离室，患者住单间病室隔离。
2. 穿戴灭菌消毒后的用具如手套、帽子、口罩、隔离衣、拖鞋后方可进入室内。
3. 接触患者前后及护理下一个患者前要消毒手。
4. 呼吸道感染疾病或咽部带菌者，包括工作者，应避免接触患者。
5. 探视者应采取相应措施。
6. 未经消毒处理的物件不可进入隔离区。
7. 病室每日用紫外线消毒并通风换气。

五、隔离技术操作

（一）口罩的使用

口罩可用不同材料缝制，如纱布口罩（用 8～12 层纱布）及一次性使用口罩。

1　目的

1. 保护工作人员及患者，避免互相传染。
2. 防止无菌物品及清洁食物等被飞沫污染。

2　实施

1. 洗手后戴口罩，要罩住口、鼻，系带方法可视情况而定，戴上口罩后，不可用污染的手接触口罩。

2. 口罩使用后，立即摘下，勿挂胸前。先洗手，取下后双手握住口罩两侧带子，然后内折叠污染面，放入胸前小口袋或小塑料袋内，手不可接触污染面。

3　注意事项

1. 纱布口罩应 4～8h 更换一次，每次接触严密隔离的传染病患者后应立即更换。
2. 使用一次性口罩不超过 4 小时，用毕丢入污物桶。

（二）手消毒

1　目的

1. 避免感染和交叉感染。
2. 避免污染无菌用品及清洁物品。

2　实施

1. 刷手法：此法适用于接触感染源后的双手消毒。

（1）用物：洗手液、手刷（手刷每天煮沸或高压蒸汽消毒）、纸巾或小毛巾。

（2）步骤：①用刷子蘸洗手液刷手，按前臂、腕部、手背、手掌、手指、指缝、指甲依次刷洗至范围超过被污染部位。每只手刷 30 秒，用流动水冲干净。再重复刷洗一次（共刷 2 分钟）；②刷洗毕用小毛巾或纸巾擦干。

（3）注意事项：刷洗时，身体避免靠水池，防止污染水池或污水溅至身上；洗手时，腕部应低于肘部，让污水从前臂流向指尖，避免弄湿工作服，勿让水流入衣袖内。

2. 卫生洗手法：适用于各种操作前后的清洁双手。取洗手液，环形动作用力搓揉至生泡沫，按七步洗手法洗手，其中搓揉时间至少 10～15s，最后用流动水冲净，冲洗时污水应从前臂流向指尖，洗毕用纸巾或小毛巾擦干。

（三）穿脱隔离衣

1　目的

避免交叉感染，保护医护人员。

2　实施

1. 穿隔离衣步骤：

（1）备齐操作用物。戴好帽子、口罩，取下手表，卷袖过肘。

（2）手持隔离衣的衣领，清洁面（衣领及隔离衣内面为清洁面）向自己，向外折齐衣领两端，使肩袖内口露出。

（3）右手持衣领的同时，左手伸进袖内，右手向上拉衣领，露出左手。然后左手持衣领，右手伸进袖内，举手抖上袖，注意衣袖不要接触到脸部。

（4）双手持领，由领子中间顺着边缘到领后将领扣扣好，然后扣袖扣及肩扣。

（5）解开腰带处活结，将隔离衣一边向前拉，见到边缘后捏住，同法捏住另一侧（注意手不接触内面），双手在背后对齐边缘，向一侧折叠，一手压住折叠处，另一手拉腰带至背后，再按住折叠处，在背后交叉腰带，在前面打一活结，注意折叠处勿松散。

（6）扣上隔离衣后缘下部的扣子。

2. 脱隔离衣步骤：

（1）解松后缘下部的扣子，解开腰带，在前面打一活结。

（2）解开袖、肩扣，将部分衣袖塞进肘部袖内（手勿碰及袖内），双手消毒。

（3）解开领扣，一手伸进一侧衣袖内，下拉衣袖遮住手，用遮住的手握住另一衣袖的外侧面拉袖子，双手轮流渐退出袖管。用右手握住两肩缝退出左手，左手握住衣领外面，撤右手。

（4）双手持领，两边对齐隔离衣，悬挂衣钩上（污染区，清洁面向内，在半污染区，清洁面向外），不再穿的隔离衣，脱下后清洁面向外，卷好装入污物袋中。

3. 注意事项：①隔离衣长短须合适，不能有破洞，应全遮盖工作服。②保持衣领清洁，系领时污染的袖口勿接触面部、衣领及帽子。③穿隔离衣后不得进入清洁区。④隔离衣应每日更换，若有被污染或潮湿则立即更换。

（四）避污纸的使用

1. 目的：避污纸是清洁纸片。使用避污纸垫着拿取物品时可以省去消毒步骤，同时保持物品及双手不被污染，污染的手取清洁物品或用清洁的手拿取污染物品也可以使用避污纸。

2. 取避污纸法：为保持清洁，从页面抓取，避免掀页撕取，用完避污纸放置在污物桶内，定时焚烧。

（赖伟兰）

第四十三节　尸 体 护 理

一、概念

对死亡患者的最后护理程序是尸体护理。做好尸体护理，既是对死者人格的尊重，也是对家属心灵的慰藉，体现了护理人文关怀。

二、目的

1. 尸体整洁，位置良好，易于鉴别。
2. 家属节哀，对尸体护理表示满意。
3. 尸体无渗出液，防止疾病的传播。

三、实施

与家属坦诚交流，阐释医疗与护理的尽心尽力，劝慰节哀，用诚挚的情感和严肃认真的态度对尸体进行护理，尊重死者遗愿，满足家属合理要求，如宗教仪式以及特殊的风俗习惯等。

（一）用物

治疗盘内备适量不脱脂棉花、剪刀、血管钳、绷带；治疗盘外备干净衣裤、尸单、尸体识别卡两张；有伤口者需备换药敷料，按需备擦洗用具，必要时备手套及隔离衣。

（二）步骤

1. 写尸体识别卡，备齐用物携至床边，用屏风遮挡。
2. 安慰家属，请家属暂离病房；对于无家属在场者应尽快通知死者亲属来院探视遗体。
3. 摇平床铺，仰卧尸体，头下垫枕，双臂置身体两侧，用大单遮盖尸体。
4. 有伤口者更换敷料，如有引流管应拔出后用蝶形胶布封闭，再用棉垫盖好包扎。

5. 清洁脸部皮肤并协助死者闭合眼睑、口腔。

6. 将衣裤脱掉，依次清洁上肢、胸部、腹部、背部、臀部及下肢，用松节油擦净有胶布痕迹处。必要时用棉球填塞死者各孔窍，以免液体外溢。

7. 给死者穿衣裤，并在手腕部放置尸体识别卡，撤大单。尸体保持清洁、安详和平静，取走一切不必要的物品，保持房内整洁。如死者亲属希望一视遗体，应满足其要求。但劝说不要大声痛哭，以免影响其他患者休息。

8. 放尸单于死者一侧床上，把尸体移于尸单上。保证尸单下端遮盖脚，再将两边整齐包好。最后将上端遮盖头部。于颈、腰、踝处绑紧固定，系第二张尸体识别卡在腹部的尸单上。

9. 电话通知抬尸组，交接给抬尸组，由抬尸组将尸体送太平间。

10. 若死者为传染病患者，应按传染病患者终末处理。填写死亡通知单，用红笔在当日体温单填写死亡时间。停止医嘱，按出院手续办理结账。

11. 清点遗物交给家属。家属不在场时，应由两人一同清点，备好出贵重物品清单，交由护士长保存。

（三）注意事项

1. 仔细填写尸体识别卡，以免搞错。

2. 如死者生前自愿捐献遗体，或因某种情况需做尸体解剖者，必须在家属签字后进行。

3. 婴幼儿的尸体料理基本相同，请家属签好委托埋葬书后处理。

（四）做好家属的工作

大部分家属在患者临终时都很悲痛，能体贴关心患者，使患者精神上得到安慰而平静地死去，但根据临终期患者的各种情况，家属也有不同的思想，应尽可能做好家属工作。

1. 对意外事故而突然死亡者，家属由于毫无思想准备，感情上不能接受，常表现为悲痛欲绝，甚至发病或昏厥，医护人员除安慰外，必要时可给予药物治疗，并劝阻家属不要在病室内大声啼哭，以免影响其他患者的休息和情绪。

2. 慢性病者，其家属由于病程较长，常易产生厌烦情绪，或有少数家属关心遗产的分配而对患者临终时也表现得不太关心，为了使患者能平静地离开，应劝导家属陪伴患者，给予关心与安慰，不要让患者在孤独和伤感中离世。

3. 对婴儿及儿童的死亡，要特别关心家属。如确实已无挽救的希望，则应尽早让家属有思想准备，对死产、死胎婴儿，要根据母亲的健康情况，与医生取得一致意见后再告知实情。

（赖伟兰）

第三章
急诊护理操作

第一节　中心静脉置管换药与维护

一、概念

中心静脉导管（CVC）是指留置于大静脉中，其末端在大中心静脉内的静脉导管，是血管内置管的其中一种。CVC 在危重疾病治疗中占有越来越重要的地位，临床上常用于测中心静脉压，或者进行快速、大量的静脉输血、输液等，是抢救及治疗的重要静脉通道。

二、CVC 导管的维护

（一）导管留置适应证与禁忌证

1　适应证

1. 监测中心静脉压。
2. 外周静脉无法使用，但需要长期静脉给药治疗者。
3. 需经深静脉行肠外营养支持治疗者。
4. 抗肿瘤药物治疗者，深静脉置管能预防化学性静脉炎和药物外渗。
5. 急性循环衰竭、严重休克、创伤等急危重症的抢救。
6. 进行血液透析治疗的通道，如洗肾或血浆置换等。

2　禁忌证

1. 穿刺部位有感染或损伤者。
2. 肘部静脉血管条件差者。
3. 乳腺癌术后患侧臂静脉。

（二）更换敷料

1 目的

预防感染。

2 更换原则

1. 严格按照无菌操作执行：透明敷贴膜应在CVC置入后的24小时内更换，此后每3天更换一次。当敷料被污染、转潮或有卷边、脱落时，应及时进行更换。

2. 所有透明敷贴上，须准确记录敷料更换的日期、时间。

3 用物准备

换药包（一次性无菌手套、一次性治疗巾、无菌生理盐水、头皮针、注射器、碘伏、酒精、无菌透明敷料、肝素帽、棉球等）。

4 操作前评估

首先做好三查七对。其次评估操作环境、导管外露长度、透明贴膜干洁情况及上次更换时间。检查穿刺部位皮肤的状况、肢体末端血运情况，同时询问患者有无不适。

5 操作步骤

洗手及戴口罩→核对患者信息→打开并摆放敷料包→戴一次性清洁手套→去除旧敷料（注意撕去旧透明敷贴膜时，应从下往上撕）→脱掉一次性清洁手套，更换无菌手套→消毒皮肤（范围：在距穿刺口0.5cm处用消毒棉球向周围消毒，直径＞10cm。方向：顺时针—逆时针—顺时针。顺序：先用酒精棉球清洁穿刺点周围皮肤，接着用碘伏棉球以穿刺口为中心从内向外依次消毒3回。待自然风干→更换新的敷料→标明更换日期→去掉原肝素帽→消毒接头→更换肝素帽）。

6 操作后评估

再次核对，询问患者有无不适情况。

（三）导管的护理

1. 病情观察：注意观察导管情况，维持导管通畅。观察穿刺口局部皮肤有无红、肿、热、痛等不适。

2. 固定：保持导管固定在位，并且严防导管脱落、空气栓塞或者折断等，定时观察患者生命体征及有无其他不适。

3. 冲洗导管和封管：每次输液前应用生理盐水冲管；补液结束后用肝素盐水5～10ml正压封管。

4. 防止空气栓塞：穿刺过程中要密切观察患者的情况并及时询问患者的感受，注意有无呼吸困难、发绀等不适。输液时护士应定时巡视患者输液情况，及时发现输液管接头处衔接有无松动并及时处理异常。如果发生空气栓塞，应立即将患者置于头低足高位和左侧卧位。

5. 导管阻塞的预防：导管末端应接上肝素帽，输液时将针插入帽内，输完液用 5ml 肝素盐水缓慢冲管。输液前需注意先进行回抽以确定 CVC 处于通畅状态，若回抽不见回血，应检查有无脱管或者管道堵塞。如发生血栓性堵管，可取少许尿激酶溶液或肝素盐水冲洗导管，注意力度勿太大，然后往外吸取血栓，切记勿强行往内推注，否则易导致血管栓塞。如不能抽出血栓，可将溶栓液注入导管，关闭导管至少半小时，浸泡血栓于溶栓液内，再抽吸。进行液体泵入治疗时，应将输液泵的报警装置设置好，一旦有堵塞或者进入空气等异常发生，能及时被发现。

6. 各脏器、系统受损的防治：如造成肺脏受损，气胸可能会发生，故应选择正确的穿刺点，穿刺针进入皮下后让患者呼气后屏气，使肺尖下降至最低部位，再行穿刺。在进行颈静脉置管时，应控制好穿刺的角度和深度，防止神经损伤。而如果穿刺时，导管内抽到大量鲜红色回血为误伤动脉，此时应立即将穿刺针拔出，并压迫局部 5～10min 避免出现血肿。

（四）封管

1. 肝素液浓度：100U/ml。

2. 肝素液配制：1.6ml 肝素（10 000U），加入 100ml 生理盐水中，即为 100U/ml。

3. 保存时间：12h。

4. 步骤：用 5ml 肝素液正压封管，肝素液推剩 1ml 时，边推针边退针，保持管内正压，防止管内血栓形成。

（卢丽珠）

第二节　气管插管的配合

一、概念

气管插管是将气管内导管通过声门置入气管的操作，可以开放气道，为呼吸道护理、供氧、气管内给药等提供通道。气管插管是建立人工气道的可靠途径。

二、气管内插管的作用

1. 任何体位下均能保持呼吸道通畅。

2. 有利于呼吸管理，辅助或控制呼吸。

3. 增加有效气体交换量。

4. 消除气管、支气管内分泌物或脓血。

5. 防止呕吐物或反流物所致误吸窒息的危险。

6. 便于气管内给药。

三、适应证及禁忌证

（一）适应证

1. 抢救危重患者，如呼吸衰竭、药物中毒等。

2. 无呼吸道保护能力者：如不能自己清除呼吸道异物、胃食管反流物，分泌物过多或有出血，需要反复吸引者，误吸风险高者。

3. 短时间内需反复行纤维支气管镜插入者，可在气管镜插入前先行气管插管。

4. 行全身麻醉或某些较特殊的麻醉时，行气管插管保证气道通畅和给氧。

（二）禁忌证

气管插管没有绝对禁忌证；如有喉头急性炎症，应谨慎操作，因为此时插管可扩散局部炎症。

四、气管插管护理配合流程

1. 护士接到气管插管的医嘱。

2. 立即准备用物，包括喉镜、气管导管、导管管芯、听诊器、注射器、牙垫、局麻药、胶布、吸引器、吸痰管、简易呼吸球囊、无菌手套、必要时备眼罩、抢救用物、呼吸机。

3. 清醒患者，护士要做好解释工作。

4. 患者体位：去枕平卧、头后仰。

5. 确认导管是否在气道内：由医生判断，护士使用呼吸球囊通过气管导管送氧，以便医生听诊呼吸音。

6. 医生进行气管插管，护士协助拔除气管引导导丝。

7. 如不在气管内，则重新插管；如成功置入气管内，护士协助医生予固定导管，及时清理气道异物，记录导管插入深度。

8. 遵医嘱予机械通气。

五、术后护理

1. 气管插管的固定：护士可以把导管和硬牙垫一起固定。用扁带、胶布双重固定以防止脱出或移位，躁动者需约束双手，防止患者拔管损伤气道。定时检查、记录导管距门齿的刻度。每天予行口腔护理，更换扁带、胶布和牙垫。

2. 随时了解气管导管的位置：定时对双侧肺听诊或行 X 线检查明确导管深度和位置，听诊时若只闻及单侧呼吸音，导管可能插入过深进入单侧支气管，需及时调整。

3. 保持导管通畅：及时清理呼吸道分泌物。操作时严格遵循无菌原则，口腔、气管吸痰时分开吸痰管吸引。吸痰管管径勿超过导管直径的 1/4，避免堵塞气道。吸痰时，做到每次一管一手套，每次吸痰时间不超过 15 秒。

4. 保持气道湿润：予气道加温加湿，当患者痰液黏稠时可以配合雾化吸入。

5. 气囊松紧适宜：每 24 小时内检查气囊压力一次。

6. 拔管程序

（1）拔管指征：患者意识清楚、生命体征稳定、可自主呼吸，咳嗽咳痰有力为拔除指征。

（2）向患者做好解释工作，安慰患者情绪，取得患者配合。准备好面罩吸氧的装置。

（3）充分行气管内吸痰，并清除口腔内分泌物，然后用呼吸球囊进行 1 分钟加压给氧。

（4）松开固定，吸痰管置于气管导管最深处，边吸痰边拔管，导管拔除后立即给予面罩高流量给氧。

7. 拔管后护理

（1）拔管的时候要观察患者情况，看患者有无心率增快、唇甲紫暗或呼吸浅促等呼吸困难及缺氧的临床症状。

（2）如果拔管后患者出现重度喉头水肿，给予静滴或雾化吸入 5mg 地塞米松之后，仍不能缓解，则应立刻用床旁备好的气管切开包，协助医生立即行气管切开。

六、气管插管操作注意事项

1. 气管插管患者必须定期复查胸片观察导管位置；交接班时须检查气管导管深度；严禁无人看护气管插管者。

2. 保持气管插管通畅，注意检查有无扭曲，打折或堵塞情况。

3. 吸痰时严格无菌操作。

4. 对不能耐受及躁动不安者可酌情使用肌松剂和镇静剂，配合使用肢体约束防止意外拔管。

5. 心理护理：解释其用途目的，尽可能取得配合；安慰好患者的情绪，叮嘱家属尽量满足患者的合理需求。

6. 定期检查气管导管的气囊压力，妥善固定导管。

（卢丽珠）

第三节　中心静脉置管操作配合

一、概念

中心静脉导管（CVC）是指留置于大静脉中，其末端在大中心静脉内的静脉导管，是血管内置管的其中一种。

二、中心静脉置管途径

包括颈内静脉、锁骨下静脉、股静脉。

三、适应证及禁忌证

参看本章第一节适应证及禁忌证内容。

四、术前准备

1. 置管前护理：护士核对患者后，要了解患者的一般及全身情况，并取得患者的配合，医生检查患者的出、凝血功能以及意识情况。对清醒患者，解释操作的目的，安抚好患者的情绪，并予适当镇静。

2. 物品准备：深静脉穿刺包（穿刺针、引导丝、扩张管、深静脉导管、缝合针线）、局麻药品（普鲁卡因或利多卡因）、消毒用品、肝素、生理盐水等。

3. 备好除颤器及有关的急救药品，随时准备急救。

五、中心静脉置管术中护理配合

1. 帮助患者摆好体位：患者的体位是成功穿刺的关键。颈内或锁骨下穿刺时予去枕平卧位，保持胸廓外展可以提高穿刺成功率。

2. 手术配合：护士协助穿刺操作者穿好手术衣或无菌衣，遵循无菌操作原则打开穿刺包并传递给操作者。之后由操作者进行消毒，护士协助操作者准备好局麻药品，给患者进行局部麻醉。

3. 医生置管结束后，护士使用输液器进行排气，并观察记录患者的情况。

4. 排好气之后，护士协助医生缝合固定深静脉置管，并清洁穿刺部位。

5. 操作完毕，整理床单位，协助患者取舒适的体位。

六、置管深度

导管最适宜位置为末端处在上腔静脉上半部分，这个位置在生理上有置管优势。可通过身高预测锁骨下静脉和颈内静脉置管的深度：成人约12～13cm；小儿身高如高于1m，置管深度（cm）= 身高（cm）/10–2；身高小于等于1m，置管深度（cm）= 身高（cm）/10–1。

七、注意事项

1. 严格无菌技术操作并注意病情观察。

2. 测量CVP时，保持测压管零点与右心房处于同一水平线，若有体位变动需及时调整；当不能顺利出现压力波形时，可以适当改变导管的位置。

3. 测压前应暂停使用引起血管收缩的血管活性药，避免引起假性静脉压升高。

4. 每次测压时流入导管内的血液均应冲净，以保持导管的通畅。

5. 拔除置管时，需用注射器进行抽吸，避免导管末端有血栓掉落导致血管栓塞。

（卢丽珠）

第四节　胸腔穿刺配合

一、概念

胸腔穿刺是指应用无菌针具经皮肤、皮下组织、胸膜等进入胸膜腔内，进行引流或给药等操作的一门技术。

二、术前准备

（一）护士准备

核对患者，向患者解释胸穿的目的以及可能发生的并发症，安抚好患者的情绪并取得患者及其家属的配合，解释清楚之后请患者或家属签字。询问患者有无麻醉药过敏史，做好普鲁卡因皮试，并将结果记录于病历上。告知患者胸腔穿刺完成后需静卧 2 小时以上。

（二）患者准备

指导患者在操作前进行穿刺体位的练习，嘱患者在术中避免进行深呼吸、咳嗽或突然移动体位，必要时可予镇咳药；保持情绪稳定。

（三）用物准备

治疗盘、无菌胸腔穿刺包（内含 50ml 和 5ml 注射器、无菌纱布、7 号针头、胸腔穿刺针、血管钳、洞巾）、量杯、无菌手套、试管、肾上腺素、利多卡因、消毒液、胶布、棉签等。治疗气胸者准备人工气胸抽气箱；需胸腔闭式引流者准备胸腔闭式引流贮液装置。

三、适应证及禁忌证

（一）适应证

1. 明确胸腔积液的性质。
2. 对有大量积液或积气而产生肺压迫症状者。
3. 脓胸患者需要抽液进行治疗时。
4. 必须向胸腔内注射药物等。

（二）禁忌证

1. 穿刺点局部有肿瘤、炎症或外伤等。

2. 大咯血、严重凝血功能异常、自发性气胸、肺气肿、严重肺结核等。

四、胸腔穿刺点的选择

1. 胸腔穿刺抽液：在胸部叩诊实音明显的部位穿刺，必要时结合X线或B超定位。一般选择的部位为腋前线第5～6肋间、腋中线第6～7肋间、腋后线第7～8肋间、肩胛下角线第7～9肋间。

2. 气胸患者穿刺：锁骨中线与第2肋间连线处。

3. 包裹性胸膜积液：可借助超声或者X线进行定位穿刺。

五、胸穿穿刺的操作流程

1. 护士协助患者摆好体位：取坐位面向椅背，上臂放在椅背上，并且把额头抵在手臂上。不能起床者可以半坐卧位或半坐位，让患者抱住枕头。

2. 轻轻叩击选定的穿刺点。

3. 常规消毒皮肤，戴无菌手套，覆盖消毒洞巾。

4. 以下一肋骨的上缘作为进针穿刺点，在该位置从皮肤至胸膜壁逐层浸润麻醉。

5. 操作者以左手示指和中指绷紧局部皮肤，先关闭穿刺针上的三通活栓，再从穿刺点缓慢刺入针头，当针尖突然出现落空感时，旋转三通活栓开关使穿刺针与胸腔连通，再抽液。助手使用止血钳协助固定胸腔穿刺针，连接注射器与穿刺针进行抽液排出液体。

6. 完成抽液后拔出穿刺针，上覆无菌纱布再稍用力轻压片刻后用胶布固定，嘱患者卧床休息。

7. 气胸患者按穿刺操作穿刺成功后可用注射器抽气，当抽满后应用血管钳夹闭胶管，拔下针头排气。若胸腔内空气量较多或胸腔压力较高，应改为胸腔闭式引流。

六、术中护理配合

1. 查对床号、姓名、向患者解释操作的目的，以取得配合。

2. 协助患者摆好合适的操作体位。

3. 戴无菌手套，严格消毒和无菌操作原则，穿刺点覆盖消毒洞巾。

4. 术中协助留取标本，注意观察患者生命体征。

5. 拔出穿刺针并且固定好，洗手、记录。

七、穿刺术后护理

1. 指导患者胸腔穿刺结束后应静卧2小时左右，并且近段时间内不可剧烈运动。

2. 饮食上注意少食辛辣之品。

3. 定时观察患者生命体征和病情，如有突发情况要迅速通知医生以便及时处理。

4. 当有任何不适要及时告知医护人员。

八、胸腔穿刺的注意事项

（一）操作者

1. 操作者应掌握胸腔穿刺术的禁忌证和适应证。

2. 不可在肋骨下缘穿刺进针，以免损伤肋骨下缘的神经、血管；另外，麻醉要充分，防止胸膜休克。

3. 严格无菌操作，认真做好消毒，操作时必须绝对无菌。

4. 与患者进行充分的沟通，做好心理护理以消除其焦虑、紧张感。

5. 操作过程中需密切关注患者的病情变化，若出现面色苍白、咳嗽、心悸、晕厥、大汗淋漓等症状时要予评估和对症处理，必要时应停止操作进行抢救。

6. 抽液、抽气必须缓慢，如果抽吸次数很多可以使用三通接管，或者分多次抽吸。第1次抽液或抽气量需＜800ml，以后每次抽液、抽气量可在1000ml左右。

（二）患者

1. 患者应消除焦虑不安、紧张和恐惧感，尽量配合医生进行操作。

2. 操作时不能咳嗽，如有特殊不适应事先告知医生，以便医生留意相关注意事项或停止操作。

3. 胸腔穿刺结束以后应该静卧2小时左右。

（卢丽珠）

第五节　腹腔穿刺配合

一、概念

腹腔穿刺是指采用无菌穿刺针从腹部前壁刺入腹膜腔的技术。

二、目的

1. 抽取腹水进行化验，明确腹水性质。

2. 适量引流腹水以减轻腹腔压迫。

3. 进行腹水浓缩以及腹腔内给药等。

三、用物准备

1. 物品准备：治疗包、无菌手套、腹腔穿刺包、不同规格注射器（5ml、20ml、50ml 各 1 支）、无菌培养瓶、弹力绷带、腹带及中单、试管、3M 胶布、尺子、量杯等。

2. 药品准备：2% 普鲁卡因或 2% 利多卡因，按医嘱准备药物。

四、操作方法及配合

1. 查对床号、姓名，向患者解释操作目的，以取得配合。

2. 嘱患者排空膀胱，垫上中单，采取半卧位或平卧位，腹水较少者可以取左侧卧位，在腰背位置铺好腹带，测量腹围并且进行记录。

3. 协助操作者定位，消毒局部皮肤，铺无菌孔巾，麻醉局部。

4. 术中协助留取标本，注意观察患者生命体征。

5. 操作完成后，拔出穿刺针，用纱布覆盖于穿刺口，稍用力进行压迫，并加压固定，而后测量腹围，并束腹带。

6. 术后嘱患者卧床休息，有不适及时报告。

五、注意事项

1. 严格无菌操作，防止腹腔感染。

2. 放腹水不可过多、过快，单次放腹水需小于 1000ml。观察腹水量、色和性状并记录。

3. 穿刺过程中，如患者出现大汗淋漓、面色苍白、腹痛、心慌、头晕、血压下降等不适，应停止放液，嘱患者平卧，立即予扩容、补液等处理。

4. 如放液流出不畅，可嘱患者更换体位，以助液体流出通畅。

5. 腹腔穿刺放液术后，嘱患者暂时卧床休息。

6. 腹带不宜过紧，以防造成呼吸困难。

7. 术后穿刺处如有腹水外渗，及时更换敷料，防止穿刺处感染。

（李钦盛）

第六节　腰椎穿刺术配合

一、概念

腰椎穿刺术，指用穿刺针从腰椎间隙穿刺进入蛛网膜下腔，进行留取脑脊液标本或髓鞘注射药物等的医疗技术。

二、目的

1. 诊断性腰穿：间接得出脑血管病的颅内压，从而可以诊断有无蛛网膜下腔出血或脑出血，或行脑脊液相关检查等。

2. 治疗性腰椎穿刺：引出化学性、感染性、出血性的脑脊液；冲洗置换脑脊液；在椎管内注入抗生素或其他药物。

3. 检查性腰穿：进行脑脊液的核素扫描或检查鼻漏口；行椎管、气脑的造影检查；在椎管内注对比剂行 CT 增强扫描。

三、用物准备

治疗盘、无菌手套 2 副、腰穿压力管 1 个、腰穿包 1 个、弹力绷带、5ml 注射器 2 支、3M 胶布、标本容器 3 个、2% 普鲁卡因或 2% 利多卡因 2 支。

四、操作方法及配合

1. 核对床号、姓名，向患者说明本次操作的目的，穿刺术后的注意事项，取得患者配合；注意术前协助患者排净大小便。

2. 患者取侧卧位，躯体及下肢向前弯曲，使腰椎后凸。

3. 打开腰穿包，协助操作者进行穿刺前定位，配合操作者常规消毒，通常定位点在腰椎第 4～5 或 3～4 椎间隙。

4. 协助术者戴无菌手套，抽取麻药进行局部麻醉。

5. 穿刺抵达蛛网膜下腔后，嘱患者放松，头略伸，双下肢摆为半屈曲位，平静呼吸；为术者打开压力管，协助术者测脑脊液压力。

6. 必要时协助操作者做压力试验或测量初压、终末压。

7. 穿刺后局部覆以无菌纱布，协助患者去枕平卧 6 小时。

五、注意事项

1. 术中密切观察患者的神志、意识、生命体征情况；如出现脑疝症状或其他病情变化需即刻停止穿刺。

2. 对于烦躁不安的患者，应固定体位和四肢，必要时予镇静药镇静，避免操作意外如断针的发生。

3. 注射药物时亦注意观察患者意识状态及生命体征，如有异常及时中止操作并予对症处理，必要时协助进行抢救。

4. 嘱患者多饮水，遇有腰痛或局部不适者多卧床休息。

5. 严格无菌操作，预防颅内和腰穿局部的感染。

6. 腰穿后注意患者排尿情况及原发疾病有无加重。

7. 术后要每隔 15 分钟巡视 1 次，密切观察生命体征及是否出现药物刺激反应。

（李钦盛）

第七节　止血操作流程

一、概念

创伤的主要表现是出血，及时、有效地进行止血，是提高生存率、挽救患者生命、争取治疗时间的一项急救技术。

二、失血的表现

1. 血液是人体的重要物质之一，正常成人的血容量约为总体重的 8%，即 4000～5000ml。

2. 当失血量达到血液总量的 20% 时（约 800～1000ml），可出现低血压、头晕、心跳加快、尿少、皮肤苍白、全身湿冷等症状。

3. 当失血量达到血液总量的 40% 时（约 1600～2000ml）会有生命危险。

三、止血方法（主要是指外出血）

（一）包扎止血

适用于表浅伤口出血或小血管和毛细血管出血。

1. 创可贴止血：将创可贴的一侧粘贴在需处理的伤口旁，然后将其向对侧拉紧粘贴即可。

2. 敷料包扎止血：取适量的无菌纱布或敷料覆盖于创面，覆盖面积需超过创面周边大于 3cm 的范围。

3. 就地取材可选用三角巾、手帕、清洁的布料包扎止血。

（二）加压包扎止血

主要用于人体的毛细血管或小动、静脉出血，借助无菌敷料、绷带或三角巾等覆盖于创面上予加压包扎止血，包括直接加压法和间接加压法等。

1. *直接加压法*　直接对出血部位进行压迫止血。操作步骤：患者取卧位或坐位，抬高患肢（骨折除外），取适量敷料覆盖创面，若敷料快速被渗出的血液浸湿时需再覆上另一块敷料；接着先用手加压止血，再取三角巾或绷带进行包扎止血。

2. *间接加压法*　当伤口内留有异物时需要先保留异物，可先在伤口边缘加衬垫固定异物，再用绷带行加压包扎。

3. *指压止血法*　可用手指压住出血部位的近心端血管阻断血流。此法仅适用于急救，压迫时间不宜过长。具体如下：

（1）面部止血：用指腹压迫面动脉（下颌角处），当面部大出血时通常需同时压闭双侧面动脉。

（2）颞部止血：可以用指腹在耳前压迫下颌关节，从而闭合颞动脉止血。

（3）颈部止血：用指腹（最好是大拇指）放置于颈根部的气管外侧颈动脉搏动处，向内及向后压下，注意不要同时按压双侧颈动脉。

（4）肩部及腋窝止血：首先定位锁骨上窝，由下及后触及锁骨下动脉并用指腹压迫。

（5）前臂止血：上臂肱二头肌内侧端，用指腹压迫肱动脉。

（6）手背手掌止血：于腕关节内侧和外侧按压桡动脉、尺动脉搏动处压迫止血。

（7）手指止血：压迫出血指端的内外两侧以止血；或将出血手指屈曲握入掌内紧握拳头可止血。

（8）大腿止血：用大拇指或掌根向后垂直压迫股动脉可以起到止血的效果。

（9）小腿止血：用指腹用力按压腘窝处的腘动脉止血。

（10）足部止血：同时按压足背动脉和跟腱与内踝间的胫后动脉。

4. 填塞法止血　用无菌棉垫或纱布，填塞创口，用三角巾、多头带或者绷带及纱布适当包扎，以能刚好止血的松紧度为宜。

5. 加垫屈肢法止血　肘窝、腘窝等关节弯曲处放置垫子，再用绷带进行固定，使用“8”字或环形包扎法包扎。

6. 止血带法止血　能有效控制四肢出血，但容易造成较大的损伤。当出现大血管出血且不能控制，而其他方法不能止血时采用，包括橡皮带止血法、气囊止血法、表带式止血法、布制止血带止血法。使用止血带应注意：

（1）止血带的包扎时间不宜过长，越短越好，通常不能超过 45 分钟，假若需要较长时间包扎，则需每隔 45 分钟放松 3～5min，注意放松止血带时要临时应用指压法止血。

（2）严格记录止血带使用的起始时间，如长时间使用止血带会致使肢体缺血坏死。通常上肢耐受缺血时间为 1 小时，下肢为 1.5 小时。

（3）应避免勒伤皮肤，用橡皮带时需垫上 1～2 层棉垫。

（4）止血带的放置位置：上臂应放置于其上 1/3 处以避免损伤桡神经。大腿宜置于中上段。

（5）止血带缚扎的松紧度要适宜，应以刚好远端动脉搏动消失且出血停止即可。

（6）需行断肢（指）再植术者，不可以包扎止血带；伴有糖尿病、慢性肾病、动脉硬化症等的外伤患者谨慎使用止血带止血。

（7）止血带只是应急措施，使用止血带止血后，需及时就诊跟进处理。

（8）解除止血带切忌快速完全松开，同时观察有无继续出血。

（9）切忌使用电线、铁丝等没有弹性的器具替代止血带。

7. 钳夹法止血　是最彻底、有效且损伤最小的止血方法，但需专业的器械与操作技术，盲目钳夹有可能损伤并行的神经、血管或重要组织。

（李钦盛）

第八节　包扎操作流程

一、概念

采用纱布、三角巾、敷料或其他敷料等将伤口覆盖、固定，达到预防感染、缓解疼痛、保护创口和组织结构、迅速止血的作用，称为包扎。

二、伤口种类

1. 切割伤　一些锋利物品引起的外伤，可将组织完整切开。

2. 瘀伤　受硬物或者外力撞击引起，也可由钝物击伤、压伤造成人体内层组织破损出血，局部瘀肿。

3. 刺伤　尖锐的物品刺入形成小而深的伤口，常致内层组织损伤或贯穿伤。

4. 枪伤　中枪患者可见单个或数个伤口，易致体内脏器、组织等受伤。

5. 挫裂伤　伤口表面参差不齐，血管撕裂出血，并黏附污物。

三、伤口判断

处理患者伤情时，须仔细检查伤口位置、深浅、大小、污染程度和异物的特点：

1. 伤口深、出血多，可能有血管损伤。
2. 胸部伤口可能引起气胸。
3. 腹部伤口可能损伤肝、脾或胃肠。
4. 肢体畸形提示有骨折可能。
5. 异物刺入人体内可能损伤大血管、神经或重要脏器。

四、包扎材料及操作要点

（一）包扎材料

弹力绷带、纱布绷带、尼龙网套、创可贴、胶布、三角巾、纱块、棉垫等。

（二）操作要点

1. 操作前做好个人防护、戴手套和口罩。
2. 脱去或剪开衣服，暴露伤口，检查伤情。
3. 伤口封闭要严密，防止污染伤口。
4. 动作轻巧迅速，部位要准确，伤口包扎要牢固，松紧适宜。
5. 初步包扎时不需进行伤口冲洗（化学伤除外）。

6. 不要对嵌有异物或骨折断端外露的伤口直接包扎。

7. 尼龙网套适用于四肢及头部伤口。使用前取敷料覆盖于伤口上，再套上尼龙网套。

8. 绷带包扎法：包括环形包扎法、回返包扎法、“8”字包扎法、螺旋包扎法等包扎手法。

（1）环形包扎法适用于肢体粗细比较均匀部位的伤口包扎。操作手法如下：①先用无菌纱块或棉垫覆盖伤口，再用绷带绕着肢体缠绕固定敷料；②打开绷带一端，稍斜方向绕肢体一圈，把第一圈中突出的一角压进环形圈内，再进行下一圈环绕；③加压环绕肢体5～6层，注意每圈均要盖压住前一圈，缠绕范围不能小于敷料边缘；④最后把绷带的尾端剪开成两段布条，将两布条先打结，再环绕肢体到伤口对侧打结固定。

（2）回返包扎法常用于断肢或头部伤口的包扎。其中头部的包扎手法如下：①无菌敷料覆盖伤口后绷带环形缠绕头部两圈固定；②左手将绷带一端置于头后中部处，右手拿绷带卷，由头后方向前卷到前额，于前额处固定绷带并往后反折；③反复呈放射性反折直至完全覆盖敷料；④再次环形绕两圈头部，固定绷带反折端。

（3）“8”字包扎法常选择弹力绷带包扎踝部、手掌或关节伤口。其中手掌的包扎手法如下：①无菌敷料覆盖伤口后弹力绷带从手腕处开始环行两圈固定；②按“8”字形缠绕腕和手，直至完全覆盖敷料，再将绷带的尾端固定于腕部；③对关节行包扎时，以上下“8”字形环关节两端缠绕。

（4）螺旋包扎一般用于躯干、上肢的包扎。①无菌敷料覆盖伤口后按照环形方向缠绕两周；②以第三圈起把上圈的 1/3 至 1/2 压住缠绕；③用胶布固定绷带末端。

（5）螺旋反折包扎法适用于粗细不均匀的部位如前臂、小腿等。①无菌敷料覆盖伤口后用环行法固定始端；②按螺旋方向进行，每缠绕一圈反折一次，以一手拇指按压绷带正中进行反折，接着另一手把绷带往下反折向后缠绕拉紧；③反折处要避开伤口位置。

9. 三角巾包扎法：

（1）头顶帽式包扎：①先把三角巾底边折叠至约两横指宽，其边缘对齐前额眉弓处，顶角朝后放置于脑后；②三角巾的两底角经两耳后上方拉向头后部交叉并压住顶角；③再绕回前额打结；④拉紧顶角并把多余部分塞入脑后交叉处内。

（2）肩部包扎，分为单肩包扎和双肩包扎。

1）单肩：①把三角巾叠成夹角约为 90° 的燕尾状，先将小片在前，大片在后压住小片放置于肩上；②燕尾夹角对准侧颈部，把底边两角包绕上臂并于上部打结；③拉紧两燕尾角，经过胸背部到对侧腋下打结固定。

2）双肩：①把三角巾叠成夹角约为 120° 的燕尾状；②燕尾置于双侧肩上，尾端朝向颈后的正中部；③燕尾两角过肩从前往后包绕至腋下，在燕尾的底边打成结。

（3）胸部包扎：①把三角巾叠成夹角约为 100° 的燕尾状；并将夹角正对前胸胸骨上凹处；②两侧燕尾角绕过肩到后背，燕尾顶角的系带绕胸交汇并在后背打结；③将一侧的燕尾角拉紧并绕过横带上提与另一侧燕尾角打成结；④包扎背部时，只需将燕尾巾调整至背部就可。

（4）腹部包扎：①将三角巾底边朝上、顶角朝下置于腹部；②把两底角环绕至腰后打结；③将顶角在两腿间向后上拉至两底角连接处打结。

（5）单侧臀部包扎：①把三角巾叠成夹角约为60°的燕尾状，朝下对着外侧裤线；②把大片三角巾置于患侧臀后，朝前压住小片三角巾；③通过底边中央及顶角分别环绕腹腰部到对侧打结；④三角巾两底角环绕伤侧腹股沟处打结。

（6）手或足部包扎：①平铺三角巾，伤侧足趾尖或者手指尖对准顶角方向；②置手掌或脚掌于三角巾正中，把止血敷料填进指（趾）缝间；③反折顶角覆盖于手背或者足背上，同时将两底角在手背或足背交叉缠绕一圈后打结。

五、注意事项

1. 一定要加盖敷料在伤口上，切忌用弹力绷带覆盖伤口。

2. 绷带缠绕不可过紧，应定时检查患肢血运情况。

3. 如出现甲床发绀、肢端肤温下降、发紫，伴有麻木感或感觉消失，甚至肢体末端不能活动等临床表现时，应及时松开绷带并重新包扎。

4. 为方便观察甲床颜色变化不宜将绷带环绕足趾或手指末端。

（李钦盛）

第九节　固定操作流程

一、骨折的分类

依据骨折处有无与外界相通，可以分为闭合性骨折和开放性骨折；根据骨折的程度可以分为完全性骨折（包括螺旋形、斜形、粉碎性及横形骨折）和不完全性骨折；根据骨折的形态分类可以分成横形骨折、斜形骨折、粉碎性骨折、压缩性骨折。

二、骨折的症状

（一）疼痛

骨折部位剧烈疼痛和骨擦音，主动或被动改变体位时疼痛加剧。

（二）肿胀

骨折处破裂血管出血或是软组织的损伤均可引起骨折处肿胀。

（三）畸形

骨折处移位导致肢体畸形，通常表现为患肢缩短、旋转等。

（四）功能障碍

肢体的骨折导致骨骼生理机能减退。

（五）大出血

若有大血管不慎被骨折断端刺破，可引起大量出血。

三、骨折的急救

（一）止血

观察伤口和全身状况，有伤口出血时先予止血再包扎固定。

（二）禁止乱动骨折的部位

固定时切不可随意搬动，以免骨折断端刺伤血管、神经等。

（三）固定

保证固定时捆绑的松紧度合适。骨折固定可用的材料有夹板、敷料、固定板等。其中夹板主要用于固定和托扶伤肢。选择夹板时其长度以能跨越伤肢的上下两个关节为宜，当获取夹板有困难时可用健侧肢体或树枝等替代。夹板固定前需要在骨突处衬垫棉花、布块、衣服等以避免突出部位局部皮肤磨损，并可协助固定稳定，再用三角巾、绷带、绳子等包扎捆绑夹板。

四、骨折固定的方法

（一）前臂骨折固定

置夹板于患臂外侧，夹板与骨隆突处加衬垫，固定肘关节和腕关节。再屈曲前臂于胸前并用三角巾悬吊患肢固定于胸前。

（二）上臂骨折固定

置夹板于患臂外侧，夹板与骨隆突处加衬垫，“8”字形包扎固定肘关节和腕关节，再屈曲前臂于胸前并用三角巾悬吊患肢固定于胸前，再将伤肢固定于伤员身上。

（三）锁骨骨折固定

当采用丁字夹板固定时可将丁字夹板置于肩胛骨处，夹板与骨隆突处加衬垫，用三角巾绕肩缠两周后在板上打结，再用三角巾固定住夹板两端。采用无夹板固定法时先嘱患者挺胸、后展双肩，两腋下垫棉垫，再用两条三角巾绕肩两圈后打结，再屈曲前臂于胸前并用三角巾悬吊住。

（四）小腿骨折固定

选择长短刚好能覆盖大腿中段至脚跟范围的夹板放于小腿外侧，加衬垫于踝、膝关节处，用绷带分段固定后并拢双下肢，固定夹板两端，再用绷带“8”字形固定脚部，保持小腿与脚掌成 90° 角。

（五）大腿骨折固定

置夹板于患腿外侧，夹板与骨隆突处加衬垫后固定骨折处上下两端，再并拢固定踝、膝关节，最后固定髂、腰及腋部。

（六）脊椎骨折固定

脊椎骨折时要预防在固定、转运中造成脊椎的扭转、弯曲。进行固定时，需 4～6 人分别扶托住伤者下肢、臀部、腰背、肩和头部，动作一致地将患者抬至硬木板或脊柱固定板上。搬运中避免使用徒手搬运或者使用软担架。对于腰椎骨折的患者协助俯卧于硬担架上，在腰部和颈部用衬垫垫好并做好伤员固定；有颈椎骨折时注意要及时给伤员戴上颈托或者头部两侧用沙袋固定颈椎。

（李钦盛）

第十节　搬运操作流程

一、搬运方法

（一）徒手搬运

1. 单人搬运法有搀扶、背、抱等方法。
2. 双人搬运法是两个人用双平托式、人椅式、拉车式等方法。
3. 多人搬运法指 4～6 人同时用力，将患者平卧移动的方法。

（二）器械搬运

担架搬运法：该法适合转运病情重、距离远、不方便徒手搬运的伤员。可用作担架的工具有：帆布、木板、被服等。搬运时由 3～4 人用手扶托住伤者下肢、臀部、腰背部和头部，动作一致地将患者抬至担架上。

二、搬运工具的选择

选择正确的方法和工具转运患者能避免引起患者的痛苦、甚至瘫痪。

（一）多变位自动上车担架特点

1. 用高质铝合金材料和海绵软垫制成，使伤病员躺卧舒适。
2. 结构灵巧，担架下面的腿可折叠，还可分离使用。
3. 操作简单，一名救护人员便可把患者推上救护车。
4. 担架上车后有锁定装置。

（二）楼梯担架特点

1. 是一种适合高层建筑救护、转移伤病员的担架。
2. 可通过空间狭小的电梯和狭窄的楼道。
3. 可折叠、收拢，是救护车的配套装置。

（三）铲式担架特点

1. 担架由可左右分离的钢材制成，两端设有分离装置，操作简单方便。
2. 方便转运骨折及重伤病员。

（四）折叠式担架特点

1. 主要用于搬运伤病员。
2. 折叠式担架由担架主杠、担架横杠和担架布组成。
3. 其结构简单合理，折叠后体积较小，重量轻、组装方便快捷。
4. 适用于部队野战、紧急救护、搬动伤病员等。

三、转运注意事项

（一）病重病员搬运注意事项

1. 伤情不明的情况下尽量不移动患者。
2. 需要搬运伤者时，应请周围的人协助。
3. 搬运时，要注意伤者的呼吸及脸部的表情。
4. 将患者平放在担架上，要头部在后，足部在前，以便于观察。

（二）颅骨骨折患者搬运注意事项

1. 一般无须特殊固定颅骨的骨折。
2. 在转运途中用沙袋或枕头放在患者头部两侧固定头部。

（三）颈椎骨折搬运注意事项

高位胸椎、颈椎骨折的患者转运时要妥善固定头部，将患者用颈托固定后置于脊柱固定板或担架上，再置沙袋于患者头部两侧固定头颈部。

（四）脊椎伤员搬运注意事项

1. 切记使用硬质担架搬运脊柱骨折的患者。
2. 先将患者置俯卧位，由 3～4 人用手扶托住伤者下肢、臀部、腰背部和头部，动作一致地将患者抬至担架上。
3. 用三角巾或其他宽布固定患者于担架上防止移动。
4. 脊椎损伤患者需使用平卧固定的转运方法，以免加重病情。

（李钦盛）

第十一节　呼吸机管道连接和管理

一、概念

呼吸机是一种能节约心脏储备，改善人体的呼吸功能的医疗设备，在临床中使用广泛。人的呼吸运动是通过呼吸肌工作而产生肺内外气压差来完成气体交换的。呼吸机通气则是通过体外机械改变气道口和肺泡的压力差来完成呼吸的。

二、工作参数

（一）四大参数

潮气量、流量、压力、时间（含呼吸频率、吸呼比）。

（二）呼吸机管道的消毒及更换

1. 更换：有创患者每周更换一次，无创患者可视情况而定。
2. 消毒：一次性呼吸机管道用后即弃，可重复使用原装管道则应高压蒸汽消毒后再使用。
3. 流量传感器：使用 75% 乙醇浸泡消毒，或按说明书介绍的方法消毒。

三、呼吸机的使用指征

1. 呼吸衰竭一般治疗方法无效者。
2. 呼吸频率大于 35～40 次 / 分或小于 6～8 次 / 分。

3. 呼吸节律异常或自主呼吸微弱或消失。

4. 呼吸衰竭伴有严重意识障碍。

5. 严重肺水肿。

6. 氧分压＜ 50mmHg，特别当给予吸氧后氧分压仍＜ 50mmHg 的患者。

7. $PaCO_2$ 进行性升高，血液 pH 动态下降。

四、适应证

1. 各种原因导致的急性呼吸衰竭。

2. 慢性呼吸衰竭急性发作。

3. 持续性哮喘和急性重度肺水肿。

4. 胸外科手术或需深度麻醉的患者。

五、禁忌证

1. 气胸与纵隔隔膜积气。

2. 大量胸腔积液。

3. 肺大泡。

4. 低氧血症。

5. 急性心梗伴有心功能不全。

六、连接呼吸机的流程

1. 护士准备：着装整洁规范、洗手戴口罩，修剪指甲。

2. 用物：已消毒呼吸机 1 台、无菌治疗巾、无菌手套、呼吸机管道 1 套、模拟肺、湿化罐 1 个、细菌滤过器、360° 接头、呼吸机面罩（按需）、污物桶。

3. 检查呼吸机：检查已消毒的呼吸机流量传感器、储水杯等零部件是否齐全，安装是否到位。

4. 取出管道，于治疗车上层铺无菌巾→按无菌操作将细菌滤过器、360° 接头、湿化罐置于无菌巾上→湿化罐加水→用剪刀剪开呼吸机管道外包装。

5. 安装管道：戴无菌手套→在呼吸机的进气口和出气口安装细菌滤过器→安装湿化罐→取出呼吸机管道置于无菌治疗巾上→连接送气口及湿化罐端→连接出气口端→连接湿化罐端→连接 360° 接头→连接模拟肺。

6. 试机：呼吸机插电源→开机→连接氧源及空气源→设定试机参数→试机。

7. 备用：呼吸机运作 10～20min →确定参数正常后待机。

8. 整理治疗车，清理用物。

七、呼吸机的使用注意事项

1. 第一次使用呼吸机前，要检查呼吸机功能是否正常，如有问题则需及时联系厂家或销售商。

2. 详细阅读呼吸机的使用说明书，熟练掌握呼吸机管道的连接。

3. 呼吸面罩要有合适的松紧度，以患者面罩接触部位既无压迫紧张感，也不会漏气为宜。

4. 湿化器内加纯净水或蒸馏水，且不能超过规定位置。

5. 每天使用完，一定要关掉机器后再切断电源。

6. 呼吸机应每半年或一年做一次检查维护。

八、呼吸机的日常管理

1. 定位放置：呼吸机定位放置、标识明显，不得随意挪动位置。

2. 定人保管：各抢救仪器有专人负责保管。

3. 定期检查：①每天安排专人检查测试；②护士长每周检查一次。

4. 定期消毒：每次使用后要用约 500～1000mg/L 的含氯消毒液或者专用消毒湿巾、消毒剂进行呼吸机清洁（仪器屏幕用清水擦）。

5. 仪器不得随意外借，经相关领导同意后方可出借。

6. 定期保养：①白班每日清洁保养一次；②保养人每周清洁保养一次并记录；③设备科定期检修。

（李钦盛）

第十二节 电 除 颤 术

一、概念

电除颤包括非同步直流电复律术和同步直流电复律术。非同步电复律是指非同步进行触发的装置，可在任意时间内进行放电，适用于室颤的转律。同步电复律指应用同步触发装置，先识别患者心电图中的 R 波并依此触发放电，使电流仅仅在心跳绝对不应期内发放，以防止室颤的诱发，常用于除室颤复律以外的其他异位性快速心律失常。

二、非同步电复律

（一）适应证

1. 室颤、室扑。

2. 有血流动力学改变的室速。

（二）仪器的准备

1. 除颤仪必须始终保持在位，并定期检查各个部件有无故障。

2. 除颤仪上的所有部件应摆放规整，不能乱放，方便取用。

3. 导电凝胶必须与除颤仪在同一处保存，两者不允许分开存放。

4. 平时将同步开关放置于关闭状态。

（三）操作步骤

1. 将患者摆放为复苏体位，迅速擦干患者皮肤，必要时剃干净局部胸毛。

2. 选择非同步电复律，单相波除颤能量一般为 360J；双相波通常以 120J 起用。

3. 均匀涂导电糊于电极板上。

4. 将电极板放置于心尖和右侧锁骨下缘。放置时电极板要紧贴皮肤，STERNUM 电极板放置于胸骨右缘第二肋间，APEX 电极板放置于左腋前线内第 5 肋间。

5. 充电、口述“请旁人离开”。

6. 电极板压力适当，再次观察心电示波（报告仍为室颤）。

7. 再次确定四周人员离开，操作者后退一小步不能接触患者。

8. 双手拇指同时按压放电按钮完成电击除颤。

9. 除颤结束，检查打印除颤后患者的心电图，确定除颤效果。

10. 移开电极板。

11. 旋钮回位至监护档，清洁除颤电极板。

12. 擦净患者胸前皮肤，置患者于舒适卧位，密切观察生命体征变化。

13. 电极板正确回位，关机。

（四）注意事项

1. 判断心搏骤停要迅速，相关指标有：无颈动脉搏动，无意识，无呼吸，血压测不到，瞳孔散大。

2. 除颤果断、迅速、争分夺秒。

3. 进行心肺复苏除颤时，每次进行除颤不能长时间中止胸外按压，最好选在呼气末放电除颤，可减少产生跨胸电阻抗。

4. 体重和心脏大小：决定电能大小的选择。

5. 电极板与皮肤一定要紧密接触。

6. 除颤同时，用药纠正酸碱失衡和电解质紊乱，利于除颤成功。

三、同步直流电复律术

（一）适应证

1. 单形性室性心动过速。

2. 阵发性室上速，尤其是有血流动力学改变而经药物治疗没有效果者。

3. 房颤或房扑，尤其是预激综合征合并心房纤颤时。

（二）操作步骤

1. 患者平卧，充分暴露胸部。

2. 吸氧、建立静脉通路，准备好气管插管和急救药物。

3. 心电监测，选择同步电复律，选择 R 波为主且振幅较高的导联。

4. 护士予安定 10～20mg 静脉注射。

5. 患者镇静后，用纱布擦干患者胸部皮肤，涂导电糊于电极板上，并使其均匀分布在两个电极板上，两电极板的定位与非同步直流电复律一致。

6. 根据心律失常类型选择适当能量进行充电、放电。

7. 电击后及时观察并记录心电图的 V1 或者Ⅱ导联，判断复律是否成功，若未成功可增加能量再次电复律。

8. 电复律过程中和过程后要密切关注患者的心律、血压、心率、血氧饱和度以及神志情况。

（三）注意事项

1. 同步电复律禁用于因洋地黄类药物中毒引起的心律失常如严重房室传导阻滞、病态窦房结综合征、阵发性心动过速频发者、低钾血症未纠正者。

2. 清醒患者应做好解释工作，并予镇静或麻醉。

3. 电除颤的并发症包括：①心律失常：期前收缩、室颤、窦缓、房室传导阻滞；②低血压、肺水肿、栓塞；③心肌损伤、皮肤灼伤等。

（李钦盛）

第十三节　成人单人徒手心肺复苏术

心搏骤停是指不同原因所导致的心脏突然停止搏动。心搏骤停可分为原发于心脏的心搏骤停及继发于心脏以外器官的心搏骤停。心搏骤停发生时需立即实施心肺复苏术。徒手心肺复苏术是一门由胸外按压和人工呼吸组成的急救技术，其目的是保持气道开放，进行循环和呼吸的重建。

一、概念

单人徒手心肺复苏术，即由操作者一人独立完成胸外按压和（或）人工呼吸的急救技术。

二、适应证

由各种原因造成的呼吸和（或）循环骤停。

三、复苏术目的

抢救猝死患者，恢复心搏骤停者的自主循环、呼吸以及意识。

四、操作准备

无菌纱块 1～2 块，橡胶手套 1 副，口罩 1 个，钟表 1 个，必要时备手电筒。

五、操作流程

1. 简要汇报现场情况："发现有人晕倒！"

2. 评估抢救环境：操作者快速戴好手套，双手完全展开，头部分别往身体上下左右四个方向评估环境，并汇报评估结果："现场环境安全！"

3. 汇报抢救开始时间："现在是 ×× 时 ×× 分。"

4. 评估意识：操作者跪于患者身侧（与患者保持约一拳距离，左膝平肩，右膝平脐或者与自身肩部同宽），在患者左右耳旁分别轻呼患者："喂，你怎么啦？你怎么啦？"拍打患者双肩，判断时间约 3 秒。

5. 体位摆放：将患者平卧于硬板床上，保持躯体平直，注意保护头颈部。将患者双手置于躯干两侧，完全暴露胸部，松解衣裤。

6. 判断大动脉（常用颈动脉）搏动：一手中指及示指并拢靠近患者颈部正中气管的位置，当触及喉结后向旁滑约两横指至胸锁乳突肌内侧缘凹陷处触摸脉搏。评估时间大概 6～8s。计时间的方法可以 1001，1002，……

7. 汇报评估结果："未触及患者颈动脉搏动，无自主呼吸，予立即抢救！"

8. 胸外按压

（1）按压部位：双乳头连线的中点（胸骨中下 1/3 的交界处）或者以右手示指、中指沿肋弓边缘上移至胸骨下窝以上两横指的上缘，左手掌根骨突处紧靠定位点即为按压着力点。

（2）按压姿势：操作者在患者右侧双膝跪地，宽度约与肩同宽，与患者保持约一拳距离。左手在下，右手置于其上，两手手指交错或者伸展，按压的力量从手根向下，手指抬离胸部；双肘关节保持伸直，注意肩、肘、腕要在同一直线上，借助上身重量，垂直向下按压，按压时观察患者表情以及神志等变化。

（3）按压深度：5～6cm。

（4）按压频率：每分钟按压 100～120 次，按压 / 放松比为 1∶1；计数方法为双音节 01，02，03……29，30；每按压 30 次后给予两次通气。

9. 开放气道：清除口、鼻腔分泌物。如无异物，评估后汇报："口鼻无异物。"用仰头抬颏法使患者头部后仰暴露气道，并确保下颌角与耳垂连线与地面垂直。对疑有颈椎骨折者，使用托颌法打开患者口腔。

10. 人工呼吸：左手置于患者前额，拇指、示指捏紧患者鼻孔，于患者口唇上垫纱布，操作者深吸气后屏气，注意将口完全包住患者口唇，用力将气吹入，吹气时间约 1 秒。吹气过程目视患者胸部，有效通气时患者胸部随吹气上抬，一次吹气完毕后松开患者鼻孔、口唇，可见患者胸部向下塌陷，紧接着重复一次通气。

11. 重复进行复苏，按压与人工呼吸比例为 30 ∶ 2。要求做 5 个按压—通气周期，时间约 2 分钟。

12. 判断抢救效果：同复苏前一样评估患者呼吸、颈动脉搏动、面色等，时间约 8 秒，然后汇报结果。如果复苏成功，则口述："能触及患者颈动脉搏动，患者恢复自主呼吸，散大的瞳孔回缩，面色、口唇、甲床转红润，复苏成功，摆患者复苏后体位并行高级生命支持。"如果判断为复苏失败，则口述："复苏不成功，继续抢救。"

13. 整理：清洁皮肤，整理用物及患者衣物，摆放复苏后体位，汇报抢救结束时间。

六、注意事项

1. 操作者施救前需要评估操作现场环境是否安全，注意排除操作现场有无高空坠物、火灾、毒气、漏油漏电、爆炸物等情况，确保施救者人身安全。

2. 口对口吹气量不宜过大过猛，见到患者胸廓稍起伏即可。吹气时间过长以及过猛可引起呕吐、急性胃扩张或胀气。

3. 胸外心肺复苏术只能在患者心脏停止跳动下才能施行。

4. 胸外心脏按压的位置必须准确，以减少其他损伤。按压力度要适宜，否则易将胸骨或肋骨按压至骨折，甚至引起胸骨塌陷、血气胸等；按压的力度过轻，胸腔压力小，达不到有效循环血量。

5. 对于溺水导致的心搏骤停，心肺复苏时需要先初步清理口腔分泌物，打开气道后进行心肺复苏。

6. 当有下列情况可考虑终止复苏：

（1）当患者经过抢救恢复自主心跳和呼吸时可停止心肺复苏。若患者呼吸仍很微弱，需要持续给予辅助通气。

（2）持续心肺复苏达到 30 分钟以上但患者仍无自主呼吸和心跳，现场无法进行下一步救护治疗时可考虑终止复苏。

（3）脑死亡表现如深昏迷，瞳孔散大固定、无角膜反射、对光反射消失、转动患者头颈部而眼球位置固定不变等可考虑停止复苏。

（胡佳俊）

第十四节　单人简易呼吸器心肺复苏术

一、概念

单人简易呼吸器心肺复苏术，即由操作者独立完成胸外按压和借助呼吸球囊人工辅助通气的现场急救技术。借助简易呼吸器施救可保护施救者，患者接受程度更高；同时患者吸入肺内的气体中二氧化碳浓度比口对口人工呼吸的二氧化碳浓度低，也不易造成患者过度通气。

二、适应证

由各种原因造成的呼吸和（或）循环骤停。

三、复苏术目的

恢复心搏骤停患者的自主循环、呼吸及意识，抢救意外猝死患者。

四、操作准备

无菌纱块 1～2 块，橡胶手套 1 副，口罩 1 个，钟表 1 个，简易呼吸球囊 1 个。必要时备手电筒、听诊器等。操作者仪表端庄，衣帽整齐，佩戴胸牌。

五、操作流程

1. 简要汇报现场情况："发现有人晕倒！"

2. 评估抢救环境：操作者快速戴好手套，双手完全展开，头部分别往身体上下左右四个方向评估环境，并汇报评估结果："现场环境安全！"

3. 汇报抢救开始时间："现在是 ×× 时 ×× 分，携带球囊准备抢救！"

4. 评估意识：操作者跪于患者身侧（与患者保持约一拳距离，左膝平肩，右膝平脐或者与自身肩部同宽），在患者左右耳旁分别轻呼患者："你怎么啦？你怎么啦？"拍打患者双肩判断时间约 3 秒。

5. 体位摆放：将患者平卧于硬板床上，保持躯体平直，注意保护头颈部。置患者双手于躯干两侧，完全暴露胸部，松解衣裤。

6. 判断颈动脉搏动：一手中指与食指并拢靠近患者气管正中位置，触及喉结后向旁滑约两横指至胸锁乳突肌内侧缘凹陷处触摸脉搏。评估时间约 6～8s。计时间的方法可以 1001，1002，……

7. 汇报评估结果："未触及患者颈动脉搏动，无自主呼吸，立即予抢救！"

8. 胸外按压：

（1）按压部位与深度：双乳头连线中点（胸骨中下 1/3 交界处）或者操作者右手中指、食指沿肋弓边缘上移至胸骨下窝以上两横指的上缘，左手掌根骨突处紧靠定位点即为按压着力点。深度为 5～6cm。

（2）按压频率：每分钟按压 100～120 次，按压 / 放松比为 1∶1；计数方法为双音节 01，02，03……29，30。每按压 30 次后给予两次通气。按压过程中注意观察患者头面部表情、神志、意识等变化。

9. 开放气道，清除口、鼻腔分泌物。如无异物，评估后汇报："口鼻无异物。"用仰头抬颏法使患者头部后仰充分暴露气道，确保下颌角与耳垂连线与地面垂直。口述取下活动义齿、保护颈椎等。

10. 简易呼吸器辅助通气：

（1）口述简易呼吸器到位，各部件连接正确。

（2）面罩扣紧患者口鼻，操作者左手拇指与食指固定面罩防止漏气，其他三指紧托下颌（EC 手法），右手轻压球囊球体通气。报数方法为：1001，1002；第二周期时数 2001，2002；直至五个周期。

（3）有自主呼吸的患者随患者呼吸频率给予辅助通气，无自主呼吸时每分钟通气 10～12 次，每次通气量约 400～600ml 或 6～8ml/kg；时间 1 秒，吸呼时间比成人 1∶（1.5～2）。

11. 重复进行复苏：按压与通气比例为 30∶2。要求做 5 个按压—通气周期，时间约 2 分钟。

12. 判断抢救效果：同复苏前一样评估患者呼吸、颈动脉搏动、面色等，时间约 8 秒，然后汇报结果。如果复苏成功，则口述："能触及患者的颈动脉搏动，恢复自主呼吸，散大的瞳孔回缩，面色、口唇、甲床转红润，复苏有效，摆患者复苏后体位并行高级生命支持。"如果判断为复苏失败，则口述："复苏不成功，继续抢救。"

13. 整理：清洁皮肤，整理用物及患者衣物，摆复苏体位，汇报抢救结束时间。

六、注意事项

1. 判断简易呼吸器正常通气状态方法：

（1）通气时观察患者胸部有无随呼吸囊的挤压、放松而起伏波动。

（2）通过面罩透明处观察患者口唇情况，并留意患者面色转变。

（3）经连接的透明部分观察单向阀运行情况。

（4）观察患者在呼气时面罩内是否呈雾气状。

2. 捏挤球囊时约挤压 1/3～2/3 为宜，且要注意匀速挤压，以免造成肺组织损伤，或导致通气效果差甚至呼吸中枢紊乱。

3. 发现患者有自主呼吸时应顺应其呼吸频率通气，以免影响其自主呼吸。

4. 患者清醒时需及时做好心理护理，缓解其紧张情绪争取其主动配合，挤压球囊过程中指导患者"吸气、呼气……"。

5. 其余注意事项可参看第十三节内容“成人单人徒手心肺复苏术”。

（胡佳俊）

第十五节　双人心肺复苏术（2015 年版）

一、概念

双人心肺复苏是由两名操作者互相协作，共同完成胸外按压、电除颤以及球囊辅助通气的现场急救技术。

二、适应证

由各种原因造成的呼吸和（或）循环骤停。

三、操作准备

无菌纱块、橡胶手套、口罩、钟表、导电糊、简易呼吸球囊 1 个，除颤仪 1 部。必要时备齐手电筒、听诊器等。操作者仪表端庄，衣帽整齐，佩戴胸牌。

四、操作流程

1. 简要汇报现场情况：“我们是 120 急救人员，发现有人晕倒，准备急救！”

2. 评估抢救环境：操作者快速戴好手套，双手完全展开，头部分别往身体上下左右四个方向评估环境，并汇报评估结果：“现场环境安全！”

3. 汇报抢救开始时间：“现在是 ×× 时 ×× 分。”

4. 评估意识：施救者与患者保持约一拳的距离跪于患者身侧（跪下时操作者左膝平肩，右膝平脐或者与自身肩部同宽），双手同时拍打患者双肩，分别贴近患者双耳呼叫：“喂，（先生 / 女士）你怎么啦？你怎么啦？”，判断时间约 3 秒。

5. 体位摆放：使患者平卧于硬板床上，保持躯体平直，注意保护头颈部。置患者双手于躯干两侧，完全暴露胸部，松解衣裤。

6. 判断颈动脉的搏动：一手中指与食指并拢靠近患者气管正中位置，当触及喉结后向旁边滑动约两横指至胸锁乳突肌内侧缘凹陷处触摸脉搏。评估时间约 6～8s。计时间的方法可以为 1001，1002……

7. 呼叫、启动应急医疗服务体系（EMSS）：患者无颈动脉搏动，无自主呼吸！请助手准备球囊和除颤仪（AED）！

8. 助手准备：携带的除颤仪和导电糊放在患者肩旁，呼吸球囊放在患者头侧，在操作者对侧跪于患者身旁，并汇报：“除颤仪和球囊到位！”

9. 主操作者胸外心脏按压：

（1）按压部位和深度：双乳头连线中点（胸骨中下 1/3 交界处）或者以右手中指、食指沿肋弓边缘上移至胸骨下窝以上两横指的上缘，左手掌根骨突处紧靠定位点即为按压着力点。深度为 5～6cm。

（2）按压频率：每分钟按压 100～120 次，按压 / 放松比为 1∶1；计数方法为双音节 01，02，03……29，30。每按压 30 次后给予两次通气。按压过程中注意观察患者头面部表情、神志、意识等变化。

10. 在主操作者按压时，助手协助快速开启除颤仪，调至除颤档。

11. 助手把标识为心底部的电极板横放在胸骨右缘第 2 肋间，标识为心尖部的电极板竖放在左腋前线内第 5 肋间，读取判断结果，报告心律情况：“室颤，需立即除颤！”

12. 主操作者继续胸外按压，助手取纱块快速清洁除颤部位皮肤，然后给除颤电极板均匀涂上导电糊。

13. 助手选择除颤能量，成人为双向波 200J。

14. 助手按下充电按钮给电极板充电至充电结束。除颤前再次确认并汇报患者心律情况：“患者仍室颤，立即除颤。”

15. 主操作者停止按压，起立。双手伸展大声示意：“旁人离开！”确认旁人未直接或者间接接触患者后，助手轻压电极板把手使患者皮肤与除颤电极板接触紧密，同时双手大拇指同时按压除颤按钮放电（或者由他人协助按下操作主板上的除颤放电按钮键），放电结束为除颤完成一次。

16. 除颤完成后，主操作者开始第一周期的胸外心脏按压，要求同流程 9。

17. 开放气道：助手协助除颤完成后，迅速转到患者头侧，清除患者口、鼻腔分泌物。如无异物，评估后汇报：“口鼻无异物。”用仰头抬颏法使患者头部后仰充分暴露气道，确保耳垂与下颌角连线与地面垂直。口述取下活动义齿、注意颈椎保护等。

18. 助手在完全开放气道以后，待主操作者报数到约“28”时将面罩扣紧患者口鼻，助手左手食指与拇指固定面罩防止漏气，其他三指稍张开紧托下颌（EC 手法）。当听到主操作者报“30”时，右手轻压球囊球体通气。报数方法为：1001，1002；第二周期时数 2001，2002；以此类推至第五周期。

19. 重复进行复苏：按压与通气比例为 30 ∶ 2。要求做 30 个按压进行两次通气，时间约 2 分钟。

20. 判断抢救效果：主操作者同复苏前一样评估患者呼吸、颈动脉搏动、面色变化等，时间约 8 秒，汇报结果。如果复苏成功，则口述：“能触及患者颈动脉搏动，恢复自主呼吸，散大的瞳孔回缩，面色、口唇、甲床转红润，复苏有效，摆放患者复苏后体位并行高级生命支持。”如果判断为复苏失败，则口述：“复苏不成功，继续抢救。”

21. 复苏不成功时，主操作者和助手可以交替进行胸外心脏按压和球囊辅助通气，每五个周期评估一次复苏效果。

22. 整理：清洁皮肤，整理用物及患者衣物，摆放患者复苏后体位，做好心理护理，汇报抢救结束时间。

五、注意事项

1. 使用除颤仪的注意事项：电极板应该贴紧患者皮肤并稍加压，防止电极板边缘凸起。安放电极板部位的皮肤应涂导电糊或用生理盐水纱布衬垫以增强导电性；紧急时可用清水，但禁用酒精以防皮肤烧伤。如肋间隙凹陷明显，皮肤与电极片接触不佳时，可用盐水纱布垫于两者之间，视情况不同决定具体纱布的层数，可增加电极与皮肤之间的接触面积。注意两电极板间要一直保持干燥，防止导电糊与盐水相连造成局部的短路；电极板把手也要保持干燥，不能被盐水或者导电糊沾湿，防止对操作者造成误伤。

2. 除颤后注意察看患者的除颤部位有无灼伤皮肤，轻者无需特殊处理，重者应按烧伤对症处理。

3. 除颤的时间要求：从将患者胸部的皮肤擦干开始起算，到除颤放电完毕的标准时间要求≤ 20 秒。

4. 清洁除颤部位皮肤时，可以从心底到心尖部以“7”字形手法清除皮肤，以免干扰主操作按压。

5. 心肺复苏过程中需尽量减少胸外按压被中断的次数及时间。

6. 在有 AED 的情况下应及早使用 AED 来进行除颤，将 AED 电极片安放的同时，应持续实施心肺复苏术直至 AED 可自主分析患者心律情况。

7. 其余注意事项可参看第十四节“单人简易呼吸器心肺复苏术”。

（胡佳俊）

第十六节　中心静脉压（CVP）测定

一、概念

中心静脉压（CVP）是指人体上、下腔静脉胸腔段以及右心房的血管压力。中心静脉压可用于监测患者血容量、心功能及血管张力等血流动力学情况。

二、CVP 测量的适用范围

1. 急性心衰的患者。
2. 大量补液治疗时。
3. 危重患者或体外循环手术时。
4. 心功能不全的患者。
5. 血压正常，但伴有无尿或少尿的患者。

三、操作前评估

1. 患者情况：年龄、心肺功能、二便情况，穿刺置管部位皮肤、敷料、管道及血管情况，中医方面看舌苔、舌质、脉象。

2. 患者心理：患者对 CVP 测量的合作和配合、耐受情况。

3. 患者知识：清楚知道测量 CVP 对治疗的意义和重要性。

四、操作准备

1. 操作者：着装规范，按七步洗手法顺序进行洗手，佩戴口罩、手套、帽子。

2. 用物：CVP 尺、输液器（2 副）、纱块、3M 敷料（必要时）、肝素锁、棉签、安尔碘Ⅱ型、治疗盘、无菌治疗巾、胶布、0.9%NS100ml（无菌生理盐水）、三通接头（1～2 个）、10ml 注射器 2 个、含封管液的 10ml 注射器 2 个、抹手液、固定夹或橡胶圈（必要时）、无菌剪刀（必要时）。

3. 环境：整洁、安静、明亮。

4. 患者：核对、解释、保护隐私。

五、操作流程

1. 铺无菌治疗盘，备齐用物携至床旁，如深静脉敷料松散或者有血迹、污染以及敷料过期等先予更换敷料。

2. 将 CVP 尺初步固定在输液架上，用输液器连接 0.9%NS，输液器另一端分离头皮针并与三通接头连接，另一副输液器为测压管，测压管固定在 CVP 尺上，测压管末端开口处（用无菌纱块保护）与大气相通，另一端分离头皮针后与三通接头连接。

3. 检查中心静脉主腔有无回血、是否通畅，抽回血顺畅表示管道通畅，同时用封管液封管备用。

4. 取合适体位（最好是平卧位），铺无菌巾，测压装置排气后，三通接头末端连接深静脉管。

5. 测量中心静脉压：调节零点，固定 CVP 尺，关闭输注液体，开放 0.9%NS 与测压管相通，液体到达一定高度后关闭 0.9%NS，当测压管与静脉相通时则开始测压，测压管内液体逐渐回落至一定水平不再下降或随患者呼吸轻微上下波动时，在 CVP 尺上读取数值。

6. 测量完毕，连接好管道继续开放患者输注的液体，注意调好滴速。测压的主腔若暂停使用，需要及时封管并夹闭。

7. 协助患者取舒适体位，询问患者感受，整理床单。

8. 妥善处理用物，做好归位，洗手，记录测量情况。

六、注意事项

1. CVP 管可作为输液途径，未测压时可保持持续输液。

2. 测量时，只能通过无菌生理盐水回流测压，切忌使静脉血倒流入测压管内。

3. 保持管路密闭避免空气进入体内。CVP 值低于零时容易在测量过程中出现空气吸入引起空气栓塞。

4. 严格无菌操作，预防导管源性感染。常规情况下测压管每日更换，出现污染或血渍时随时更换。应将补液通道与中心静脉管的三通处放入无菌治疗巾内包裹。

5. 测量 CVP 时协助患者平卧，保持标尺零点与患者右心房（腋中线第 4 肋间）在同一水平线，当有体位改变时需重新校准零点。

6. 不可选择输注血管活性药物或收缩血管药物的通道监测 CVP，避免测量过程中输注药物的中断或过快引起病情骤变。

7. 如使用呼吸机正压通气 PEEP ＞ 25cmH_2O 时，可视患者病情暂时脱离呼吸机或把 PEEP 值调至 25cmH_2O 以下测压。

8. 咳嗽、呕吐、吸痰、躁动、抽搐或者翻身、活动时，应在患者安静休息 10～15min 后监测。

9. 如有管腔堵塞时不可强行冲洗或挤管，应尝试先回抽血块，无法抽吸动时尝试药物溶栓或拔除管道以防止血块栓塞脱落。

10. CVP 正常值为 5～12cmH_2O，偏高或偏低时均应及时向医生报告。

七、知识拓展

目前临床测量 CVP 可使用传感器测量替代传统的测量方法。心导管检查术是测量心功能的有创性操作。临床上使用的普通心导管、双腔心导管以及漂浮导管都可以监测患者的血流动力学情况，目前常用的监测患者血流动力学方法有 Swan-Ganz 导管肺动脉热稀释法、脉搏轮廓动脉压波形分析法（PICCO）、肺动脉导管法（PAC）等。

（胡佳俊）

第十七节　三腔二囊管置管技术

一、概念

三腔二囊管由胃气囊、食管气囊以及三腔管组成。其中胃气囊和食管气囊分别位于三腔管的其中一端，而三腔管则是由两个截面为四分之一圆的腔道和一截面为半圆的腔道构成，胃管主要用于胃部负压引流、冲洗液体和喂食，胃气囊充气充盈后可压迫胃底部，食管气囊充盈后可压迫食管下段血管，起到止血作用。

二、适用范围

肝硬化门脉高压导致的食管胃底静脉曲张破裂出血的患者。

三、禁忌证

冠心病心功能不全、严重高血压者慎用。

四、操作前评估

1. 告知患者或家属留置三腔二囊管止血的意义、作用及配合方法、要点，告知操作时可能出现的风险和意外以及防范措施，争取获取清醒患者的配合，评估患者对置管操作的知识水平。

2. 检查询问患者有无鼻息肉、鼻甲肥厚、鼻部手术或鼻中隔缺损，选择合适的一侧鼻腔置管，置管前清除鼻腔内的血痂、分泌物并充分润滑鼻腔，协助患者清除口鼻腔的血痂、呕吐物、痰液等。

3. 评估患者有无咽喉、食管及胃部的疾病如肿物、瘘管、狭窄或者手术情况。

4. 评估患者有无心血管疾病。

5. 评估患者舌苔、舌质、脉象以及二便情况，必要时协助患者排便。

五、操作准备

1. 医生向患者或家属说明操作目的及配合要求，并签同意书。

2. 置管用物：治疗包、三腔二囊管、治疗巾、治疗盘、纱布、棉签、压舌板、听诊器、手电筒、治疗碗内盛适量温开水、50ml 甘油注射器、5ml 注射器、测压计、玻璃接头、止血钳 2 把、负压引流瓶、胃管胶布、无菌液状石蜡 2 支、抹手液、无菌手套 2 对、剪刀、中单。

3. 牵引用物：牵引架、滑轮、绷带或绳子、棉花（或者防压疮贴）、500g 重的沙袋或 500ml 液体、网套、移动输液架等。

4. 通过注入气体、水等方法测定三腔二囊管的气囊是否漏气、是否通畅，测试各气囊的注气量及压力值，通常胃气囊可注入气体 200～300ml（压力值为 40～50mmHg），食管囊可注入气体约 100～150ml（压力值约 30～35mmHg），并在三根接头对应贴好标识，气囊测试完毕抽尽气体后胃管与食管均需用止血钳夹闭以防气体进入气囊内。

5. 物品放置有序，便于操作。

六、操作流程

1. 医护共同到床边进行核对、解释，协助患者取合适体位（常规仰卧位或半坐卧位），检查、清洁、润滑鼻腔，铺治疗巾于患者颌下，巾上置弯盘靠近患者下颌，操作者戴好手套。

2. 测量置管长度并标记：从前发际至剑突或耳垂到鼻尖再到剑突（剑突处点为胃囊的上端）并作上标记。

3. 润滑管道置管：充分润滑三腔二囊管的食管气囊到管尖处→再次核对→戴手套→卷

好食管气囊、胃气囊→缓慢从选定的鼻腔插入 14～16cm（会厌部）后嘱患者做吞咽动作（患者昏迷无法配合时，操作者此时以一手托住患者头部前屈，同时另一手送管）。若患者出现恶心欲呕时先停止片刻嘱其深呼吸后再缓慢送管；插入不畅时需要查看管道是否盘曲在口中；有呛咳、紫绀、呼吸不畅等需立即拔出，待症状缓解后再重新插管。

4. 判断胃管在胃内，方法有三种：

（1）把管道一端浸入治疗碗内看有无气泡逸出水面。

（2）向胃管内快速注入 20ml 空气听气过水音。

（3）注洗器回抽胃管可抽出胃内容物。

5. 在鼻旁初步固定管道，胃管开口端接负压引流瓶。

6. 遵医嘱向胃气囊内注入气体 200～300ml，维持气囊内压力在 40～50mmHg 之间（同时测压完后再补注入 5ml 空气）。迅速反折开口处，用止血钳夹紧胃气囊管外口，向外轻拉三腔二囊管。遇阻力时表示胃气囊已到达胃底部，用绳子连接三腔管与牵引物，通过滑车装置牵引三腔管，妥善固定于牵引架上。

7. 未能完全止血时，先放松牵引，再向食管气囊内注入 100～150ml 的空气（压力约 30～35mmHg，测压完同样需再补注入 5ml 空气），迅速反折开口处并用止血钳夹紧食管气囊外口，向外轻拉三腔二囊管，妥善固定。

8. 整理床单位，注射器放入治疗包内，剪刀放治疗盘内，二者放置于床头柜备用。脱手套、洗手，记录引流量、各囊压力、时间，清理用物。

七、注意事项

1. 置管前先由医生与患者或患者家属解释操作目的，签好知情同意书，插管时患者需与医生密切配合，共同完成。

2. 置管过程中动作柔和、解释到位，操作过程中防止因刺激导致呕吐，与胃内容物反流等造成窒息和误吸。

3. 气囊压迫期间要密切观察患者脉搏、心率、血压等生命体征的变化。胃气囊向外牵拉过多或者食管气囊压力偏高均会压迫心脏引起频发期前收缩，此时需将胃气囊内气体放出，并往胃内送少许管之后再充气或者是减少食管气囊的压力。

4. 气囊检测无漏气后必须抽尽两气囊内气体并用止血钳夹紧管口。

5. 注气时先胃气囊后食管气囊；放气时则顺序相反。切记食管气囊内不可注入液体。

6. 三腔二囊管出鼻孔处贴防压疮贴或者衬垫棉花团，以免长时间牵引及压迫造成局部缺血性溃疡。牵引过程中维持 45°角牵引，牵引物离开地面约 30 厘米。

7. 置管后可用冰盐水加盐酸肾上腺素冲洗胃部止血。留置三腔二囊管期间需反复抽吸胃内容物或者使用负压引流瓶回吸检验止血效果，若留置期间仍可从胃内抽出鲜血，应考虑是否牵引力度不够或气囊压力偏低，需及时对应调整。

8. 胃气囊牵引过大或充气不足时，易导致双囊往外滑脱，严重时可引起咽喉压迫，患者可突然出现肤色紫绀、呼吸急促或窒息。此时需立刻剪断牵引绳和总管口排尽空气并拔除三腔二囊管。

9. 一般置管 24 小时后，每隔 12 小时食管气囊需放气 15～30min。放气前 15 分钟先协助患者服用液状石蜡 20～30ml，同时放松牵引并将管往胃内送入约 5 厘米，以避免胃底长时间压迫引起糜烂或坏死。

10. 每班交接时需测量气囊的压力并记录，每次测压后需往气囊内补注入 5ml 气体，测压过程中放松牵引。

11. 管道留置期间，协助患者每日吞服 20ml 液状石蜡一次。

12. 随时观察管道在鼻腔的出口处标记是否有移位。

13. 置管过程中若患者有剧烈频繁的恶心、呕吐时，可酌情使用丁卡因喷雾剂在咽喉部喷雾麻醉，减少咽喉部刺激。

14. 确保胃管在胃内后方可通过胃管注入药物或流质。

15. 出血停止 24 小时后可考虑拔管。拔管前先口服液状石蜡 20～30ml，取下牵引，做好固定，观察 30 分钟后无出血时可放掉食管气囊气体，将管道向胃内送入少许，妥善固定。观察 12 小时后无出血时，嘱患者再口服液状石蜡 20～30ml 后放尽胃气囊内气体，轻柔而迅速地拔除三腔二囊管。拔管后 1 天内严密监护患者是否有再次出血。

八、知识拓展——急诊胃镜

（一）概念

急诊胃镜是指自发病 24～48h 内进行的胃镜检查手术。临床工作中急诊胃镜常被定义为发病就诊之后 24～48h 内的内镜介入术，包括镜下的诊断、止血、治疗。

（二）急诊胃镜的术前准备

1. 术前常规禁食 8～12h。

2. 与患者解释说明，以求充分配合，核对是否签署知情同意书。

3. 监测患者生命体征，保证生命体征稳定。消化道出血患者心率＞ 110 次 / 分，血压＜ 90/60mmHg 时，视患者心功能情况适当给予快速扩容。尽快开放两条以上静脉通道进行补液、输血等。

4. 年龄小和（或）不能配合者可行静脉全麻，同时予床边心电监护。

（胡佳俊）

第十八节　床边 X 线、B 超检查的配合

危重患者在不适合转运且有多种生命支持设备使用的情况下需要做 X 线片、B 超检查，明确诊断时，可使用床边 X 线、B 超的检查。

一、X 线检查的适应证

1. 肺病、心血管病、胸腔积血、积液、积气，胸骨或肋骨疾病等。

2. 骨折、关节脱位、骨与关节退行性变、结核、化脓性炎症、肿瘤、风湿、类风湿、代谢性疾病等。

3. 胃肠道穿孔、异物、肠梗阻、泌尿系结石等。

二、床边 X 线检查的配合

1. 进行床边 X 线片检查前，与患者解释检查的目的和必要性，争取患者的合作配合。

2. 检查前协助初入院的患者更换宽松患者服，协助年老或者活动不便的患者排空二便。

3. 协助患者摘除身上影响成像的饰品交给他人保管；若为女性患者，还需要协助患者除去文胸；必要时清除患者照射部位的药膏和敷料。

4. 有补液治疗的患者，调好补液滴速，及时更换滴空的补液瓶。

5. 协助医师在患者腰背部垫上垫板，或者协助摆好摄片体位。

6. 对于烦躁不安需要约束的患者，提前做好约束；对于需要家属陪同的患者，告知 X 线摄片过程的辐射和危害，同时协助家属穿戴防护设备；穿戴防护设备保护患者非受照部位如性腺、甲状腺等对 X 射线敏感的部位。

7. 条件允许的情况下，床边 X 线检查时病房内不安排其他患者入住，或者暂时先请无关人员回避。

8. 摄片结束后待医师通知可以进入病房时再进入，取下垫板，调整患者体位。

9. 告知有需要备孕的女性患者经过 X 线检查三个月以后方可备孕。

10. 整理床单位和用物。

三、B 超检查的适应证

B 超检查具有诊断明确、无痛、无辐射和使用便捷、检查报告快捷等优点，几乎适用于全身各脏器检查。临床常用于检查消化系统疾病、泌尿生殖系统疾病、心血管系统疾病以及胸腹腔脏器和体表肿物肿块探查等。

四、床边 B 超检查的配合

1. 进行床边 B 超检查前，解释检查的目的、作用及对诊断的必要性，告知检查的部位、时间、注意事项，并取得患者的配合。

2. 对初入院的患者，协助患者更换宽松患者服。根据检查内容，必要时协助年老或者活动不便的患者排空二便。

3. 肝胆胰脾、十二指肠、胃肠道超声检查前禁食 8 小时。当患者同时还有腹部 X 线造影检查时，应先完成超声检查，或在造影 2 天后，钡餐 3 天后检查。直肠检查时需要充盈膀胱，因此检查前 2～3h 嘱咐患者不要排尿。做结肠检查前则应注意清洁肠道，排空粪便。

腹胀便秘者行腹腔脏器 B 超检查时，可协助患者于检查前一天晚上服用缓泻药或灌肠。

4. 泌尿系、妇科 B 超检查前常规需要充盈膀胱，女性经阴道超声检查前需排空膀胱。

5. 如进行腹水 B 超检查，协助患者更换体位或者摇高床头进行。患者能耐受情况下行胸水 B 超检查时，协助患者反坐在靠背凳上，注意保暖。

6. 请无关人员暂时回避检查，保护患者隐私，必要时使用屏风遮挡。

7. 做穿刺定位时，嘱患者勿擦去身上的定位标记，同时做好交接。

8. 检查完毕后协助患者穿好衣物，取舒适体位，整理床单位。

（胡佳俊）

第十九节　冰帽的使用

一、概念

使用冰帽进行降温是临床上常用的物理降温措施。通常情况下，护理人员将小冰粒装入冰帽后置于患者头部，以降低脑耗氧量和代谢率，减轻脑水肿程度和对脑组织的损害。

二、适应证

1. 心肺复苏术后的患者。
2. 脓毒血症高热患者或者中枢性高热患者。
3. 热射病昏迷患者。
4. 各种原因引起的颅脑损伤和脑细胞损害及脑组织水肿（非肿瘤占位性病变）。

三、操作前准备

1. 操作人员着装整洁、规范、洗手。

2. 评估患者：①全身情况：患者病情、意识、体温、年龄、治疗情况等；②患者头面部及耳郭情况；③患者活动情况、耐受程度、理解配合程度；④患者的二便、舌苔、舌质、脉象。

3. 用物准备：冰帽、小橡胶单、中单、治疗巾、干毛巾、脸盆（水桶）、体温表、制冰机制冰粒适量、夹子、冰铲、棉垫、防冻伤警示牌，必要时准备眼膏、纱布。

4. 环境准备：舒适安静，光线充足，调节室温于 24±2℃，操作中保护隐私。

四、操作流程

1. 检查冰帽外观无破损后将冰粒用冰铲装入冰帽内，冰粒放置入冰帽内 1/2 或 2/3 满即可，挤压冰帽排去空气。夹闭冰帽排水管，检查有无漏水。

2. 擦干冰帽表面水分后，在冰帽内垫上治疗巾。

3. 做好信息核对和解释，以取得患者或家属的合作。

4. 床头垫小橡胶单和中单，保持床单干燥。

5. 置入冰帽前首先用干毛巾包裹患者的头颈部，用棉垫衬于双耳部以便保暖。患者双眼无法闭合时，先予涂擦眼膏再用纱布覆盖于眼睛上，防止眼角膜损伤。

6. 将冰帽的排水管放入脸盆或排水桶内，打开排水管夹子。

7. 记录戴冰帽的时间，常规用冷时间约 30 分钟 / 次或遵医嘱执行。悬挂防冻伤警示牌。

8. 再次核对患者信息并适当进行心理护理，整理床单位，告知患者或家属治疗过程中的注意事项。

9. 使用过程中观察患者局部皮肤情况，遵医嘱监测体温变化。检查冰帽内冰粒，融化后及时更换，脸盆或排水桶里水满时及时倾倒。

10. 用毕，核对患者，撤用物。查看冷敷部位的皮肤情况，取下防冻伤警示牌。

11. 协助患者取舒适体位，整理床单。洗手后记录患者体温，使用部位，时间，使用过程有无特殊情况。

五、注意事项

1. 冰帽治疗过程中需经常查看患者头颈部皮肤颜色变化。对于血运不良的人耳郭部位更需关注有无紫绀、感觉障碍、冻伤等情况。定时予头部皮肤按摩促进血液循环，防止头部冻疮形成。

2. 注意患者心律、心率的变化，避免降温治疗时诱发心房纤颤、心室纤颤及房室传导阻滞。

3. 治疗高热时，使用冰帽后每 15～30min 测量体温并登记，当体温下降至 39℃（102.2°F）以下时，可去除冰帽或遵医嘱使用。

4. 注意掌握冰粒融化时间以及室内温度，随时擦拭患者头面部冷凝水，必要时更换垫单和毛巾。

5. 每次治疗完毕应及时做好记录。

6. 冰帽降温治疗的同时可在患者足底置热水袋增加舒适感。

六、知识拓展——医用电冰帽

医用电冰帽是根据电冰箱的结构原理创新，主要由箱体、冰帽、蛇形软管构成的医用物理降温器械。箱体内含有制冷、测温、控制、报警四大系统。蛇形软管连接箱体和冰帽形成闭合的制冷系统，运行时能快速降低患者头颈部的温度。医用电冰帽操作更简单便捷，卫生清洁，省时节力。

（胡佳俊）

第四章
常用急救药物的使用

第一节　升　压　药

一、阿托品

（一）适应证

1. 适用于心血管疾病、心脏手术、败血症、肾衰以及创伤等引起的休克综合征。
2. 适用于经充分液体复苏后休克仍无法纠正者。
3. 对洋地黄和利尿剂不起效果的心功能不全。

（二）禁忌证

1. 心动过速、心室颤动、嗜铬细胞瘤、青光眼、前列腺肥大、高热以及环丙烷麻醉患者禁用。
2. 高血压、闭塞性血管病患者慎用。
3. 孕妇、哺乳期妇女、儿童、老年人慎用。

（三）剂型规格

注射剂　2ml：20mg/ 支。

（四）用量和配伍

1. 稳定血压　成人 30～50μg/kg，可皮下、肌内或静脉注射。
2. 抗心律失常　成人 500～1000μg/kg 静脉注射，最大量可达 2000μg。
3. 抗休克　成人 20～50μg/kg，用 50% 葡萄糖注射液稀释后于 5～10 分钟静脉注射。

（五）注意事项

1. 使用该药品过程需监护患者心电图、血压、心排血量和尿量情况。
2. 与多巴胺合用时，需要先纠正低血容量。
3. 使用前务必稀释，稀释液浓度取决于剂量和机体需要。
4. 输注该药品时谨防外渗。

（六）不良反应

1. 呼吸困难、心律失常、周身乏力感较常发生。
2. 心跳过缓、头痛、恶心呕吐者少见。
3. 外周血管病患者使用该药时可有手足发凉、疼痛，严重者可出现局部坏死、坏疽。
4. 用药过量导致的血压偏高时应予以停药，必要时予以 α 受体阻滞剂。

（七）保存方法、条件

低温、通风、干燥、遮光贮藏、密闭保存。

二、肾上腺素

（一）适应证

可升高血压，缓解心跳微弱、呼吸困难等症状。

（二）禁忌证

1. 有僵硬和震颤症状者。
2. 使用氯丙嗪、酚妥拉明导致的血压下降者。
3. 禁止与氯仿、环丙烷麻醉同时使用。

（三）剂型规格

注射剂　1ml：1mg。

（四）用量和配伍

1. 心搏骤停　静脉注射或骨髓腔注射 1mg/ 次，每次 3～5min，可重复进行。
2. 急性哮喘　肌内或皮下注射 0.25～0.5mg/ 次。
3. 过敏性休克　一般 0.5～1mg 皮下或者肌内注射，或者 0.1～0.5mg 静推，亦可 4～8mg 盐酸肾上腺素加入 0.9% 氯化钠注射液中静滴。

（五）注意事项

1. 用药后心悸、头痛、血压升高、震颤、四肢发凉等较常见，用药局部可引起水肿、充血、炎症等。

2. 对未出现心搏骤停的患者使用偶发心律失常，严重时可因室颤致死。

3. 心肺复苏（CPR）成功后应即刻限用该药，以免引起脑溢血。

4. 重复用药仍效果不佳或症状不能改善时，应考虑耐药的可能。

（六）不良反应

1. 全身性反应：焦虑、恐惧、失眠不安、惊厥、头痛、眩晕、脸色苍白、恶心呕吐、汗出、四肢发凉、震颤、肌肉强直、乏力、心悸、尿潴留、血压升高，支气管与肺水肿，血糖或血乳酸的短时升高等。

2. 眼周反应：眼周的短时刺痛感、烧灼感、流泪、眉弓疼、头痛、巩膜炎、变态反应等，长期使用可出现眼周水肿、黑色素沉积等。

（七）保存方法、条件

遮光，减压严封，在阴凉处保存。

三、间羟胺

（一）适应证

1. 用于椎管内阻滞麻醉时引起的急性低血压。

2. 用于颅脑肿瘤、多发伤、过敏、出血等引起的低血压。

3. 用于败血症或心源性休克所致的低血压。

（二）禁忌证

1. 接受氟烷、环丙烷或氯仿麻醉者。

2. 14 天内曾接受过单胺氧化酶抑制剂治疗者。

（三）剂型规格

注射剂　1ml：10mg；5ml：50mg。

（四）用量和配伍

1. 成人每次 10～20mg，小儿每次 40～200μg/kg。

2. 静脉滴注　成人 10～40mg 溶于 5% 葡萄糖注射液或 0.9% 氯化钠注射液中。

（五）注意事项

1. 高血压、甲亢、糖尿病、充血性心力衰竭患者慎用。
2. 应用间羟胺之前应先纠正血容量不足。
3. 优先选择静脉注射给药，静脉选择宜粗大且直，对糖尿病、周围血管病或血液高凝状态者需谨慎用药。
4. 静脉用药需防外渗，皮下注射或肌内注射需避开血运不良的部位，以免引起组织坏死。
5. 药物稀释后可保存 24 小时，滴注过程中需避开碱性药物。
6. 间羟胺蓄积作用，若用药后血压上升不明显时，需先监测 10 分钟以上血压情况再决定是否加量。
7. 短期内连续用药可引起快速耐受性。
8. 停药时需逐渐减量，若骤然停药可再发生低血压。
9. 与血管扩张药联合使用可预防不良反应出现。

（六）不良反应

1. 头痛、眩晕、震颤、恶心、呕吐等较常见。
2. 高血压、肺水肿、心律失常、心搏骤停、局部组织缺血和坏死。
3. 抽搐、心悸和胸部压迫感、神经过敏等。

（七）保存方法、条件

遮光，密封保存。

四、多巴酚丁胺

（一）适应证

用于治疗术后低血压及器质性心脏病心肌收缩力下降引起的心肌梗死、心力衰竭所致的心源性休克。

（二）禁忌证

暂未发现。

（三）剂型规格

注射剂　5ml：250mg；2ml：20mg。

（四）用量和配伍

1. 成人滴速为每分钟 2.5～10μg/kg，最大剂量可至 40μg/kg。

2. 与地高辛联合用药治疗心衰，但易诱发心律失常，用药时需酌情减量。

3. 与多巴胺联合用药治疗心衰和心源性休克，但联用可致房室传导阻滞，房颤和房扑应慎用。

4. 与硝普钠联合用药治疗心衰，或者和硝普钠、多巴胺合用治疗顽固性心衰。

5. 和硝酸甘油合用改善心功能。

6. 和依诺西蒙合用协同扩血管。

7. 对有潜在性心功能不全患者，联用三氯二烯可避免在麻醉过程中诱发心衰。

（五）注意事项

1. 交叉过敏反应，对其他拟交感药物过敏，可能对该药也敏感。

2. 对妊娠和哺乳期用药，在人体应用未发生问题。

3. 梗阻性肥厚型心肌病不宜应用，以免加重梗阻。

4. 房颤、高血压、严重的机械梗阻、低血容量、室性心律失常、心梗应慎用。

5. 需定时或连续监测 BP、HR、ECG、CVP、心排血量、肺动脉楔压等。

6. 用药前需先纠正低血容量。

7. 避免与碱性药物合用。

（六）不良反应

可有胸痛、气短、心悸、恶心、头痛、血压升高等。

（七）保存方法、条件

遮光，密封，2～8℃保存。

五、异丙肾上腺素

（一）适应证

1. 房室传导阻滞、心搏骤停及支气管哮喘。

2. 心源性休克或感染性休克。

（二）禁忌证

1. 冠状动脉粥样硬化性心脏病、病毒性心肌炎、甲亢或心率超 120 次 / 分、小儿心率超 160 次 / 分。

2. 对药物过敏者。

3. 室性心律失常需改善心肌收缩力患者。

4. 心肌梗死、心绞痛、房颤以及嗜铬细胞瘤患者。

（三）剂型规格

注射剂　2ml：1mg。

（四）用量和配伍

1. 静脉滴注　每次0.5mg～1mg，以5%葡萄糖注射液或0.9%氯化钠注射液稀释后滴注。
2. 心腔内注射或静脉注射　每次0.5～1mg。

（五）注意事项

1. 高血压、冠脉缺血、心绞痛、肥厚型梗阻型心肌病、糖尿病、惊厥患者慎用。
2. 对妊娠的影响，美国食品药品监督管理局（FDA）把本药归属为妊娠C类。
3. 用药时和用药前后应检查或监测血钾。
4. 本药可与肾上腺素交替使用，待前药作用结束后才可再用后药。
5. 避免与碱性物质、氧化物配伍。
6. 用药前应先纠正低血容量和酸中毒。
7. 需定时或连续监测血压、心电图、心排出量、肺动脉楔压。

（六）不良反应

1. 心悸不安、口干、咽干较常见。
2. 头晕、头痛、恶心、乏力感、出汗、心前区疼痛等。

（七）保存方法、条件

避光，密封阴凉处保存。

六、去甲肾上腺素

（一）适应证

1. 用于治疗心血管疾病、术后、休克等引起的低血压。
2. 用于治疗心搏骤停复苏后血压的维持。
3. 作为对血容量不足引起的低血压的辅助用药。

（二）禁忌证

1. 过敏反应：对其他拟交感胺类药物不能耐受者。
2. 孕妇禁用，小儿用药影响缺乏研究。
3. 老年人不宜长期大量使用。

4. 器质性心脏病、心肌缺血缺氧、高血压、动脉硬化、闭塞性血管病、无尿患者慎用。

（三）剂型规格

注射剂　2ml：10mg；1ml：2mg。

（四）用量和配伍

1. 上消化道出血　口服注射液每次 1～3ml，兑冰盐水服用。
2. 维持血压　1～2mg 加入生理盐水或 5% 葡萄糖 100ml 内静滴。
3. 危重患者血压的维持　用 5% 葡萄糖注射液或 0.9% 氯化钠注射液稀释后用微量泵泵入或者缓慢推注，视血压情况调整剂量。

（五）注意事项

1. 忌与碱性药物配伍，避免接触血液制品。
2. 使用中需连续监测血压变化。
3. 用药宜选择中心静脉或者血管粗大且直的静脉，严防外渗，出现外渗需要及时处理，若并发组织坏死，需使用血管扩张药并热敷和普鲁卡因封闭治疗。
4. 滴注该药物前需减轻对受压部位的压迫，避免局部缺血缺氧。
5. 用药期间需要监测尿量＞ 25ml/h 以上。
6. 长时间使用后停药时需缓慢停药。

（六）不良反应

1. 长期连续用药可能影响机体重要脏器的毛细血管灌注，严重可致不可逆性休克。
2. 用药时间较长可引起肾动脉收缩，肾脏灌注不足，导致无尿甚至肾损伤。

（七）保存方法、条件

避光，密封阴凉处保存。

（陈会娥）

第二节　抗心律失常药

一、西地兰

（一）适应证

1. 用于急性心力衰竭。
2. 用于房扑、房颤的治疗。

（二）禁忌证

1. 洋地黄过敏或中毒者。
2. 禁与钙剂合用。
3. 急性心肌炎、急性心梗早期、缺血性心脏病者慎用。
4. 低血钾、甲减、严重肺部疾患、肾功能不全、孕妇及哺乳期妇女。
5. 运动员慎用。

（三）剂型规格

注射剂　2ml：0.4mg。

（四）用量和配伍

1. 静脉注射　0.4～0.8mg 溶于 5% 葡萄糖注射液中缓慢静推，总量不超过 1～1.6mg。
2. 肌内注射　0.4～0.8mg 肌内注射。

（五）注意事项

1. 使用时需要进行心电血压监护，同时需医护陪护。
2. 注意监测肾功能、电解质。
3. 用药期间需要监测血药浓度。
4. 药物有蓄积作用，可引起消化道症状如恶心、食欲不振，以及头痛、二联律等。

（六）不良反应

1. 消化道症状：恶心呕吐、腹痛腹泻、消化不良等。
2. 心血管症状：用药过程中突发的心律转变，呈现二联律或房室传导阻滞。
3. 神经系统症状：头晕头痛、焦虑抑郁、失眠多梦，严重时可引起神志错乱。
4. 视力改变：表现为黄绿视或复视。

（七）保存方法、条件

遮光，密闭保存。

二、利多卡因

（一）适应证

1. 急性心肌梗死、心脏介入术、洋地黄中毒、外科手术等引起的室性期前收缩、室速、室颤等心律失常。

2. 使用抗惊厥药物治疗无效的持续癫痫。

3. 局部麻醉或椎管内麻醉用药。
4. 耳鸣的治疗。

（二）禁忌证

1. 对本药或其他胺类局麻药过敏者。
2. 阿－斯综合征、严重心脏传导阻滞、病态窦房结综合征禁用。
3. 心力衰竭、严重肝肾功能障碍、低血压和休克患者慎用。
4. 恶性高热者、孕妇及哺乳期妇女慎用。

（三）剂型规格

注射剂 0.1g：5ml。

（四）用量和配伍

1. 静脉注射 每次 0.05g，或溶于 5% 葡萄糖注射液或 0.9% 氯化钠注射液中静滴。
2. 肌内注射 成人 4.5mg/kg。
3. 局部注射 0.9% 氯化钠注射液稀释成 0.25%～0.5% 的浓度后用于局部浸润麻醉。
4. 神经阻滞麻醉 0.9% 氯化钠注射液稀释成 1%～2% 的浓度。

（五）注意事项

1. 药物在麻醉效果上产生快速耐受性，反复用药时需加大药量。
2. 静脉注射只限用于抗心律失常。
3. 动脉粥样硬化、血管痉挛、糖尿病等慎与血管收缩剂联合使用。
4. 新生儿用药容易导致药物中毒。
5. 需要随时监测患者血压、心电图、血清电解质浓度。

（六）不良反应

1. 心血管系统症状：心跳过缓、心跳停搏、传导阻滞、心肌收缩力下降、室上速、低血压。

2. 神经系统症状：视神经炎、头晕、倦怠、言语不清、感觉异常、共济失调、肌肉颤动、惊厥等，严重可致神志模糊、呼吸抑制。

3. 过敏反应：水肿、皮疹。

4. 支气管痉挛或成人呼吸窘迫综合征。

（七）保存方法、条件

密封，避光保存。

三、胺碘酮

（一）适应证

1. 抗心律失常药，用于房性期前收缩、室性期前收缩、心动过速的治疗。

2. 房扑、房颤、室颤等电复律后的药物维持以及预激综合征伴室上性心律失常的发作治疗。

（二）禁忌证

1. 严重窦房结功能异常者禁用。

2. 双束支传导阻滞（体内置起搏器除外）、Ⅱ度房室传导阻滞者禁用。

3. 心动过缓晕厥者禁用。

4. 各种原因引起弥漫性肺间质纤维化者禁用。

5. 对该药过敏者禁用。

（三）剂型规格

注射剂　2ml：0.15g。

（四）用量和配伍

静注给药：成人 3～5mg/kg，注射用水或 5% 葡萄糖注射液稀释后缓慢注入或静滴。

（五）注意事项

1. 对碘过敏者对该药品可能存在交叉过敏反应。

2. 和延长 Q–T 间期的药物联合用药可增加心律失常的风险。

3. 和华法林、地高辛、普鲁卡因胺、安博律定、奎尼丁合用时需要减少后者药量。

4. 不建议与 β 受体阻滞剂、钙拮抗剂联合用药。

5. 长期用药应监测血压、ECG 和 24 小时动态 ECG，注意复查肝功、甲功、胸部 X 线等。

6. 宜从小剂量开始使用。

7. 药物半衰期长，更换他药时需注意药物相互作用。

（六）不良反应

1. 甲状腺功能异常：包括甲亢和甲减，停药后可缓慢恢复甲状腺功能。

2. 中枢神经系统：震颤、共济失调、近端肌无力、周围神经感觉和运动障碍、锥体外体征等。

3. 消化系统：转氨酶升高及胃肠不适、恶心、便秘、纳差，减少用量可消退症状。

4. 皮肤：长期用药极易发生角膜碘微粒沉淀，但很少影响视力，可能出现皮肤变色和光敏感。

5. 心血管系统：低血压、窦性心动过缓、窦房阻滞、窦性停搏、各种房室传导阻滞或使原有传导阻滞加重。

6. 对肝脏、肺脏存在一定影响。

7. 偶发低血钙、肌酐升高、静脉炎等。

（七）保存方法、条件

避光，阴凉干燥处密封保存。

（陈会娥）

第三节　呼吸兴奋剂

一、尼可刹米

（一）适应证

用于各种原因引起的呼吸抑制。

（二）禁忌证

抽搐、惊厥患者禁用。

（三）剂型规格

注射剂　1.5ml：0.375g；2ml：0.5g。

（四）用量和配伍

肌注、皮下、静滴或静注：成人 0.25～0.5g/ 次，每日不超过 1.25g；半岁以内小儿每次 0.075g；1 岁用药剂量为每次 0.125g；4～7 岁每次 0.175g。

（五）注意事项

1. 用药前确保呼吸道通畅，查血氧、动脉血气情况并进行氧疗。

2. 药物代谢快速，注意给药间隔。

（六）不良反应

1. 常见面部刺激、皮疹、汗出、焦躁、抽搐、恶心欲呕等。

2. 剂量过大时可出现心血管症状如血压升高、心悸、心律失常等。

3. 震颤、肌肉僵硬，严重时抽搐、惊厥甚至昏迷。

（七）保存方法、条件

遮光，密封保存。

二、洛贝林

（一）适应证

适用于中枢性呼吸抑制（如一氧化碳、阿片中毒）及新生儿窒息等。

（二）禁忌证

高血压患者。

（三）剂型规格

注射剂　1ml：3mg。

（四）用量和配伍

1. 静脉注射　成人每次 3mg，小儿每次 0.3～3mg，新生儿每次 0.3mg。
2. 皮下或肌注　成人每次 10mg。

（五）注意事项

1. 忌和铅、银等盐类药物配伍。
2. 静脉用药需缓慢滴注。

（六）不良反应

1. 消化道症状有恶心呕吐、腹痛腹泻等。
2. 心血管系统影响有心悸、心动过缓或过速、传导阻滞、心搏骤停等。
3. 呼吸系统不良反应如呛咳、呼吸抑制。
4. 中枢神经系统反应：抽搐、强直痉挛性惊厥。

（七）保存方法、条件

遮光，密闭保存。

（陈会娥）

第四节 解痉药（M胆碱受体阻断药）

一、山莨菪碱

（一）适应证

1. 平滑肌痉挛性疼痛：胃、十二指肠痉挛，胆道痉挛引起的疼痛等。
2. 急性微循环障碍、休克。
3. 有机磷中毒。

（二）禁忌证

1. 颅内压增高、脑出血急性期患者禁用。
2. 幽门梗阻、肠梗阻禁用，重症溃疡性结肠炎、反流性食管炎患者慎用。
3. 青光眼、尿潴留、前列腺肥大患者禁用。
4. 孕妇及哺乳期妇女用药尚不明确，婴幼儿及老年人慎用。

（三）剂型规格

注射剂 1ml：10mg；1ml：5mg。

（四）用量和配伍

1. 肌注 成人每次5～10mg，小儿0.1～0.2mg/kg。

2. 抗休克及有机磷中毒 成人每次静滴10～40mg，稀释在5%葡萄糖注射液或0.9%氯化钠注射液中，小儿按千克体重给药，每次0.3～2mg/kg。

（五）注意事项

1. 诊断不明的急腹症不宜轻易用药。
2. 该药抑制汗腺分泌，夏季用药容易导致体温升高。
3. 用药时可出现排尿困难，必要时可用新斯的明对症治疗。

（六）不良反应

1. 口舌干燥、面色潮红、视力模糊、轻微便秘等。
2. 发热、心悸、尿潴留。
3. 大剂量可出现阿托品样中毒症状。

（七）保存方法、条件

密闭阴凉处保存。

二、阿托品

（一）适应证

1. 各种内脏绞痛。
2. 解救有机磷酸酯类中毒、感染性休克。
3. 全身麻醉前给药、严重盗汗和流涎。

（二）禁忌证

1. 高热、青光眼、前列腺肥大患者禁用。
2. 孕妇及哺乳期妇女、儿童、老年患者慎用。
3. 有脑损害、部分心脏疾患以及部分消化系统病症患者慎用。
4. 有用药过敏史者。

（三）剂型规格

注射剂　1ml：5mg。

（四）用量和配伍

1. 皮下、肌注或静注　成人每次 0.3～0.5mg，儿童每次 0.01～0.02mg/kg。

2. 解救有机磷中毒　静脉或皮下给药 1～2mg 或视病情给药至达到阿托品化，然后用维持量。

3. 抗休克治疗　成人 0.02～0.05mg/kg，用 50% 葡萄糖注射液或 5% 葡萄糖注射液稀释后使用。

4. 麻醉前用药　成人 0.5mg 肌注。

（五）注意事项

1. 有颠茄生物碱不耐受者不能耐受本品。
2. 环境温度高时使用本品需要注意药物引起的闭汗反应，以免体温骤升。
3. 注意观察药物所致的抗 M 胆碱样副作用，发现需立即停药。
4. 用药过程若出现心率增快伴室速、室性期前收缩时，需立即停药并通知医生处理。

（六）不良反应

1. 常见反应：口干汗少、皮肤潮红、视物模糊、尿潴留、便秘等。

2. 用药过量：会引起惊厥、焦虑烦躁、言语含糊、谵妄、幻觉、呼吸增快等中枢兴奋症状，严重时转为中枢抑制状态而出现呼吸麻痹、昏迷甚至死亡。

（七）保存方法、条件

阴凉避光密闭处保存。

（黄晓城）

第五节 抗凝血药

肝素

（一）适应证

1. 治疗各种血栓栓塞性疾病和预防血栓形成。
2. 治疗弥漫性血管内凝血。
3. 体内外抗凝血治疗。

（二）禁忌证

1. 肝素过敏者。
2. 颅脑损伤、颅内出血、活动性结核、内脏肿瘤等。
3. 原有严重出血倾向或凝血障碍病史者。
4. 溃疡、新发创伤以及新鲜术口。
5. 孕妇及妇科疾病如先兆流产、产后出血等。
6. 有明显肝肾功能减退者。

（三）剂型规格

注射剂　2ml：12 500U。

（四）用量和配伍

1. 静注、皮下或肌内注射　成人每次 5000～10 000U。
2. 静滴　10 000～20 000U 稀释于 5% 葡萄糖注射液或 0.9% 氯化钠注射液静脉滴注。
3. 预防性治疗　有高危血栓风险患者的预防用药，5000U 皮下注射给药。

（五）注意事项

1. 用药前及用药期间需监测患者的凝血时间。
2. 老年人应减少用量并加强监护。
3. 注射本品需深部肌肉或皮下注射，以减轻药物的刺激。
4. 有使用抗凝抗聚药物治疗的患者在使用本品时要注意出血倾向是否加重。

5. 避免与碱性药物合用。
6. 严密观察肝素过量引起的脏器出血，必要时用等量鱼精蛋白拮抗。

（六）不良反应

1. 最常表现为身体任何部位的出血。
2. 孕妇用药可导致死胎、早产。
3. 可引起畏寒冷战、发热、皮疹等过敏反应。
4. 长期使用可致脱发、骨质疏松、自发骨折等。
5. 注射部位红肿疼痛、血肿、溃疡或轻微头痛。
6. 可诱发血小板减少症。

（七）保存方法、条件

密闭冷藏保存。

（黄晓城）

第六节　镇　静　药

一、地西泮

（一）适应证

1. 失眠，尤其焦虑性失眠。
2. 焦虑症及各种功能性神经症。
3. 各种原因引起的惊厥，如小儿高热惊厥、破伤风、子痫等。
4. 癫痫，可与其他抗癫痫药相结合，从而用于医治癫痫小发作或大发作，当用于癫痫持续状态时需静注。
5. 脑血管意外、腰肌劳损、脊髓损伤性中枢性肌强直、内镜检查等引起的肌肉痉挛。

（二）禁忌证

1. 对地西泮或其他类似药物过敏者禁用。
2. 哺乳期妇女、妊娠期妇女、新生儿禁用。

（三）剂型规格

1. 片剂　5mg/ 片，2.5mg/ 片。
2. 注射剂　2ml：10mg。

（四）用量和配伍

1. 成人常用量　①抗焦虑：一次2.5～10mg，一日2次～4次；②镇静：一次2.5～5mg，一日3次；③催眠：5～10mg，睡前服；④急性酒精戒断：第一天每次10mg，一天3～4次，以后按需减至一次5mg，每日3～4次。

2. 小儿常用量　6个月以下禁用，6个月以上，一次1～2.5mg或按体表面积1.17～6mg/m^{2}或按体重40～200μg/kg，每天3～4次，用量酌情加减，最大剂量不超过10mg。

（五）注意事项

1. 重症肌无力、青光眼、肝肾功能不全、粒细胞减少者慎用。

2. 驾驶机动车、高空作业人员和老弱幼小者慎用。

（六）不良反应

1. 可能会出现轻微头痛、运动失调、乏力、嗜睡等症状，与剂量有关，老年患者更容易产生如上反应，偶然会出现白细胞减少、呼吸抑制、低血压、皮疹、精神紊乱、忧郁、视力模糊、尿潴留反应，高剂量时少数人会兴奋不安。

2. 长期使用可引起依赖性和耐受，突然停药会出现戒断症状，宜从小剂量用起。

（七）保存方法、条件

密封保存。

二、苯巴比妥

（一）适应证

1. 催眠：偶用于顽固性失眠症。

2. 镇静：如烦躁、焦虑不安、小儿幽门痉挛、高血压、甲状腺功能亢进、功能性恶心等症。

3. 抗癫痫：癫痫大发作和部分性发作功效快，可以应用于癫痫持续状态。

4. 抗惊厥：用于治疗中枢兴奋药中毒或破伤风、高热、脑出血、脑炎等所致的惊厥。

5. 和解热镇痛药配伍使用可增强疗效。

6. 新生儿高胆红素血症。

7. 麻醉前给药。

（二）禁忌证

对该药过敏、呼吸抑制、支气管哮喘、卟啉病以及严重肝肾功能不全者禁用。

（三）剂型规格

1. 片剂 100mg/ 片，30mg/ 片，15mg/ 片，10mg/ 片。

2. 注射剂（粉） 200mg，100mg，50mg。

3. 注射剂 1ml：10mg。

（四）用量和配伍

1. 成人剂量

（1）口服：催眠，60～90mg，睡前服；镇静，每次 15～30mg，1 天 3 次；抗癫痫，每次 15～30mg，1 天 3 次；极量，每次 250mg，1 天 500mg。

（2）肌内注射：催眠，每次 100mg；抗惊厥，每次 100～200mg，必要时可重复注射，24 小时最高可注射 400mg；抗癫痫，每次 100～200mg，必要时每 4～6h 重复注射 1 次，24 小时内不可大于 500mg；妊娠呕吐，每次 100mg，必要时 6 小时重复 1 次；麻醉前应用，每次 100～200mg，极量，每次 250mg，1 天 500mg。

（3）静注：癫痫持续状态，每次 200～250mg，缓慢注射，必要时 6 小时重复 1 次，肝功能不全时减少初始剂量。

2. 儿童剂量

（1）口服：镇静，每次 2mg/kg，或按体表面积 60mg/m^2，1 天 2～3 次；抗癫痫，每次 2mg/kg，或按体表面积 60mg/m^2，1 天 2～3 次。

（2）肌内注射：镇静或麻醉前用药，1 次按体重 2mg/kg；催眠或抗惊厥，每次按体重 3～5mg/kg 或按体表面积 125mg/m^2，1 天 2～3 次。

（3）术后用药，1 次 8～30mg。

（五）注意事项

1. 长时间应用于治疗癫痫时禁止突然停药，防止癫痫复发，甚而发生癫痫持续状态。

2. 一般使用 5～10 倍催眠量时可引起中度中毒，10～15 倍时则重度中毒，血药浓度每 100ml 高于 8～10mg 时，会危及生命，急性中毒会出现昏睡，从而出现呼吸浅表，通气量锐减，最终呼吸衰竭而死亡。

3. 高血压、心脏病、甲状腺功能亢进、糖尿病、老年人、严重贫血、哺乳期妇女和妊娠期妇女慎用。

4. 静脉注射速度不可超过 60mg/min，速度过快有可能出现呼吸抑制。

5. 妊娠期服用本药，新生儿可出现出血和低凝血酶原血症，维生素 K 可治疗或预防。

6. 本药或其他巴比妥类药物中毒的急救：口服如未超过 3 小时，用 1 ∶ 2000 的高锰酸钾溶液或大量温生理盐水洗胃，洗胃后，再用 10～15g 硫酸钠导泻，并给予乳酸钠或碳酸氢钠碱化尿液，减少重吸收，促使药物排出，也可用甘露醇等利尿剂促进药物排泄，因呼吸抑制导致呼吸性酸中毒时，会加快药物进入中枢的速度，从而加重其中毒反应，因此呼吸道的通畅十分重要，必要时给予呼吸支持，或适当给予中枢兴奋药，当血压偏低时，可静滴低分子右旋糖酐或糖盐水以补充液体。

（六）不良反应

1. 可出现困倦乏力、头晕等，长期使用会有依赖性及耐受性，多次连用应警惕蓄积中毒。
2. 少数患者可能出现剥脱性皮炎、药热、皮疹等过敏反应。

（七）保存方法、条件

密封保存。

（黄晓城）

第七节 镇 痛 药

一、酮咯酸氨丁三醇

（一）适应证

适用于所有痛症，用于短时间内消除创伤、术后疼痛、肿痛、剧烈痛及各种原因所致的疼痛。

（二）禁忌证

1. 消化性溃疡患者禁用。
2. 肾功能不全的患者禁用。
3. 临产、分娩及产妇禁用。
4. 禁用于手术疼痛的预防或手术中镇痛。

（三）剂型规格

1. 片剂 10mg/片。
2. 注射剂 1ml：10mg；1ml：30mg。
3. 滴眼剂 8ml（0.1%）。

（四）用量和配伍

肌注 每次30～90mg，肾功能不全或65岁以上者应酌情减少剂量，总剂量不应＞60mg/24h。

（五）注意事项

长期应用极少数患者会出现出血症状或胃肠道溃疡，其发生率类似阿司匹林。还可出现消化不良、口干、腹痛腹泻、眩晕头痛、汗多、嗜睡等。

（六）不良反应

胃肠道溃疡、出血等。

（七）保存方法、条件

阴凉下保存。

二、吗啡

（一）适应证

应用于剧痛时止痛，手术、麻醉前给药，如心源性哮喘、急性肺水肿及心肌梗死等导致的剧痛。

（二）禁忌证

分娩止痛、哺乳期妇女止痛、新生儿和婴儿等。

（三）剂型规格

1ml：10mg；1ml：5mg。

（四）用量和配伍

用法　常皮下注射，每次 5～15mg，一天 15～40mg（极量每次 20mg，一天 60mg），静脉注射 5～10mg。

1. 与吩噻嗪类及镇静催眠药并用，会加重及增强吗啡的抑制作用。
2. 吗啡可增强香豆素类药物的抗凝血作用。
3. 与西咪替丁合用，可能引起呼吸暂停等。

（五）注意事项

1. 每次给药间隔时间至少 4 小时，以防引起蓄积中毒或成瘾。
2. 注射时不可与其他药物配伍。
3. 用药后可降低膀胱尿意而致尿潴留。
4. 注意观察药物耐受性和依赖性的出现，并密切观察早期中毒的症状。
5. 该药中毒可用纳洛酮对抗。

（六）不良反应

1. 连用 3～5 天即可产生耐药性，1 周以上可成瘾，需慎用。
2. 恶心、呕吐、呼吸抑制、嗜睡等过敏反应。
3. 深度呼吸抑制、昏迷、瞳孔极度缩小是吗啡急性中毒的重要特征。

（七）保存方法、条件

阴凉处密闭保存。

三、哌替啶

（一）适应证

常用于手术、创伤、内脏绞痛及分娩等各种剧痛的镇痛，还用于人工冬眠、强化麻醉、麻醉前给药及代替吗啡治疗心源性哮喘等。

（二）禁忌证

对哌替啶过敏、疼痛原因未明确、惊厥、颅内压增高、颅脑损伤、慢阻肺、哮喘、肺心病、妊娠、肝肾功能不全、婴幼儿、哺乳期妇女、老年人等。

（三）用量和配伍

1. *用法*　肌内注射或皮下注射：一次 25～100mg，一天 100～400mg。
2. *极量*　一次 150mg，一天 600mg。用药间隔不宜小于 4h。
3. *静脉注射*　成人按体重每次 0.3mg/kg，宜稀释后缓慢注入。

（四）注意事项

1. 反复应用易产生耐受性，连续用药 2 周可成瘾。
2. 用药后不可吸烟。
3. 用药期间不可饮酒或使用其他抑制中枢神经的制剂，以防加重中枢神经不良反应。

（五）不良反应

可出现恶心、呕吐、口干、出汗、心悸、直立性低血压以及眩晕等，可抑制呼吸，久用产生耐受性和依赖性。

（六）保存方法、条件

放置于阴凉处，避免阳光照射。

（黄晓城）

第八节　解　毒　药

一、山莨菪碱

（一）适应证

适用于脑血栓形成、血管神经性头痛、有机磷农药中毒、坐骨神经痛、三叉神经痛、视神经萎缩、中心性视网膜炎等。

（二）禁忌证

1. 脑出血急性期、颅内压增高患者。
2. 青光眼。
3. 前列腺肥大患者。
4. 新鲜眼底出血者。
5. 恶性肿瘤患者。
6. 孕妇。

（三）剂型规格

1. 片剂　10mg/ 片；5mg/ 片。
2. 注射剂　1ml：20mg；1ml：10mg；1ml：5mg。

（四）用量和配伍

1. 口服　成人 1 次 5～10mg，1 天 3 次。
2. 静注　中、重度有机磷农药中毒时每次 5～20mg，达“阿托品化”后酌情加减，小儿每次 0.2～1mg/kg。
3. 肌注　每次 5～10mg，每天 1～2 次。

（五）注意事项

脑出血急性期和青光眼患者禁用。

（六）不良反应

中枢神经兴奋作用弱，可出现皮疹。

（七）保存方法、条件

密封保存。

二、解磷定

（一）适应证

对于治疗有机磷中毒有选择性，例如对于1605、1059、乙硫磷、特普的疗效较好，对敌敌畏、敌百虫、乐果、马拉硫磷的效果较差或无效，对于二嗪农、丙胺氟磷、甲氟磷及八甲磷中毒则无效，对轻度有机磷中毒，可单独应用本品或阿托品，中度、重度中毒时则必须合并应用阿托品，因本品对体内已蓄积的乙酰胆碱几乎无作用。

（二）禁忌证

尚未见实验证明资料。

（三）剂型规格

1. 粉针剂　0.4g。
2. 注射液　10ml：0.4g；20ml：0.5g。

（四）用量和配伍

1. 轻度中毒　成人：每次0.4～0.5g，必要时2小时后重复一次。小儿：每次15mg/kg。

2. 中度中毒　第一次0.8～1.0g，此后每2小时0.4～0.5g；小儿：每次20～30mg/kg，一般不超过3天。

3. 重度中毒　第一次1.0～1.2g，以后每小时0.4～0.5g，症状有所改善后，酌情减量直至停用。24小时总量不超过16g。小儿：每次30mg/kg。

（五）注意事项

1. 严禁与碱性药配伍，注射液的pH以3.5～4.5为宜。
2. 不易透过血脑屏障，不易解除中枢神经系统的中毒症状。
3. 本药半衰期＜1h，给药须重复足量，但用药若过量会抑制胆碱酯酶。
4. 解磷定对“老化酶”无效，必须早期给药。
5. 溶液变色不可使用。

（六）不良反应

可出现恶心呕吐、头痛眩晕、疲倦乏力、视力模糊、心动过缓，严重者可出现全身阵挛性抽搐，甚则呼吸抑制；有时也会发生咽痛及腮腺肿大。

（七）保存方法、条件

密封、避光储存。

三、纳洛酮

（一）适应证

应用于解救麻醉性镇痛药急性中毒，酒精中毒、精神分裂症及心搏骤停患者的复苏，抗休克，用于治疗垂体激素分泌亢进综合征。

（二）禁忌证

1. 高血压及心功能不全患者慎用。

2. 用药注意：①选用适当的给药速度和剂量；②密切监测生命体征，如血压、呼吸、心率，及时采取相应措施；③阿片类以及其他麻醉性镇痛药成瘾者应用此药时，会立刻发生戒断反应，需注意掌握剂量。

（三）剂型规格

针剂　1ml 0.4mg/ 支。

（四）用量和配伍

1. 成人剂量　首次使用静注 0.4～2mg，可隔 2～3min 重复给药，如不能静脉给药，可肌内给药。首次纠正呼吸抑制时，每隔 2～3min，静注 0.1～0.2mg，至产生理想效果。重度乙醇中毒 0.8～1.2mg，一小时后重复给药 0.4～0.8mg。

2. 儿童剂量　首次使用静注 0.01mg/kg，若效果不理想，可增至 0.1mg/kg，如不能静注，可分次肌注。首次应用于纠正呼吸抑制时，每隔 2～3min，静注 0.005～0.01mg，直至达到理想程度。

3. 新生儿剂量　肌注、静注或皮下注射的一般常用初始量为 0.01mg/kg。

（五）注意事项

1. 已接受大量类阿片药物者或对类阿片药物有躯体依赖性者慎用。

2. 也可能对依赖类阿片药物的母亲生下的新生婴儿激发戒断综合征。

3. 正服用具有心脏毒性药物的患者或患心脏病者慎用。

（六）不良反应

个别出现恶心呕吐、口干、厌食、烦躁不安、困倦、心率增快和血压升高，极少数可能诱发肺水肿、心律失常，甚或心肌梗死。

（七）保存方法、条件

遮光、密封保存。

四、阿托品

（一）适应证

1. 有机磷农药、毒蕈、毒扁豆碱、新斯的明等中毒，及锑剂中毒，吗啡或洋地黄所致的心律失常。

2. 化学性眼灼伤时扩瞳以治疗虹膜睫状体炎。

3. 休克。

4. 由于迷走神经兴奋性增高所致的各种慢性心律失常。

5. 内脏绞痛。

6. 麻醉前用药。

（二）禁忌证

1. 对其他颠茄生物碱不耐受者，对该品也不耐受。

2. 孕妇静脉注射可引起胎儿心动过速。

3. 该品可分泌入乳汁，并有抑制泌乳作用。

4. 婴幼儿对此药的毒性反应非常敏感，尤其对于痉挛性麻痹与脑损伤患儿的毒性反应更严重，环境温度较高时，因闭汗作用有急骤升高体温的危险，应用时需谨慎观察。

5. 老年患者容易发生抗 M 胆碱样副作用，例如便秘、排尿困难、口干（尤其男性），易诱发未经诊断的青光眼，一旦发现应立刻停药，该品尤易减少老年人汗液分泌，影响散热，故夏天慎用。

（三）剂型规格

1. 片剂　0.3mg/ 片。

2. 注射剂　1ml：0.5mg；2ml：1mg；1ml：5mg。

（四）用量和配伍

1. 抗休克　皮下或静脉注射，成人每次 1～2mg，小儿 0.03～0.05mg/kg，必要时每 10～30min 重复一次，酌情减量至停药。

2. 慢性心律失常　剂量同上，次数不宜过多。

3. 胃肠道痉挛　口服：成人每次 0.3～0.5mg，每天 3～4 次，极量每次 1mg，每天 3mg，小儿 0.01mg/kg，饭前服用。

（五）注意事项

1. 急性有机磷农药中毒时用量达阿托品化即可，防止过量引起阿托品中毒。

2. 阿托品滴眼时防止过量。

3. 器质性幽门梗阻、肠梗阻、胃肠道平滑肌弛缓、前列腺肥大、青光眼者忌用，严重冠状动脉病变、老年、心功能不全、急腹症诊断未明者慎用。

4. 高热和心动过速者，应降温和控制心率后再用。

（六）不良反应

可出现颜面潮红、心率加速、瞳孔扩大、口干、皮肤干燥等反应，可有谵妄、高热、排尿困难，甚至呼吸麻痹、昏迷等。

（七）保存方法、条件

易吸潮，储存温度 0～8℃。

（林敬冬）

第九节　平　喘　药

一、肾上腺素

（一）适应证

用于治疗支气管哮喘、过敏性休克、心脏骤停，也用于花粉症、荨麻疹、齿龈或鼻黏膜出血。

（二）临床配伍及使用剂量

1. 过敏性休克　肌注或皮下注射 0.5～1mg，也可 0.1～0.5mg 缓慢静注（以等渗盐水稀释至 10ml），若疗效不佳，可增至 4～8mg 静滴，用 500～1000ml 5% 葡萄糖注射液配制。

2. 心脏骤停　0.25～0.5mg 心内注射。

3. 支气管哮喘　皮下注射 0.25～0.5mg，大约 3～5min 见效，但仅可维持 1 小时，必要时可重复注射 1 次。

4. 与局麻药合用　加少许本药（约 1∶50 万～1∶20 万）于局麻药内，可增长其药效，降低其毒副作用，用以减少手术部位的出血。

5. 鼻黏膜和牙龈出血　将浸有（1∶20 000～1∶1000）溶液的纱布填至出血处。

6. 花粉症、荨麻疹、血清反应等　皮下注射 1∶1000 溶液 0.2～0.5ml，必要时再重复上述剂量注射 1 次。

（三）不良反应

1. 全身反应　可见面色苍白、失眠、焦虑不安、头痛、眩晕、恐惧、呕吐、血压升高，四肢发冷、出汗、无力、震颤、尿潴留、心悸、支气管及肺水肿，短时的血乳酸或血糖升高等。

2. 用眼时反应 眼部有短暂刺痛感或烧灼感，头痛、眉弓疼、变态反应、流泪、巩膜炎，长期应用可致眼睑、角膜及结膜黑色素沉积、角膜水肿等。

（四）注意事项

1. 器质性心脏病、高血压病、甲亢、糖尿病、室性心律失常、脑组织挫伤、分娩患者等禁用。

2. 小儿、老年人、器质性脑损害患者及孕妇应慎用。

3. 注射时须更换部位，避免组织坏死，长期大量使用易出现耐药性，停药数天可使耐药性消退。

4. 用于过敏性休克时，需补充血容量。

5. 应用该药品时应密切关注血压、心律与心率的变化，多次使用该品需监测血糖。

（五）禁忌证

禁用于器质性心脏病、高血压、冠状动脉疾病，慎用于老年人、甲亢、糖尿病、洋地黄中毒、外伤性及出血性休克、心源性哮喘患者。

（六）保存方法、条件

遮光、减压严封，在阴凉处保存。

二、麻黄碱

（一）适应证

用于鼻黏膜充血和鼻塞。

（二）禁忌证

冠心病、高血压及甲亢患者禁用。

（三）剂型规格

1. 片剂 30mg/ 片；25mg/ 片；15mg/ 片。

2. 注射剂 50mg：1ml；30mg：1ml。

（四）用量和配伍

1. 成人 ①口服：25mg，每天 3 次；②皮下或肌内注射：15～30mg。

2. 儿童 ①口服：0.5～1mg/kg；②皮下或肌内注射：每次 0.5～1mg/kg。

（五）注意事项

短期内反复应用，可产生急性耐受性。

（六）不良反应

长期大剂量使用可引起中枢兴奋所致的失眠、出汗、心悸、不安等症状，可加服镇静催眠药。

（七）保存方法、条件

遮光、减压严封，在阴凉处保存。

三、氨茶碱

（一）适应证

1. 哮喘样支气管炎、支气管哮喘及哮喘持续状态。
2. 急性心功能不全和心源性哮喘。
3. 胆绞痛。
4. 窦房传导阻滞和病态窦房结综合征。

（二）禁忌证

急性心梗伴有血压显著降低者。

（三）剂型规格

1. 片剂　0.2g/片；0.1g/片。
2. 注射液　0.25g：2ml；0.5g：2ml。

（四）用量和配伍

1. 口服　①成人：每次0.1～0.2g，每天3次；②小儿：每次3～5mg/kg，每天3次。
2. 静注或静滴　成人每次0.25～0.5g，小儿每次2～3mg/kg，以20～40ml，25%～50%葡萄糖溶液稀释后缓慢静注或以5%葡萄糖溶液500ml稀释后静滴，因刺激性大，不宜肌内注射。
3. 直肠给药　保留灌肠或栓剂，每次0.3～0.5g，每天1～2次。
4. 极量　每次0.5g，每天1g，病态窦房结综合征：静滴，每天0.25g，10～14d为1个疗程。

（五）注意事项

1. 过量用药时，少数人会出现激动不安、失眠等中枢兴奋现象等。

2. 剂量过大时可导致惊厥、谵妄。
3. 可用镇静药对抗治疗。
4. 不得露置空气中，以防失效。

（六）不良反应

1. 口服可引起恶心、呕吐等胃肠道反应，肌注可致局部红肿疼痛。
2. 当静滴速度过快或浓度过高时会强烈兴奋心脏，致心律失常、心悸、头晕、血压剧降，重者甚至引起惊厥。
3. 该药中毒时，常发生心律失常、心率增快、癫痫和肌肉颤动。

（七）保存方法、条件

避光密封保存。

四、糖皮质激素

（一）适应证

支气管哮喘、鼻炎。

（二）禁忌证

1. 中、重度支气管扩张症。
2. 哮喘急性加重或重症患者不宜单用，孕妇禁用。

（三）用量和配伍

1. 支气管哮喘　气雾剂或干粉吸入 400μg，每日 1 次，或 200μg，每日 2 次；严重或难治性哮喘短期内可增大剂量至每次 400～800μg，每日吸入 1～2 次，病情控制尚可时可渐减药量至上述常规用量维持。
2. 鼻炎　50μg，喷入鼻腔，每日 2 次。

（四）注意事项

1. 气道有病毒、真菌或结核菌感染者慎用。
2. 吸入后应用纯净水漱洗咽部和口腔，以防真菌生长。
3. 儿童需在成人指导下用药，按照处方量应用。

（五）不良反应

1. 长期大量应用引起的不良反应：
（1）皮质功能亢进综合征：满月脸、水牛背、高血压、多毛、糖尿、皮肤变薄等，此为糖皮质激素使代谢紊乱所致。

（2）加重或诱发感染。

（3）诱发或加重溃疡病。

（4）诱发高血压和动脉硬化。

（5）骨质疏松，肌肉萎缩，伤口愈合时间延长。

（6）诱发精神病和癫痫。

（7）抑制儿童生长发育。

（8）其他：食欲旺盛，负氮平衡，消化性溃烂，高血糖倾向，血钙降低。

2. 停药反应：

（1）肾上腺皮质萎缩或功能不全：长期用药肾上腺皮质会逐渐萎缩，突然停药或减药速度过快，可导致肾上腺皮质功能不全，如遇应激状态，易导致肾上腺危象。

（2）反跳现象与停药症状。

（六）保存方法、条件

密封保存，一般为吸入性药物，开启后需在有效期内使用完毕。

（林敬冬）

第十节　降　压　药

一、硝酸甘油

（一）适应证

用于急性左心衰竭、心绞痛急性发作等。

（二）禁忌证

对硝酸甘油过敏者、严重贫血、心肌梗死早期、青光眼、颅内压增高者禁用，应用枸橼酸西地那非的患者禁用本药。

（三）剂型规格

1. 片剂　0.6mg/ 片。
2. 胶囊　2.5mg/ 粒。
3. 喷雾剂　11.2g，每喷 0.4mg。

（四）用量和配伍

注射液　用 5% 葡萄糖或氯化钠稀释后静滴，起始剂量为 5μg/min，输液泵恒速输入是最佳选择。应用于心力衰竭或降低血压者，可每 3～5min 增加 5μg/min，若 20μg/min 时仍无效，可以 10μg/min 递增，后可 20μg/min。

（五）注意事项

1. 应用能有效缓解急性心绞痛的最小剂量，过量可导致耐受。
2. 小剂量可能发生严重低血压，尤其在直立位时。
3. 应慎用于血容量不足或收缩压低的患者。
4. 发生低血压时可合并心动过缓，加重心绞痛。
5. 加重肥厚型梗阻性心肌病引起的心绞痛。
6. 易出现药物耐受性。
7. 如果出现视力模糊或口干，应停药。
8. 剂量过大时可引起剧烈头痛。
9. 静滴该药时，使用非吸附该药的输液装置。
10. 静脉使用本品时须采用避光措施。

（六）不良反应

1. 头痛：可于用药后立即发生，表现为剧痛，呈持续性。
2. 偶尔会出现虚弱、心悸、眩晕及体位性低血压表现，特别是直立、制动患者。
3. 治疗剂量会引起严重的低血压反应，如出汗、虚弱、苍白、恶心、呕吐和虚脱。
4. 晕厥、面红、药疹和剥脱性皮炎均有报告。
5. 逾量时可出现口唇指甲青紫、眩晕欲倒、头胀、气短、极度乏力，心跳快而弱、发热，甚至抽搐。

（七）保存方法、条件

密封，遮光，阴凉处保存。

二、乌拉地尔注射液

（一）适应证

高血压危象，难治性高血压及重度、极重度高血压，围手术期高血压的控制等。

（二）禁忌证

对本品过敏者，动静脉分流（肾透析时的分流除外）或主动脉狭窄者以及哺乳期妇女禁用。

（三）剂型规格

注射剂　5ml：25mg。

（四）用量和配伍

1. 静脉注射　缓慢静脉注射 10～15mg，密切监测血压，若效果不够满意，可重复用药。

2. 持续静脉点滴或用输液泵　常将乌拉地尔 250mg 配入合适的液体中，如生理盐水、5% 或 10% 的葡萄糖注射液、5% 的果糖或右旋糖酐 40ml 加入 0.9% 的氯化钠溶液中。如需输液泵以维持剂量，可将本药 100mg 用以上液体稀释至 50ml，静脉输液的最大药物浓度为 4mg/ml。输入速度根据患者的血压酌情调整，推荐初始速度为 2mg/min，维持速度为 9mg/h。血压下降水平由前 15 分钟内输入的药量决定，之后低剂量维持。疗程一般不超过 7 天。

（五）注意事项

血压骤然下降可能引起心动过缓甚至心搏骤停，使用本品的疗程一般不超过 7 天。

（六）不良反应

使用本品后，可出现恶心呕吐、头晕头痛、乏力汗出、心悸、烦躁、心律不齐、呼吸困难等症状，过敏反应较少见（如皮肤发红、瘙痒、皮疹等），极个别出现血小板减少。

（七）保存方法、条件

密封，遮光，在阴凉处保存。

三、硝普钠

（一）适应证

1. 高血压急症，如恶性高血压、高血压危象、高血压脑病、嗜铬细胞瘤手术前后阵发性高血压等，也可用于外科麻醉期间。

2. 急性心力衰竭，包含急性肺水肿。适用于急性心梗或瓣膜关闭不全时的急性心衰。

（二）禁忌证

代偿性高血压如主动脉狭窄或动静脉分流患者禁用，肝肾功能减退者禁用。

（三）剂型规格

注射剂（粉）　50mg。

（四）用量和配伍

1. 成人静滴　起始每分钟 0.5μg/kg，根据治疗反应以每分钟 0.5μg/kg，逐渐调整用量，常为每分钟 3μg/kg，极量为每分钟 10μg/kg，总量为 3.5mg/kg。麻醉期间，每分钟滴注最大量为 0.5mg/kg。

2. 小儿静滴 每分钟 1.4μg/kg，按效应调整用量。

（五）注意事项

1. 肾功能不全而应用本品超 48～72h 者，须每天测定血浆中硫氰酸盐或氰化物的含量，保持硫氰酸盐不超过 100μg/ml，氰化物不超过 3μmol/ml。

2. 冠状动脉或脑血管供血不足者，脑病或其他颅内压增高者，肝、肾、肺功能不全者，甲状腺功能过低者，维生素 B_{12} 缺乏者慎用。

3. 老年人须注意肾功能减退对该药排泄的影响。该药对降压反应也相对敏感，应酌情减量。

4. 本品不可静注，应使用微量输液泵或缓慢点滴。

5. 用药期间，须监测血压，急性心梗患者使用该药时应监测肺动脉舒张压或肺动脉楔压。

6. 药液有刺激性，谨防外渗。

7. 如静滴达每分钟 10μg/kg，经 10 分钟降压仍不理想者，须考虑停药。

8. 左心衰伴低血压者使用该药须同时加用正性肌力药，如多巴胺等。

9. 偶产生耐药性，为氰化物中毒先兆，减慢滴速可消退。

（六）不良反应

1. 可发生中毒。

2. 可发生血压反跳性升高。

3. 以下三种情况出现不良反应：①当血压下降速度过快时，会出现头痛眩晕、大汗、肌肉颤搐、焦虑烦躁、神经紧张、反射性心动过速、心律不齐、胃痛。②硫氰酸盐中毒或超量时，会出现恶心呕吐、气短、视力模糊、眩晕头痛、耳鸣、谵妄、意识丧失。③氰化物中毒或超极量时，可出现皮肤粉红色、心音遥远、脉搏消失、呼吸浅、反射消失、低血压、昏迷、瞳孔散大、食欲不振、恶心呕吐、出汗、头痛、药热、药疹等症状，剂量过大导致血压下降，可导致重要器官供血不足，长期应用可致硫氰酸盐中毒症状，严重过量引发昏迷甚至死亡。过量导致严重低血压时，可引起脑血管或冠状动脉灌注降低，而产生严重后果；氰化物蓄积时，可致代谢性酸中毒、组织缺氧及死亡，尤其是肾功能减退者，长期小剂量应用本品，可出现头痛、甲状腺功能减退、食欲减退、恶心呕吐，严重者可出现硫氰酸盐中毒所致的昏迷甚至死亡。

（七）保存方法、条件

遮光，密封保存。

四、卡托普利片

（一）适应证

心力衰竭、高血压。

（二）禁忌证

禁用于对该药或其他血管紧张素转换酶抑制剂过敏者。

（三）剂型规格

片剂：12.5mg/ 片；25mg/ 片。

（四）用量和配伍

1. 成人常用量：①高血压，一次 12.5mg，口服，每天 2～3 次，按需 1～2 周内增至 50mg，每天 2～3 次。疗效不满意可加用其他降压药。②心衰，起始一次 12.5mg，口服，每天 2～3 次，必要时渐增至 50mg，每天 2～3 次。近期大量使用利尿剂者，血压偏低或正常者，起始用量 6.25mg，每天 3 次，后通过测试逐步增加至常用量。

2. 小儿常用量：降压或治疗心衰，按每千克体重 0.3mg，每天 3 次，必要时每隔 8～24h 增加每千克体重 0.3mg，以求最低有效量。

（五）注意事项

1. 宜餐前 1 小时服药。

2. 可使血尿素氮、肌酐浓度升高，偶有血清转氨酶增高，能升高血钾，与保钾利尿药同用时尤需注意检测血钾。

3. 下列情况慎用本品：①自身免疫性疾病（如严重系统性红斑狼疮）；②骨髓抑制；③冠状动脉或脑动脉供血不足者，会由于血压下降而加剧缺血；④血钾过高，肾功能障碍而致高血钾，白细胞和粒细胞减少，并使该药代谢变缓蓄积；⑤主动脉瓣狭窄，可使冠状动脉灌注减少；⑥严格限钠饮食或行透析者，可能突然出现严重的低血压。

4. 用本品期间随访检查：①白细胞计数和分类计数，刚开始三个月每两周检查一次，此后定期检查，有感染可能时随时检查；②尿蛋白每月检查一次。

5. 肾功能异常者需小剂量给药或减少给药次数，如需同时使用利尿药，推荐使用呋塞米而不用噻嗪类，肌酐和血尿素氮升高时，减少药量同时停用利尿剂。

6. 用本品时若蛋白尿增多，暂停本品或减少用量。

7. 用本品时若白细胞计数过低，暂停用本品，可以恢复。

8. 发生血管神经性水肿时，需停药，迅速皮下注射 0.3～0.5ml 的 1∶1000 肾上腺素。

9. 本品可引起尿丙酮检查假阳性。

（六）不良反应

1. 较常见的有：①皮疹，常出现于治疗 4 周内，呈荨麻疹或斑丘疹，可能伴随发热和瘙痒，7%～10% 伴抗核抗体阳性或嗜酸性细胞增多；②心悸、心动过速、胸痛；③咳嗽；④味觉迟钝。

2. 较少见的有：①蛋白尿，其中 25% 出现肾病综合征；②头痛、眩晕、昏厥；③血管性水肿，见于四肢及面部，也可引起声门、舌或喉血管性水肿；④心率快而不齐；⑤面部潮红或苍白。

3. 少见的有：发热、寒战，白细胞和粒细胞缺少。

（七）保存方法、条件

遮光，密封保存。

五、中药降压

1. 罗布麻：味淡涩性凉，平肝降压、清热利尿。

2. 豨莶草：味苦性寒，祛风通络、清热降压。

3. 夏枯草：味辛苦性寒，清肝、散结、化痰、降压。

4. 钩藤：味甘性微寒，清热平肝、息风止痉。

5. 杜仲：性味甘温，补肝肾、强筋骨、安胎降压。

6. 决明子：味甘性寒，清肝明目、润肠通便、降压降脂、防血管硬化。

7. 石决明：味咸性寒，清肝明目、平肝潜阳。

8. 茺蔚子：味甘性微寒，活血调经、凉肝明目、降压。

9. 青木香：味辛苦性微寒，疏肝理气止痛、清热燥湿、解毒消肿。

10. 地龙：味咸性寒，降压。

11. 葛根：味甘辛性凉，改善头晕头痛、肢麻、耳鸣。

12. 生槐花：味苦性微寒，降压及改善毛细血管脆性。

13. 黄芩：味苦性寒，降压、缓解烦躁、胸闷、头痛等症。

14. 山楂：味酸甘性微温，消食化积、活血降压。

15. 淫羊藿：味辛甘性温，补肾壮阳、祛风湿、降压。

16. 吴茱萸：味辛苦性热，疏肝下气、散寒止痛。

17. 梧桐叶：味辛苦性凉，祛风湿、降压。

18. 丹参：化瘀止痛、通经活血，改善微循环、抗血栓形成、扩张血管。

19. 葛根：解肌、升阳、生津，改善微循环及心、脑血液供应、扩张冠状动脉、降压、减慢心率、减少心肌耗氧。

20. 生地黄：养阴生津，清热凉血，对心血管有较强的生理活性。

21. 三七：活血化瘀，对心脑血管内皮素有显著拮抗作用，可扩血管，减慢心率，降低心脏负荷、心肌耗氧，增加心肌供血和提高心肌供氧利用率。

22. 昆布：降压、排钠补钾。

23. 石膏：解肌发汗、生津清热，治牙疼头痛等，可控制血压升高。

（林敬冬）

第十一节　抗　生　素

一、青霉素

（一）适应证

用于敏感病原体引起的感染，由溶血性链球菌感染引发的扁桃体炎、咽炎、心内膜炎、丹毒、猩红热、蜂窝织炎等。肺炎链球菌引发的中耳炎、肺炎、脑膜炎等。梭状芽孢杆菌所致的气性坏疽和破伤风等。

（二）禁忌证

对该药或其他青霉素类过敏者、青霉素皮试阳性者、有过敏性疾患及过敏状态者。

（三）剂型规格

1. 注射用青霉素钠　① 0.12g（20 万 U）；② 0.24g（40 万 U）；③ 0.48g（80 万 U）；④ 0.6g（100 万 U）；⑤ 0.96g（160 万 U）；⑥ 2.4g（400 万 U）。

2. 注射用青霉素钾　① 0.125g（20 万 U）；② 0.25g（40 万 U）；③ 0.5g（80 万 U）；④ 0.625g（100 万 U）。

（四）用量和配伍

1. 成人　①肌注，每天 80 万～200 万 U，分 3～4 次；②静滴，每天 200 万～1000 万 U，分 2～4 次。

2. 小儿　①肌注，按体重 2.5 万 U/kg，每 12 小时给药 1 次；②静脉给药，按体重 5 万～20 万 U/（kg·天），分 2～4 次给药。

3. 新生儿　一次按体重 5 万 U/kg，肌注或静脉给药，出生第 1 周每 12 小时 1 次，超过 7 天每 8 小时 1 次，严重感染每 6 小时 1 次。

4. 早产儿　第 1 周按体重 3 万 U/kg，每 12 小时 1 次，2～4 周时每 8 小时 1 次，以后每 6 小时 1 次。

（五）注意事项

1. 忌与碱性药物同时使用，以防分解失效。

2. 不宜与卡那霉素、磺胺嘧啶钠、盐酸四环素、多黏菌素 E、辅酶 A、三磷酸腺苷等混合静滴，以避免沉淀或降效。

3. 与氯霉素一般不联用，因青霉素为杀菌剂，氯霉素为抑菌剂，联用影响青霉素的抗菌活性。对颅内感染及革兰阴性菌、阳性菌混合感染时联用临床效佳。如需联用，宜先用青霉素 2～3h 后再用氯霉素。

4. 该药可抑制某些转氨酶的活性，可干扰双香豆素、苯妥英钠和甲苯磺丁脲的生物转化代谢，增强双香豆素和华法林的抗凝作用，也增强苯妥英钠的抗癫痫作用，以及甲苯磺丁脲的降血糖作用。

5. 肝肾功能减退者、婴儿、妊娠末期孕妇慎用，忌用于哺乳期妇女。

（六）不良反应

1. 过敏反应：较常见，严重的过敏反应为过敏性休克，Ⅱ型变态反应为接触性皮炎、溶血性贫血、药疹等，Ⅲ型变态反应以血清病型较常见。

2. 毒性反应：较少见，肌注可发生周围神经炎。鞘内注射可引起肌肉阵挛、抽搐、昏迷等反应（青霉素脑病）。

3. 二重感染：用青霉素治疗期间可出现耐青霉素金葡菌、革兰阴性杆菌或白念珠菌感染，念珠菌过度繁殖可使舌苔呈棕色甚至黑色。

4. 高钠血症与高钾血症。

5. 治疗矛盾和赫氏反应。

6. 临床上的过敏一般较轻，主要为不安、兴奋、流汗、心率加快、呼吸困难，有时见荨麻疹、直肠肿胀，严重时休克甚至死亡。

（七）保存方法、条件

避光保存。

二、头孢曲松钠

（一）适应证

对该药敏感的致病菌所致的各种感染如呼吸道感染、败血症、泌尿系统感染、烧伤感染、术后感染、骨关节感染、软组织及伤口感染、腹部感染、软脑膜感染及预防手术期感染。

（二）禁忌证

对头孢菌素类抗生素过敏者禁用。不得用于高胆红素血症的早产儿及新生儿。

（三）剂型规格

注射剂（粉） 1.0g；0.5g；0.25g。

（四）用量和配伍

肌注　成人每次 1g，每天一次，溶于 3.5ml 利多卡因注射液中，以供深部肌注。

静注　成人每次 1g，每天一次，溶于 10ml 注射用水中，缓慢静注，一般需 2～4min。

静滴　成人每天 2g，溶于 40ml 5% 或 10% 葡萄糖液、生理盐水或右旋糖酐注射液中，需 10～15min。儿童，一般每 24 小时按体重 20～80mg/kg，分 2 次给药。

（五）注意事项

1. 交叉过敏反应：青霉素类过敏患者对头霉素或头孢菌素也很有可能出现过敏。

2. 有胃肠道疾病史者，尤其局限性肠炎、溃疡性结肠炎、抗生素相关性结肠炎者慎用。

3. 头孢菌素类毒性低，有慢性肝病者应用该药时不需调整用量，肝肾损害严重者或肝硬化患者需调整用量。

4. 肾功不全者肌酐清除率大于每分钟 5m1，用本品每天剂量少于 2g 时，一般不需调整用量，血液透析清除本品的量很少，即使透析也不需要增加用量。

5. 对诊断的干扰：应用本品的患者用硫酸铜法测尿糖可获假阳性结果，用葡萄糖酶法可不受影响。

6. 该药的保存温度为 25℃以下。

7. 该药禁与钙剂同时使用，尤其在儿童治疗中，应注意询问有无正在使用钙制剂，故特别注意林格氏及哈特曼氏等含钙溶液，本品与含钙产品或含钙剂合用可能引起致死性结局的不良事件。

（六）不良反应

若静脉给药局部有静脉炎，可减慢静注速度。肌注时，与利多卡因合用会引发疼痛。此外可有瘙痒、皮疹、发热、支气管痉挛等过敏反应，头晕或头痛、恶心、呕吐、腹痛、腹泻、胀气、黄疸等消化道反应。部分会出现嗜酸性粒细胞增多，白细胞减少和血小板减少或增多，肝肾功能异常。

（七）保存方法、条件

该药的保存温度为 25℃以下。

三、头孢呋辛钠

（一）适应证

应用于对本品敏感，急性支气管炎、肺炎、肺脓肿和其他肺部感染，复杂性尿路感染、急性肾盂肾炎、腹腔感染、胆囊炎、败血症、脑膜炎、腹膜炎和其他腹腔盆腔内感染等。

（二）禁忌证

对该药或其他头孢菌素类药过敏者。

（三）剂型规格

片剂　0.5g/片；0.25g/片；0.125g/片。
注射剂（粉）0.25g；0.5g；0.75g；1.5g。

（四）用量和配伍

肌注或静注，每次0.75g，每日3次，或每次1.5g，每日2次。较重的感染应增至每次1.5g，每日3次，如有必要，可增至每6小时1次。每日总量可达3～6g。儿童和婴儿：每天30～100mg/kg，分3～4次给药，每天60mg/kg的用量可治疗大多数感染。新生儿：每天30～100mg/kg，分2～3次给药。

（五）注意事项

一般的头孢菌素类抗生素均可安全用于对青霉素过敏者，但对有青霉素过敏史患者则需加以注意，对于肾功有损害的患者，作为预防，需监测其肾功能。

（六）不良反应

可有药物热，皮疹和罕见的过敏性反应。长期应用会导致念珠菌等非敏感性细菌过度生长，胃肠失调，包括伪膜性结肠炎。部分会出现白细胞和中性粒细胞减少，血红蛋白减少，嗜酸性粒细胞增多。

（七）保存方法、条件

密封保存。

四、克林霉素

（一）适应证

用于厌氧菌导致的腹腔和妇科感染，是金黄色葡萄球菌骨髓炎的首选药物。

（二）禁忌证

与林可霉素有交叉耐药性，对该药或林可霉素有过敏史者严禁使用。

（三）剂型规格

片剂/胶囊　150mg/片；75mg/粒。

注射剂　2ml：150mg；2ml：0.3g。

（四）用量和配伍

1. 盐酸盐　用法：口服。成人重症感染，一次 150～300mg，必要时可增至 450mg，每 6h 给药 1 次。儿童重症感染，1 天按体重 8～16mg/kg，必要时增至 20mg/kg，分 3～4 次。

2. 棕榈酸酯盐酸盐（儿童）　用法：口服。重症感染，1 天按体重 8～12mg/kg，极重时增至 20～25mg/kg，分 3～4 次。10kg 以下体重的婴儿可按 1 日每千克体重 8～12mg 用药，分为 3 次给予。

3. 磷酸酯注射液　成人，革兰阳性需氧菌感染，静滴或肌注，每天 600～1200mg，分 2～4 次；厌氧菌感染，每天 1.2～2.7g，极重感染可增至每天 4.8g。一月龄以上的儿童，重症感染一日量按体重 15～25mg/kg，极重按体重 25～40mg/kg，分 3～4 次。肌注每次不超过 0.6g，超过此量则需静脉给药。

（五）注意事项

1. 和头孢菌素类、青霉素抗生素无交叉过敏，可用于青霉素过敏者。

2. 与苯妥英钠、巴比妥盐酸盐、葡萄糖酸钙、氨苄青霉素、硫酸镁及氨茶碱可产生配伍禁忌，与红霉素会产生拮抗，不应联合应用。

3. 胃肠疾病如局限性肠炎者、溃疡性结肠炎者、抗生素相关肠炎者及肝肾功能损害者慎用。

4. 使用该药时，需密切关注伪膜性肠炎发病可能性。若患该病者需先补充电解质、水、蛋白质，然后口服甲硝唑，250～500mg，每天 3 次。若无效时改用万古霉素口服 0.125～0.5g，每天 4 次。

（六）不良反应

不良反应较严重，以泌尿系统、呼吸系统、全身性损害为主，其中导致急性肾功损害，出现血尿问题相对严重。

（七）保存方法、条件

避光，密封保存。

五、甲硝唑

（一）适应证

用于厌氧菌引起的局部或系统感染，如消化道、下呼吸道、女性生殖系统、腹腔、骨和关节、皮肤及软组织等部位和系统的感染，用于心内膜炎、败血症、脑膜感染及抗生素引起的结肠炎。还用于口腔厌氧菌感染、破伤风。

（二）禁忌证

血液病者、活动性中枢神经系统疾病者、哺乳期及妊娠期妇女禁用。

（三）剂型规格

1. 片剂 0.2g/片。
2. 注射剂 250ml：500mg。
3. 阴道栓剂 500mg。

（四）用量和配伍

1. 成人：①肠道阿米巴病：每次0.4～0.6g，一天3次；肠道外阿米巴病，每次0.6～0.8g，一天3次；②小袋虫病：每次0.2g，一天2次；③麦地那龙线虫病：每次0.2g；④贾第虫病：每次0.4g，一天3次；⑤皮肤利什曼病：每次0.2g，一天4次；⑥滴虫病：每次0.2g，一天4次，可同时用栓剂，每晚0.5g置入阴道内；⑦厌氧菌感染，每天0.6～1.2g，分3次口服。

2. 小儿：①阿米巴病：每天35～50mg/kg，分3次服用；②贾第虫病：每天15～25mg/kg，分3次服用；③厌氧菌感染：每天20～50mg/kg。

（五）注意事项

1. 肝功不全者药物可蓄积，需酌减。
2. 使用期间需减少钠盐摄入，如食盐过多可导致钠潴留。
3. 可出现白色念珠菌病，必要时联合抗念珠菌药。
4. 可引起惊厥和周围神经炎，应考虑减量或停药。
5. 可有血象改变，白细胞减少等。

（六）不良反应

消化道反应最为常见，例如食欲不振、恶心呕吐、腹部绞痛，但一般不会影响治疗。神经系统症状有眩晕头痛，偶有肢体麻木、感觉异常、共济失调、多发性神经炎等，大量可引起抽搐。少数出现瘙痒、潮红、荨麻疹、排尿困难、膀胱炎及白细胞减少等。

（七）保存方法、条件

2～8℃低温保存。

六、阿奇霉素

（一）适应证

用于生殖道及呼吸道感染。治疗多种病原体所致的呼吸道感染，生殖道沙眼衣原体感染等。

（二）禁忌证

禁用于对红霉素、阿奇霉素、其他大环内酯类或酮内酯类药物过敏的患者，禁用于使用阿奇霉素后有肝功能不全、胆汁淤积性黄疸病史的患者。

（三）剂型规格

1. 片剂 / 胶囊　0.125g/ 片；0.25g/ 片；0.5g/ 片。

2. 颗粒剂　0.1g/ 包。

（四）用量和配伍

1. 成人：由敏感淋球菌、杜克嗜血杆菌或沙眼衣原体所引起的性传播疾病，仅单次口服该药 1000mg。

2. 其他感染：总量 1500mg，每日一次服用本品 500mg 共 3 天。或总量相同，仍为 1500mg，首日服用 500mg，第二至第五天口服该药 250mg，一天一次。

3. 肾功能不全患者：轻、中度肾功能不全者不需调整用量，重度肾功能不全者用药请遵医嘱。

4. 肝功能不全患者：轻、中度肝功能不全者，该药的用法和用量同肝功能正常者。

（五）注意事项

1. 禁用于大环内酯类抗生素过敏者。

2. 孕妇及重度肝肾功能异常者慎用。

3. 本品与食物同服降低生物利用度。

4. 本品与环孢素、地高辛、麦角碱等同服可增加血药浓度。

5. 在治疗肺炎时，该药只用于由流感嗜血杆菌和肺炎链球菌引起的社区获得性肺炎的门诊患者的口服给药。

6. 参阅红霉素注意事项。

（六）不良反应

胃肠道反应较多，例如恶心、呕吐、腹泻、腹痛，多为轻、中度，停药后可恢复。血管性水肿和胆汁淤积性黄疸较罕见。

（七）保存方法、条件

避光，密封保存。

七、头孢美唑钠

（一）适应证

用于敏感菌引起的呼吸系统感染、胆道感染、泌尿系统感染、腹膜炎、化脓性脑膜炎、皮肤软组织感染及术后预防感染等。

（二）禁忌证

1. 对该药及其他头孢菌素类药过敏者禁用。
2. 有青霉素过敏性休克史者禁用。

（三）剂型规格

注射剂（粉） 2.0g；1.0g；0.5g。

（四）用量和配伍

1. 成人：①静注：轻、中度感染，每天 1～2g，分 2 次给药。溶于灭菌生理盐水、灭菌注射用水或 5% 葡萄糖注射液 10～20ml 中缓慢静注，时间不宜＜ 4～6min。②静滴：重度感染，每日可酌情递增至 4～6g，分 2～4 次给药；每次溶于 5%～10% 葡萄糖液、灭菌生理盐水、右旋糖酐液、M/6 乳酸钠注射及复方氨基酸液 60～100ml 中静滴，于 30 分钟内滴完。

2. 儿童：①静脉滴注：轻、中度感染，2～12 岁儿童每天 25～100mg/kg，分 2～4 次给药，每次溶于灭菌注射用水中缓慢静注。②静脉滴注：重度感染（如败血症、细菌性脑膜炎），2～12 岁儿童剂量可酌情递增至每天 150mg/kg，分 2～4 次给药，每次溶于 5%～10% 葡萄糖注射液、灭菌生理盐水 60～100ml 中静滴，于 30 分钟内滴完。

（五）注意事项

1. 新生儿、早产儿、孕妇、哺乳期妇女慎用。
2. 有胃肠道病史者，尤其局限性肠炎、溃疡性结肠炎或抗生素相关性结肠炎者慎用。
3. 严重肝、肾功能障碍者慎用。
4. 高度过敏性体质、年老、体弱患者慎用。

（六）不良反应

1. 胃肠道反应多见：恶心、呕吐和腹泻等。
2. 可见皮疹、发热等过敏反应，偶见过敏性休克症状。
3. 偶致肝、肾毒性（肝、肾功能异常）。
4. 长期用药时可致菌群失调，发生二重感染。
5. 本品肌注或静脉给药时可引起注射部位局部红肿、疼痛，重者可导致血栓性静脉炎。

6. 偶尔出现低血压、头痛、心动过速。

（七）保存方法、条件

密封，置阴凉干燥处。

（林敬冬）

第五章
急救仪器操作

第一节　监护仪的使用和维护

一、监护仪的重要性和现代地位

随着医学技术发展，监护仪广泛应用于急诊、ICU 等临床科室，它可以给医护人员提供患者生命体征的重要信息，医生和护士借用这些信息，能更好地了解患者病情，及时对患者进行适当的治疗，使患者获取更好的治疗效果。于是，监护仪的使用越来越受重视。

二、监护仪的适应证和禁忌证

（一）适应证

病情危重需不间断监测血压、心率、呼吸、血氧的病人，如：

1. 急诊科各种抢救中的危重患者。
2. 心律失常等各种危重心血管疾病。
3. 手术中、手术后及危重患者转运途中。
4. 特殊药物治疗前后观察。
5. 新生儿、早产儿。
6. ICU 各种病情尚不稳定的患者等。

（二）禁忌证

无禁忌证。

三、心电监护仪的操作程序

（一）准备用物

心电监护仪一台、血压袖带、心电线、血氧线、电极片、电源线、生理盐水棉球。

（二）患者准备

1. 评估患者病情、意识状态。
2. 评估患者皮肤情况，取平卧位或半卧位。
3. 做好健康宣教，告知清醒患者监测的目的，以取得配合，并告诉患者注意切勿拉扯电极线和导电线。

（三）评估环境

评估环境是否安全，有无电磁干扰。

（四）操作流程

1. 连接心电监护仪电源。
2. 嘱患者平卧位或半卧位。
3. 打开主开关。
4. 取出心电导联线，在心电导联线上的 5 个电极头上分别装上电极片，然后用 75% 的乙醇对粘贴部位表面进行擦拭（清除皮肤上的角质层和汗渍，以防电极片接触不良），并将电极片粘贴在人体上。电极片与人体连接的正确位置：①右上（RA）：右锁骨中线第一肋间。②右下（RL）：右锁骨中线剑突水平处。③中间（C）：胸骨左缘第四肋间。④左上（LA）：左锁骨中线第一肋间。⑤左下（LL）：左锁骨中线剑突水平处。
5. 将血压袖带取出展开后缠绕在患者手臂上，袖带下缘在肘关节上方 1～2cm 处，松紧程度以能够插入 1～2 指为宜。
6. 检测血氧：取出血氧探头，然后将红外线探头固定在患者指（趾）端，红外线探灯对准患者的指（趾）甲，监测患者指（趾）端小动脉搏动时的氧合血红蛋白占血红蛋白的百分比。

四、监护仪常见故障及应急处理

（一）开机无显示

1. 故障现象：打开仪器时，指示灯不亮，屏幕无显示。
2. 检查方法：①断电的情况下，检查电池是否电量耗尽。②通电的情况下，检查电源线与插座，电源线与仪器相连处接触是否良好，电源线是否断开。

3. 解决办法：排查电源线与插座，仪器连接处无接触不良情况，并接通交流电给仪器充电。

（二）无心电波形

1. 故障情况：接上导联线后屏幕上无显示心电波形呈一直线，显示屏上提示“无信号”或“电极脱落”。

2. 检查办法：排查电极片是不是与人体接触不良，导联线各处是否断裂。

3. 解决方法：①排查全部心电导联外接部位是否正常，导联线是否断裂。②如监护仪上心电波形通道显示“无信号接收”，则提示心电监测模块与主机通讯有问题，如重启后仍为此提示，请联络供应商。

（三）心电基线漂移

1. 故障情况：显示屏的心电扫描基线时而移出显示区域，无法稳定在显示屏上。

2. 检查方法：①仪器是否处于潮湿环境中，仪器内部是否受潮。②排查电极片质量，排查人体接触电极片的部位是否清洁干净。

3. 解决方法：①将仪器连续开机 24 小时，自身排潮。②更替电极片，清洁人体与电极片接触的部位。

（四）心电波形杂乱

1. 故障情况：心电波形过大，不能看到整幅波形。

2. 检查办法：排查设备设置中的心电幅度数值是否过大，导致心电波形溢出。

3. 解决办法：将心电幅度调至合适值，以可观察到整幅波形为度。

（五）心电受电刀干扰

1. 故障情况：在术中使用电刀时负极与人体接触，干扰心电监护。

2. 检查办法：排查监护仪本身与电刀外壳的接地情况。

3. 解决办法：给监护仪和电刀加装良好接地。

（六）呼吸信号太弱

1. 故障情况：屏幕上显示的呼吸波形太弱，不便观察。

2. 检查办法：检查电极片放置是否正确，电极片质量，人体接触电极片的部位是否清洗干净。

3. 解决办法：对人体接触电极片的部位进行清洗，用良好的电极片正确贴放。

（七）无血氧数值

1. 故障情况：在监护过程中，无血氧波形及数值。

2. 检查办法：排查手指探头红光是否闪烁，患者手臂有无压迫，监护室内温度如何。

3. 解决办法：如手指探头内红光不闪烁，并且不由导线接触不良所致，及延长线于插座接口部位。寒冷地区，尽量减少暴露患者手臂，影响检测效果。同一侧手臂不可以同时测量血压和血氧，因为若手臂被压迫会影响测量结果。

如血氧波形通道显示“无信号接收”，提示血氧模块与主机通讯存在问题，重启机器，若仍提示异常，请更换血氧板。

（八）血氧值断续

1. 故障情况：血氧饱和度波形及数值时有时无。

2. 检查方法：①长期监护及手术时，患者手臂有无乱动，导致血氧值断续。②检查血氧延长线坏否。

3. 解决方法：尽量让患者保持稳定，一旦由于手的动作引起血氧值丢失，可认为正常。若血氧延长线坏则更换一条。

（九）血压测量值不正常

1. 故障情况：测量值偏差太大，与患者病情不符。

2. 检查方法：检查血压袖带和与血压连接管道各处是否漏气。

3. 解决方法：更换良好的袖带或接头。

（十）血压充气不足

1. 故障情况：测量血压时充气压力不足（小于 150mmHg），无法测量。

2. 检查办法：排查血压袖带和延长管有无破裂情况。

3. 解决方法：更换质量好的血压袖带。

五、监护仪的清洁消毒

（一）清洁

1. 使用清水纱布擦拭监护仪时，尽量不要用腐蚀性清洁剂，清洁中不能接触金属部位。

2. 血压计袖带定时清洗，待晾干后再放回去。

（二）消毒

1. 常用消毒剂，75% 乙醇、500mg/L 含氯消毒剂或仪器专用清洁剂。

2. 血压计袖带浸泡处理，电缆和传感器用蘸有消毒剂的纱布擦拭。

六、监护仪维护

（一）日常维护

1. 设专人管理：每次使用后立即清洁消毒，确保主机及配件都完好。发现故障及时排除或报修。每周仪器维护班定时给仪器充电，检查排除故障。

2. 建立仪器维护本，记载维护记录。仪器在床旁使用时，确保线路不被压、不被折。

（二）主机维护

1. 监护仪应放在宽敞通风的地方，每季度检查一次主机，每年一次安全测试。

2. 每年一次各参数校准。

（董大迪）

第二节　有创呼吸机的使用和维护

一、有创呼吸机的四个基本功能

1. 能输送气体的动力，代替人体呼吸肌的工作。

2. 能辅助或取代呼吸中枢神经支配呼吸肌产生调定好的呼吸节律，包含一定的呼吸频率及呼吸比。

3. 能按调整好的潮气量或每分钟通气量参数输送能满足人体所需的氧气。

4. 提供的气体可以加温和湿化，取代人体鼻腔的作用，并能提供高于大气含氧量的气体，从而改善患者氧合。

二、有创呼吸机主要通气模式和通气功能

（一）通气模式

1. 间歇正压通气（IPPV）：是最基本的一种通气模式，吸气相提供正性压力，呼气相时压力自动调整为零。IPPV 又可分为定容模式或定压模式。

2. 持续正压气道通气（CPAP）：是一种单独的通气模式，整个呼吸周期产生设定好的合适的水平正压，只能在患者有自主呼吸的前提下才能选择，对严重肺功能障碍者，不建议 CPAP 模式。

3. 同步间歇指令通气（SIMV）：使用前调整好呼吸频率、容量、流量、流速、吸 / 呼比等呼吸参数，然后连接管道呼吸机会按指令工作。处于指令通气间隙时间内，患者若有自主呼吸，则辅助患者完成自主呼吸，并和自主呼吸同步。该模式有逐步减少呼吸机对呼吸的辅助和控制的优点，减少呼吸机依赖及呼吸肌失用性萎缩，逐步加强及恢复自主呼吸的能力，

使患者从机械通气到自主呼吸的过渡与生理要求更吻合，也更安全。在尝试脱机过程中，更好发挥患者自主呼吸能力，减少通气不足及过度通气，避免发生呼吸性酸碱中毒。临床上常常与压力支持通气（PSV）同用，即 SIMV+PSV，低频率 SIMV 模式若使用时间较长，可能会让呼吸肌疲劳。当患者有低氧血症或二氧化碳潴留等病情变化时，需积极排除通气不足可能，及时发现及时处理，否则有生命危险。所以低频率 SIMV 使用时，为了及时发现缺氧及通气不足，需下调分钟通气量（MV）报警至能维持患者生命的最低水平，必要时加用 PSV。

4. 压力支持通气（PSV）：是一种在自主呼吸下的辅助支持通气模式，呼吸机在每次吸气时给予一定的正压支持，增加呼吸肌吸气幅度及吸入量。

5. 指令分钟通气（MMV）：呼吸机内有微计算机连续监控患者的 MV，医护人员根据患者的年龄、体重、体表面积、性别、血气分析等数据预设 MV。如单位时间内患者自主呼吸的通气量达到或高出预先设定的程度，呼吸机将不执行指令通气，仅提供一个连续的正压，为患者自主呼吸时使用。若单位时间内患者自主呼吸产生的通气量达不到预定的 MV 水平，则呼吸机可以在不用医护人员操作的情况下自动执行指令通气方式，增加患者 MV，使该单元的通气量达到预定的 MV 水平。这个通气模式的长处是不管患者的自主呼吸怎样变化，都能保证患者获得充足的 MV。

（二）通气功能

1. 吸气末正压（EIPP）：指在每一次呼吸的吸气末和呼气前，都维持一定程度的压力，好处在于拉长了吸气的时间，有助气体的散布与弥散，适用于气体分布不均、以缺氧为主的呼吸衰竭。EIPP 时间不宜过长，容易造成平均气道内压升高，增加心脏负荷，导致血流动力不稳定。所以，不推荐长于呼吸周期的 20% 或吸气时间的 15%。

2. 呼气末正压（PEEP）：呼吸机在呼气末期维持一定程度的气道压力，如应用于急性呼吸窘迫综合征（ARDS），可减少肺泡的塌陷，通过防止小气道闭合来纠正因肺血分流率（Qs/Qt）增高导致的低氧血症。最好的 PEEP 是在保证吸入氧浓度（FiO_2）＜ 60% 的参数下，动脉血氧分压（PaO_2）≥ 60mmHg 时 PEEP 处于最低水平。

三、有创呼吸机的适应证和禁忌证

（一）适应证

任何原因引起的缺氧与二氧化碳潴留，如：

1. 各病因引起的呼吸、循环骤停的心肺脑复苏中。

2. 呼吸衰竭一般治疗方法无效，呼吸衰竭伴有严重意识障碍。

3. 周围性或中枢性的呼吸暂停或抑制。

4. 自主呼吸微弱或消失。

5. 严重肺水肿。

6. PaO_2 ＜ 50mmHg，吸氧下仍低于 50mmHg。

7. pH 持续降低，动脉血二氧化碳分压（$PaCO_2$）逐渐增高。

（二）禁忌证

1. 气胸及纵隔气肿未行引流者。
2. 肺大疱者。
3. 严重肺出血者。
4. 支气管胸膜瘘者。
5. 低血容量性休克未补充血容量者。

四、呼吸机操作流程

（一）操作前准备

1. 环境准备：选择安静卫生的环境，如抢救室、ICU、呼吸科病房等。
2. 物品准备：有创呼吸机、灭菌注射用水、呼吸机管道等。
3. 患者准备：气管插管或气管切开，并使用镇静药物。

（二）操作流程

1. 连接呼吸机电源、气源、管道和模拟肺。
2. 湿化罐注入无菌蒸馏水，调节湿化器温度，可用自动模式。
3. 开机自检，检查机器运转情况、管道密闭性和流量传感器是否正常。
4. 遵医嘱设置通气模式、通气参数及报警限值。
5. 点击开始通气，在连接模拟肺运行无异常后，与患者端连接。
6. 观察呼吸机通气及运作情况。
7. 脱机时，先断开人工气道的连接。
8. 关闭呼吸机电源、湿化器电源。
9. 整理用物，洗手，记录。

（三）转运患者

选择低压氧模式—点击效用—输入密码—点击配置—点击通用—选择更多—点击低压氧模式。

五、有创呼吸机使用常见问题及处理

1. ×× 过低或 ×× 过高：排查报警限制是否合理，或患者目前的状况。
2. 管道脱落报警：检查患者和回路。
3. 设备报警：检查患者的情况，更换呼吸机，报修。
4. 严重堵塞：检查患者的情况，排查呼吸回路，注意是不是水分过多，管道扭曲压迫，过滤是否存在堵塞。

六、有创呼吸机清洁消毒与日常维护

（一）清洁

1. 管路清洁：检查管道有无痰痂、血、油污及其他残留，应清洗干净，若为一次性需扔进黄色垃圾袋。

2. 呼吸机内部清洁：应由呼吸机工程师定期保养。

3. 呼吸机外壳清洁：应使用温水纱布轻擦拭。

（二）消毒

1. 管道及流量传感器患者端用 1000mg/L 含氯消毒片浸泡 30 分钟。

2. 使用后呼吸机身用 1000mg/L 含氯消毒液或仪器专用擦拭液擦拭。

（三）日常维护

1. 每周一仪器维护班应开机自检，检查仪器是否正常运行。

2. 呼吸机应放在通风干燥处，每周清洁消毒一次并做好登记。

3. 每季度第一个星期一应请工程师过来进行呼吸机内部检查保养。

备注：每次使用后应及时清洁消毒，连接好管道，使机器处于备用状态。

（董大迪）

第三节　无创呼吸机的使用和维护

一、机械通气使用基本知识及无创呼吸机工作原理

1. 机械通气是呼吸机建立了气道口与肺泡之间的压力差，通过肺泡通气动力及适当氧浓度，改善通气及换气，纠正低氧血症、CO_2 潴留和酸碱失衡，为呼吸衰竭患者提供呼吸支持，为进一步康复、治疗和改善呼吸功能提供辅助。

2. 无创呼吸机是由微型计算机调控的辅助通气设备，可提供持续气道正压（CPAP）模式或自主 / 定时（S/T）模式。无创呼吸机是用进气口过滤片吸入空气，利用送气部件增加在预设的正压水平。氧气模块可控制输送给患者的氧气来源，氧浓度最高可达 100%，在机器控制下，空气比例阀和氧气比例阀按预定的流量输出相应气体，两种气体经混合后达到预定氧浓度，从而提供给患者使用。同时机器的控制系统可以依据采集的压力、流量、氧浓度等各种参数，通过数据总线传送给微机，并在屏幕上实时显示，并可对异常情况进行监护并发出警报。

二、通气方式—无创正压机械通气（NPPV）

无创正压机械通气（NPPV）：NPPV 是指用全面罩、口鼻面罩或鼻罩等无创性形式将患者气道与呼吸机连接，从而提供正压辅助通气。

三、无创正压机械通气（NPPV）类型

1. 负压通气：不同躯体通气机（夹克衫式、胸甲式等）、间歇腹部加压通气。
2. 正压通气：通过面（鼻）罩进行压控、容控、压力支持通气等。
3. 高频通气：高频胸壁压迫震动通气。
4. 经鼻（面）罩双水平气道正压通气（BiPAP）。

四、无创正压机械通气（NPPV）的适应证和禁忌证

（一）适应证

急性重症肺炎、肺水肿、重症哮喘、慢性阻塞性肺疾病（COPD）急性发作、神经肌肉疾病等引起的呼吸衰竭；术后、麻醉、ARDS、拔管后的呼吸支持；脊柱胸廓畸形等限制性通气障碍。

（二）禁忌证

呼吸或心跳停止；高误吸风险或气道保护力差，如昏迷、呕吐、气道分泌物多且排除障碍；上呼吸道梗阻；颈部、面部和口咽腔创伤、畸形、烧伤或近期手术等。

（三）相对禁忌证

严重低氧血症；不能配合 NPPV 者，如不合作、紧张、神志不清或精神病者；肠梗阻；其余脏器严重功能不全，如血流动力不稳定、消化道出血等；近期食管及腹部手术。

五、实施方法

（一）操作前评估

1. 配合能力：依从性高，神志基本清楚，能理解及配合操作。
2. 气道保护能力：分泌物少或自主咳嗽咳痰能力较强。
3. 血流动力学：稳定或仅需较少量的血管活性药物维持。

（二）操作流程

1. 物品准备与治疗场所选择：无创呼吸机，呼吸机管道，多功能监护仪（有测血氧饱和度及电除颤功能），抢救药物、设备（气管插管等），地点可选合适病房。

2. 患者评估：患者生命体征，体格检查（胸部双肺、口、鼻等），基础情况，有无适应证和禁忌证。

3. 健康宣教：告知患者治疗目的（消除紧张及顾虑），连接和拆除的方法；讲述治疗中可能出现的各种现象，帮助患者正确区分和接受所出现的症状；可能出现的问题及解决方法，如可能有的面部不适感，使用鼻罩时需闭口呼吸，注意咳痰和减少漏气等；指导患者有规律地与呼吸机协调呼吸；鼓励主动排痰并指导吐痰的方法；嘱咐患者（或家人）出现不适时及时通知医护人员等。

4. 体位：常用半卧位（30°～45°）。

5. 试选择和佩戴合适的连接器：鼻罩、口鼻面罩、全面罩、鼻囊管及接口器等。根据各种脸型和患者偏好，选择大小形状合适的连接器。轻症可尝试鼻罩、鼻囊管或接口器；重症呼吸衰竭患者及老年或无牙齿的患者口腔支撑能力差常需选口鼻面罩。佩戴过程，建议吸氧状态下连接鼻罩或接口器，提前摆好位置并调节头带松紧度，再连接呼吸机管道，避免吸气压力下佩戴面（鼻）罩带来的不适。

6. 选择呼吸机：根据呼吸机的性能和要求选用。

7. 参数选择：开动呼吸机，初始化参数，连接患者，逐步调高压力和潮气量（适应过程）。具体方法：首先调整吸气相压力（IPAP）10cm H_2O，呼气相压力（EPAP）0cmH_2O，经 1～2 小时适应期后固定面罩；或选 CPAP 4～5cmH_2O，低压力水平吸气压：6～8cmH_2O；呼吸压：从 4cmH_2O 开始，经过 2～20min 调整到合适参数。根据病情变化调整参数以达到增加潮气量和改善血氧饱和度目的。

8. 严密监护（漏气、咳痰等）：常规监测包括临床症状、呼吸机参数和检验指标等。基本监测包括：生命体征、血氧饱和度、心电图、潮气量、通气频率、吸气压力和呼气压力以及定期的动脉血气检测。所有 NPPV 治疗患者，在 1～2h 后均需再次评估其病情及血气分析，后续监测频率取决于病情的变化情况。

9. 治疗评估：起始疗效评估判断标准

（1）临床表现：气促、呼吸频率、心率、血氧饱和度等得到改善，辅助呼吸肌运动减轻和反常呼吸消失等。

（2）血气标准：pH 值和 PaO_2、$PaCO_2$、乳酸等指标改善。

（3）最终评估指标：气管插管率和病死率。

10. 治疗时间和疗程：与基础疾病的性质和严重程度有关。慢性阻塞性肺疾病急性加重（AECOPD）的治疗时间每次 3～6h，每天 1～3 次。肺炎导致低氧性呼吸衰竭和急性肺损伤的治疗倾向于持续的治疗。急性呼吸衰竭治疗 3～7 天。慢性呼吸衰竭治疗＞ 4h/d，2 个月后进行疗效评价，如果有效可长期应用。

11. 并发症和不良反应：有呼吸道干燥、面部皮肤损伤、恐惧感（幽闭症）、胃胀、误吸、漏气、排痰障碍及睡眠性上气道阻塞等。

12. 辅助治疗：NPPV 时不建议常规使用加温湿化，应结合患者病情和气候环境。加温湿化可温化、湿化管路气体，稀释气道分泌物，加快分泌物排出，因此舒适度和耐受性更好；缺点是管道易产生冷凝水，增加通气环路阻力，妨碍呼气和呼气触发灵敏度。

（三）鼻、面罩的合理选择

1. 鼻罩：适用于神清能配合的患者，优点是可加温、加湿呼吸道，且无效腔小，患者可开口。

2. 面罩：适用于昏迷、不能配合的患者，优点是较少漏气，但不可开口，常常需留置胃管。

3. 某些状况下，不适合的面罩往往是造成 NPPV 失败的重要因素：

（1）面罩太大或者不能和患者的面型匹配，极易增大漏气量，从而使患者不能触发或停止呼吸机送气。

（2）面罩扣得太紧，压迫皮肤造成损伤或不适感。

（3）经常使用的面罩类型有鼻罩和口鼻面罩两种，其中鼻罩较舒适，胃胀气发生率较低，但易从口漏气。AECOPD 患者常张口呼吸，故多选口鼻面罩，如病情缓解后仍需长时间应用 NPPV 时，可考虑交叉或更换鼻罩。

（4）推荐意见：选用类型及大小合适的口鼻面罩或鼻罩尤为重要。

（5）选择原则：选舒适度最好的最小鼻罩或鼻面罩。

（四）体位

建议患者采取合适的舒适体位，一般是坐位或半卧位，头高 30°以上，保障上呼吸道的通畅。

（五）呼吸机与患者的连接

1. 连接的密封性、稳固性及舒适度对患者的耐受性和治疗效果有很大影响。因此，不仅要选用合适类型及大小的鼻、面罩，还要注意连接松紧度，以防漏气及皮肤损伤。目前多选用 3～4 条固定带固定，其中 3 点固定式更符合力学要求，压力分布均匀，密闭性和舒适性更佳，且佩戴更便利。使用面罩时，要在给氧或较低的气道压（如 4cmH_2O 的 CPAP）状态下连接，患者感受适应后，再接上呼吸机管道或调高气道压，要不然忽然提高的气道压会使患者感到不适。

2. 通气模式的选择与参数调节，常用 NPPV 通气模式包括：

（1）持续气道正压（CPAP）。

（2）容控 / 压控通气（VCV/PCV）。

（3）成比例辅助通气（PAV）。

（4）压力支持通气 + 呼气末正压通气（PSV+PEEP，双水平正压通气就是以这种通气模式为主），其运用最广泛。

3. 压力设置：如何为患者设定个体化的合理治疗参数十分重要。

（1）压力和潮气量设置过低会致使治疗失败，但如果设置太高又将增加漏气和不耐受的可能。目前多从小压力开始调：初始呼气相压力（EPAP）多为 2～4cmH_2O，逐步调高压力，尽量保证患者每次吸气均能触发呼吸机产生气体输送；初始吸气相压力（IPAP）多为

4～8cmH_2O，等患者耐受后病情需要时再逐步上调参数，直到达到满意的通气水平，或患者能耐受的最佳通气支持水平。

（2）根据疾病与患者情况决定。①IPAP：通常成人＜30cmH_2O；婴儿＜25cmH_2O。（上段食管括约肌张力为 33 ± 12cmH_2O）初始 IPAP 多设为 8～10cmH_2O，后慢慢上调，时间不应短于 20 分钟。② EPAP：不同病情参数不同，如肺水肿为 5～10cmH_2O，COPD 和危重哮喘为 3～5cmH_2O，肺间质纤维化为 2～3cmH_2O，ARDS 为 5～15cmH_2O。

六、NPPV 常见不良反应及防治方法

1. 严重胃肠胀气：长期反复咽气、张口呼吸或气道压力过高（大于 25cmH_2O，可能超过食管贲门压力）所致。症状明显者，可尝试预防吸气压＞ 25cmH_2O，间断使用 NPPV，留置胃管间断引流。

2. 误吸：口咽分泌物会引起肺部感染、呼吸衰竭加重等不良后果。可注意选择正确体位、抬高床头等。

3. 口鼻咽干燥：常因在使用鼻罩时出现经口漏气，在寒冷季节最为突出。预防漏气（减少经过口咽部的气流量）和间断喝水可减轻症状，也可配合运用加温湿化器。但由于冷凝现象，水蒸气有可能在面罩和管道内沉积，甚至有患者诉闷热不适，所以要视每个患者的情况而选用。

4. 由于面罩压迫使鼻面部皮肤发生损伤：轻度的面罩压迫感普遍存在。适当更换面罩放置位置，选择适合的硅胶或气垫面罩及调节固定带的力度（可避免漏气的最小张力）可缓解面罩带来的压迫感以及症状。鼻梁皮肤损伤较少，一般是由于长时间压迫所致。间断松开或更换另一类型的面罩，避免长时间压迫同一部位，可减少并发症发生。目前我国自主研制的硅胶面膜型面罩防漏气性较好，适合国人面型。

5. 排痰困难：使用 NPPV 时易造成痰液黏稠从而导致排出困难，常常是由于患者通气量需求较大，或伴有严重漏气量，导致总的通气量太大而不能充分湿化气体。为维持足够液体量，需多次少量饮水，选用更好的主动加温湿化器，鼓励患者多主动咳嗽（此时须暂时断开呼吸机和面罩的连接），保证痰液引流通畅。另外，还可通过胸部物理治疗促进排痰。

6. 恐惧（幽闭症）：很多患者对戴面罩，尤其是对口鼻面罩不熟悉，存在恐惧感，由此过度紧张而不想接受 NPPV 治疗。适当的宣教和讲解可以缓解或消除恐惧。通过观摩他人使用 NPPV 治疗，有助于患者建立信心和提高接受性。

7. 气压伤：须警惕肺大疱患者。呼吸机的使用以维持基本通气为目标，切勿为追求改善通气而过于调高气道压力。

（董大迪）

第四节　亚低温治疗仪的使用和维护

一、概述

亚低温治疗仪，又称控温毯、冰毯等，是对水降温制冷然后让其循环流动从而使接触面始终保持低温，使毯子与患者身体接触，利用温差达到降温散热效果的新型设备。国际标准为（水温）轻度低温 30～35℃、中度低温 24～29℃、深度低温 15～23℃和超深低温 2～14℃。轻中度低温也叫亚低温，有保护大脑的功用，且经临床研究几乎无不良反应。

二、适应证与禁忌证

（一）适应证

1. 脑保护。
2. 高热患者物理治疗。
3. 机体局部降温。

（二）禁忌证

1. 高龄且有严重心血管疾病。
2. 合并休克，尚未得到彻底纠正。
3. 处于全身衰竭状态。
4. 严重缺氧尚未纠正。

三、安装连接

1. 连接毯子或冰帽：根据需求选择冰毯或冰帽，用连接管道将主机与毯子或冰帽连接起来，使用毯子的需要先平铺好毯子。

2. 连接传感器：在主机的传感器接口插上传感器，再和患者相连，并保证良好连接。

四、操作步骤

（一）准备步骤

1. 环境准备：空气流畅，背侧通风孔和物体间距应＞ 20cm。

2. 用品准备：亚低温治疗仪主机、连接管、温度传感器、电源线、床单，床边备冬眠合剂、肌松剂、气管切开用物等。

3. 患者准备：

（1）判断病情。

（2）先跟患者或患者家属解释好目的：①开始治疗前，用氯丙嗪 100mg，异丙嗪 50mg 及杜冷丁 50mg，加 0.9% NS 稀释至 50ml，用微量泵静脉泵入，待进入冬眠状态后，才可进行亚低温治疗。②若只是单纯头部降温，则不用冬眠合剂。

4. 仪器准备连接好管道、毯子、传感器。

（二）操作步骤

1. 加水：使用前往水箱加水至水位计标线水平。
2. 铺毯：将降温毯平铺在患者病床。
3. 连接传感器：传感器一侧接主机，另一侧放置于患者腋窝。
4. 开机：打开电源开关，水温表和体温表显示开机时实测温度。
5. 设定机温和水温。
6. 设置体温下限报警值：通常是较机温设定值低 1～2℃。
7. 监护患者：监护病情变化、皮肤、肢端循环及生命体征等。
8. 结束治疗：先停物理降温，并逐渐减量冬眠合剂到停用。

（三）结束步骤

1. 关机按开关键，切断电源。
2. 按操作说明取出温度传感器、毯子，清循环水，拆管道，整理床单等用物。
3. 记录患者病情、开停机时间、生命体征变化及评价治疗效果。

五、注意事项

1. 先给患者使用冬眠合剂，确定其进入冬眠状态，再逐渐降温。降温速度每小时 1～1.5℃为宜。

2. 亚低温治疗过程中，尽可能避免激烈翻动或搬动患者，以预防体位性低血压。

3. 一般温度设定：常规处于 34～35℃；头部重点降温位置应持续监测鼻腔温度，保持鼻腔温度在 33～34℃；发热患者为 37℃。

4. 治疗的整个疗程以 6 天左右为宜，治疗结束后自然复温，复温时间应控制于 10～12h。

5. 监护患者皮肤和肢端温度、颜色。

6. 监测生命体征，体温。特别须注意老年患者的血压、心率等变化，确保呼吸道通畅，如有必要可吸氧或呼吸机辅助通气。

7. 加强呼吸道管理并严格执行各项无菌操作，预防感染。

8. 确保室内空气流通，保持床单位干燥、整洁。

9. 保持亚低温治疗仪软水管通畅，避免折叠或弯曲。

10. 须留意探头位置，防止脱落或位置不当。

11. 长时间使用机器，要检查机器工作是否正常。

六、清洁消毒与管理

1. 主机表面应先用纱布蘸清水或75%乙醇擦洗，再用干毛巾擦干。毯子需要用洗涤剂先清洁干净，再用含氯消毒剂消毒，清洁消毒后放置清凉处自然晾干。

2. 传感器及其他附件用毛巾蘸酒精或含氯消毒剂清洗消毒，不可浸泡在水中清洗。传感器可用气体消毒，不可用高压容器消毒，更不可用消毒液浸泡。

3. 如果长时间不用仪器，则要把仪器用保护罩保护起来，并放置于干燥、无阳光直射的地方，挂上仪器的身份卡与清洁消毒监测本，每使用半年都应遵照使用说明做温控系统的调整和校对。各种管道、传感器及配件应定期检查，保证完好，随时可用。

4. 亚低温治疗仪需由专人管理，做好使用维护记录。

七、维护保养

1. 治疗仪若使用时间长时，要注意机器散热和通风。

2. 使用时，主机安稳放置，轻慢搬运，主机倾斜不可大于45°，禁止碰撞或倒置。毯子防止和锐利物体接触。

3. 传感器探头轻拿轻放，避免摔落，线路不可硬拉硬扯。停用时先拔电源，收拾好传感器及其线路、连接管，然后密封盖拧紧水路口，清除毯内的水，安放于环境良好的室内待清洁消毒。

（董大迪）

第五节　洗　胃　机

一、概念

洗胃机是一种治疗设备，可用于各医疗场所、急救中心等，对食物中毒、服毒和术前患者进行洗胃。

二、备物

1. 洗胃液常用37～40℃温水（或加入少许食盐），也可选生理盐水、茶叶水、1∶5000高锰酸钾液、2%碳酸氢钠液等。

2. 洗胃包1套：粗号胃管、灌注器、液状石蜡、开口器、治疗巾、布舌钳、橡皮、纱布、胃管标识、固定绑带等。

3. 其他：量杯、水桶、检验标本瓶、洗胃机。

三、操作流程

（一）准备

1. 按有关洗胃常识，掌握洗胃患者的适应证及禁忌证。

2. 若患者为进食后服毒，应先催吐，然后洗胃。

3. 使用前准备：接电源，将洗胃阀调至“洗胃”档，再将电源开关转至“开始”，指示灯亮，机器连泵工作，将正负压调节阀调至关闭状态，用手封住进胃管，查看正压表有无达到 0.05MPa。调试结束后，稍稍调松调节正、负压的按钮，最后再关闭工作开关。

（二）充液（将配好的洗胃液吸入贮液瓶内）

将进胃管放入所配的洗胃液之中，将洗胃阀置于“充排”位置，开启工作开关按钮。准备好洗胃液，把入水的管道置入洗胃液中，当机器运作时，逆时针松开正负调节阀，调节负压，洗胃液将会倒吸入贮液瓶内。当贮液瓶满时（8000ml）洗胃机会停止工作，同时亮灯报警。

（三）接胃管

选择适宜大小的胃管，胃管使用液状石蜡进行充分润滑，再用 2% 的麻黄素喷洒至鼻腔深处。将胃管缓慢插入患者鼻腔约 0.6m。如插入困难，可从口腔插入约 0.55m，但切不可误插入气管。然后，把洗胃机相对应的管道连接好胃管端，注意进出口要与颜色相对应的管道相连，确保连接正确。

（四）洗胃

将洗胃阀调于“洗胃”位置，按下开关，将正压调至 0.027～0.053MPa，负压调至 0.02～0.04MPa，这时进出胃液的量应该接近平衡。如洗胃过程出现只进不出的情况时，证明胃管出液孔堵塞。发现这种现象应该马上排除。否则，可能会导致胃管爆裂。排除的办法是将“洗胃阀”调至“反冲”，快速松开负压调节旋钮，负压表读数应为零。同时调节正压调节阀至 0.053MPa。3～4s 后，将洗胃阀调节至“洗胃”位置，正负压力值正常调节，看阻塞现象有无排除。如未排除，可重复反冲直至排除。每次反冲时间不超 5 秒。

洗胃结束后，需要将洗胃阀调节至“清胃”，把负压调节至 0.04～0.053MPa 同时正压松开，排出胃内残留液。接着，关掉工作开关，停机。

（五）拔胃管

先将胃管和洗胃机分开。接着，慢慢地从患者鼻腔或口腔中拔出胃管。

（六）冲刷瓶子及胃管

将洗胃阀调节至“充排”，开启后可以排除污秽液瓶中的污染液体，同时，让贮液瓶中吸入干净水，继续按“充排”的流程排污水，重复数次可以清洁瓶子。将胃管的两个管道接上自来水，把里面冲洗干净后使用含氯消毒液浸泡消毒，再清洗晾干待用。

四、适应证及禁忌证

1. 凡经口摄入毒物如过量药物、农药、食物中毒者，应尽快洗胃清理毒物。

2. 检查或术前准备：幽门梗阻同时有大量胃液潴留的患者，应先钡餐检查或准备充分后才能洗胃，急性胃扩张急需清出胃内容物者需要反复抽吸运用专用的管道进行灌洗。

3. 禁止对摄入强酸强碱物质的患者洗胃。食管静脉曲张、主动脉瘤须慎重。

五、注意事项

1. 3～4 个循环更换 1 次胃管位置，能减少胃出血与其他损伤概率及并发症的发生，提高洗胃效率，减少洗胃时间。

2. 洗胃中，如出现进药与出水的量相差很大，可通过“手吸”“手冲”按键调节。若瓶内污物充满时应停机，将过滤瓶内污物清除干净后再吸入清水，还可以提前准备一套备用过滤瓶，连接成功后可以继续洗胃。两只过滤瓶不得装错。

3. 应持续观察两方面内容：①解毒剂的疗效及患者病情变化。②洗胃过程是否顺利正确：注入水量、温度、排出液量及性质、液体进出是否通畅等情况。

六、维护与保养

1. 每次洗胃后，将三根洗胃管一起放进 2000ml 的 1∶400 消毒灵溶液中开机循环约 20 次，而后放入清水中多次清洗管道，并用蘸有含氯消毒剂的抹布擦净机器外面。

2. 确认洗胃工作完成后，停机将胃管反折拔出。

（毕启超）

第六节　除颤仪的使用和维护

一、概念

心脏除颤器又称电复律机，由充放电电路、心电图记录器、控制电路、显示器、电源及除颤电极板等构成，是目前临床上使用率最高的急救仪器之一，同时也是急诊、手术室必备的急救设备。除颤仪是用脉冲电流电击心脏，起到纠正心律失常，恢复窦性心律等治疗作用，操作简便，相对安全。

二、备物

除颤仪主机、导电糊、监护电极、纱布。

三、操作流程

1. 快速熟悉、检查除颤仪按钮、电量等。

2. 患者取平卧位，操作者位于患者右侧位。

3. 迅速开启除颤仪，调试除颤仪至监护位置，显示患者心律。

4. 涂专用导电胶于手控除颤电极板上。

5. 确定手控除颤电极板放置正确，前电极板放于胸骨外缘上部、右侧锁骨下方。外侧电极板放置左下胸部，同时使电极板中心在腋前线上，调节至心电监护旋钮，观察心电监护确定患者为室颤。

6. 选择除颤能量，双向波 200J，单向波 300J。

7. 按压除颤充电按钮，使除颤器充电。

8. 除颤电极板紧贴胸前壁，确保无其他人员接触患者。

9. 除颤仪提示可除颤信号时，双手同时按压手控电极的两个放电按钮进行电击。

10. 放电完毕不移开电极，继续观察除颤后心律，如仍为室颤，可行第二次除颤、第三次除颤，重复以上步骤。

四、适应证及禁忌证

（一）适应证

1. 心室颤动是绝对指征。

2. 慢性心房颤动（房颤史在一年到两年内），持续心房扑动。

3. 阵发性室上性心动过速经常规治疗无效者，血流动力学紊乱患者，或预激综合征并发室上性心动过速而用药困难者。

4. 呈 1∶1 传导的心房扑动。

（二）禁忌证

1. 缓慢性心律失常。

2. 洋地黄药物过量导致的心律失常，若导致室颤则除外。

3. 房扑、房颤、房速同时伴有高度或完全性传导阻滞。

4. 低钾血症不适宜做电复律者。

5. 左房巨大，心房颤动持续一年以上，长期心室率不快者。

五、除颤仪的维护

（一）清洁记录仪打印头

若打印心电图（ECG）条带太浅或深浅不一，用蘸有酒精的棉球清洗打印头，以除去残留纸屑。

（二）维护电池

除颤仪可由交流电和电池提供电源，应确保电池充满，平常需要用交流电源连接来保证每一次使用后充足电，否则电池容量及质量会下降。如超过一个月没连接交流电源，则需充电 48 小时，再取出电池，保存于干燥的地方。每六个月对存放的电池充电至少要 24 小时，以保证电池不会在存放期间完全放电。当取出仪器内电池时，需在仪器上做好标注。

长时间不充电会对电池造成永久性损坏。所以每半年至少检测一次电池容量，密封的铅－酸新电池至少可供用两个小时，当无法供用 2 小时的监护，或电池无法供用 10 分钟的“电池电压低”警告时，则需要更换新电池。

（三）清洁外表面

维护仪器表面干净，彻底擦净除颤电极上剩余的导电胶，可拿肥皂水、含氯漂白剂等无腐蚀性的洗涤剂擦洗外表部，擦洗时勿让液体进入内部，清洁时要慎重小心。不可选用蒸汽或气体熏蒸消毒。

（毕启超）

第七节　自动体外除颤器的使用和维护

一、概念

自动体外除颤器（AED）为一种便携式器械，能诊断特定的心律失常，并给予电击除颤，可被非专业人员用于急救心源性猝死患者。

二、适应证及禁忌证

（一）适应证

临床主要适用于房扑、房颤、室颤、室速和阵发性室上性心动过速等。

1. 同步电除颤：适于房颤、房扑而药物治疗无效者，室上性心动过速经刺激迷走神经及服用药物无效者，血流动力学尚稳定的室上性心动过速。

2. 非同步电除颤：适于室扑、室颤、尖端扭转型室上性心动过速。

（二）禁忌证

低钾血症不适宜做电复律，高度或完全性房室传导阻滞，洋地黄中毒导致的非室颤的心律失常，多源性房速，室上速伴有窦房结功能不全，心脏有明显扩大，有长期房颤病史，严重心功能不全。

三、使用步骤

1. 打开 AED，按照视频和声音的说明操作（有些型号需先按下电源）。

2. 给患者贴电极，选择正确位置，紧贴电极。通常两电极板分别贴于左胸左乳头外侧及右胸上部，具体位置可参照图示说明。

3. 将电极板插头插入 AED 主机插孔。

4. 开始分析心律，必要时除颤，按“分析”键（大部分在插入电极板后有语音提醒，并开始自动分析，此时请勿再触碰患者，否则会影响分析结果），AED 就会开始分析心律。分析完毕后，AED 会发出是否进行除颤的指示，如需除颤，告知周围他人远离患者，不可再触摸患者，并由操作者按“放电”按钮除颤。

5. 一次除颤后，AED 会再次分析心律，若评估患者仍未得到有效灌注并恢复窦性心律，操作人应需再执行 5 个周期的 CPR，然后使用 AED 再次分析心律，未恢复则继续除颤，再评估是否需要继续 CPR，反复至急救人员到达现场。

四、注意事项

1. 用 AED 前，应充分敞开患者衣物，完全暴露前胸，清理患者胸前所有可移除的金属物品，如项链等，确保胸前没有任何异物影响电击，以防削弱除颤能量。

2. 遇到置入永久起搏器或埋藏式心律转复除颤器的患者，除颤时须将电极板放置距离它们约 2.5 厘米处，否则可能使起搏器失灵，除颤后须再次程控心脏辅助装置。

3. 连接电极板之前，把所有无关物品包括治疗用药去除，不可将电极片直接置于任何物品包括药物药片（如含有硝酸甘油、尼古丁与抗高血压药等）上方，否则会妨碍能量传导至心脏，如果使用不当或药片溶解还可能会灼伤患者皮肤，造成不良后果。

4. 检查环境，严禁水或者任何金属的物体将患者与其他人相连。另外，还要保证急救现场周围没有汽油或者天然气等可燃性液体和气体。

5. 除颤电击时，应关掉或移开氧气瓶。

五、维护保养

1. 专人维护，常规定期检查，排除可能潜在的故障；每日对其进行消毒，避免患者在使用过程当中发生感染。

2. 保证电源电量，确保使用前至少充电 16 小时，每天检查电源，线路是否完整及除颤仪能否正常运行，确保抢救时正常使用。

3. 若有条件看清 R 波较高的情况，应有意识地选择 R 波较高的导联触发仪器进行同步放电，增强除颤疗效，放电时注意查看电脉冲波有无落在 R 波降支上。

4. 使用后的维护，每次使用后均进行及时的消毒，可使用专用的消毒液将血液、体液及分泌物等擦拭干净。

（毕启超）

第八节　体外心肺复苏板的使用和维护

一、概念

心肺复苏仪是一种以高压氧气为驱动力的心肺复苏仪器，由钢性支撑装置、复苏板、按压头、呼吸面罩等组成。至今以心泵学说和胸泵学说为理论指导的常用心肺复苏机有 LUCAS 心肺复苏装置、主动加压减压心肺复苏仪（ACD-CPR）、自动分散带心肺复苏（AutoPulse-CPR）等。

二、适应证与禁忌证

1. 适应证：各种原因致循环骤停。

2. 禁忌证：肋骨骨折，胸廓畸形或开放性损伤，心脏压塞，已明确脑肺心功能不能逆转者。

三、复苏板的作用

1. 在复苏板的近头侧有一杯状凹槽——方便对患者准确定位，辅助快速打开其气道。

2. 复苏板的两侧各有一长条形滑槽，其内容纳活动杆——方便主机的随意插入并固定。

3. 对背部提供支撑，保证按压的效果。

四、操作流程

1. 连接氧气源。

2. 患者取仰卧位，在不间断胸外按压的情况下，放置复苏板于患者背部，后颈部放于箭头所指的复苏板弧型边缘，让头部后仰开放气道。

3. 主机底部插板插入复苏板，根据患者体型调节机头位置（按压头紧贴其胸骨中下 1/3 处）。

4. 用复苏板上的固定带将患者紧固。将患者胸骨中下 1/3 处放置在按压板的发力点上，并让固定在复苏板上的患者胸部与按压头有较紧密相连。

五、复苏板清洁消毒与日常维护

（一）清洁消毒

可用标准无色的化学消毒液擦洗，不可使用含酒精或氯的消毒剂或清洁液清洁按摩垫。

（二）简要维护

每次使用后，须反复用 75% 乙醇擦拭，若有明显血迹或污染需要用含氯消毒剂消毒擦拭，不得浸泡。

（三）定期保养

1. 注意防尘防震防潮。

2. 班次检查：每次使用后和每班使用前须做一系列检查。

3. 外观检查：确保机器无污染血迹，保证外观清洁缝隙无异物。检查机器和所有附件磨损、松散情况或部件有无损坏。

（毕启超）

第六章 中医急诊特色外治技术

第一节　平　衡　针

一、概念

平衡针灸疗法是王文远教授创立的，它将针灸理论与现代医学有机结合形成独特的针灸学分支。《黄帝内经》中指出针灸操作应始终贯穿法天则地、天人合一的观点，而平衡针灸疗法也是对这一思想的体现，平衡针灸疗法将针灸与地理、生理、社会、自然结合起来，将五者相适应，同时将现代医学神经系统相关知识联系起来，将人体信息系统充分利用起来，即时调动人体的能量库，通过患者的自我修复功能，调节机体状态，达到治愈疾病的目的。

二、备物

治疗盘上备无菌棉签、安尔碘消毒液、无菌针灸针（规格：直径0.32mm，长20～40mm）、大毛巾、锐器盒、污物桶等。

三、操作方法

（一）操作前准备

备齐物品，推治疗车至床前，核对患者基本信息并解释操作流程和目的，消除其紧张感，获得患者信任和配合。

（二）针具选择

根据病情、取穴部位、肌肉厚薄、进针手法等选择不同的针灸针。

（三）体位

常无特殊要求，为防止患者晕针习惯采用卧位或坐位。

（四）针刺手法

总体要求：快速进针抽针，通常 3 秒内完成操作，以刺激相关神经束，达到治疗效果，通常不留针（图 6.1）。

1. 直刺法：进针角度与皮肤呈 90°。该操作要求取穴准确，直接进针到达合适深度，且针刺透皮感觉轻微，常用于局限性、定位性和部位较深的疾病治疗。

2. 斜刺法：进针角度与皮肤呈 15°～45°，斜刺灵活度大且刺激穴位范围广泛，方便埋针固定针体，增加刺激量。

四、适应证及禁忌证

（一）运动系统疾病

急性腰部损伤、坐骨神经痛、颈椎病、末梢神经炎。

（二）神经系统疾病

面瘫、三叉神经痛、癔症、癫痫、肋间神经痛、神经性耳疾。

（三）心脑血管系统疾病

高血压、冠心病、心绞痛、脑梗死、脑出血。

（四）消化系统疾病

急性胃肠炎、胆囊炎、肝炎、便秘、胃酸反流。

（五）过敏性疾病

变应性鼻炎、哮喘、急性荨麻疹、牛皮癣。

（六）其他

如上呼吸道感染、慢性支气管炎、风湿性关节炎、痤疮、脂溢性皮炎、糖尿病、痛经、月经失调、子宫脱垂、急性乳腺炎、假性近视、白内障、痔疮、疲劳综合征。

五、注意事项

1. 针灸过程中，注意询问患者感受和有无不适感，起针时要用无菌棉签轻压穿刺针口防止出血。

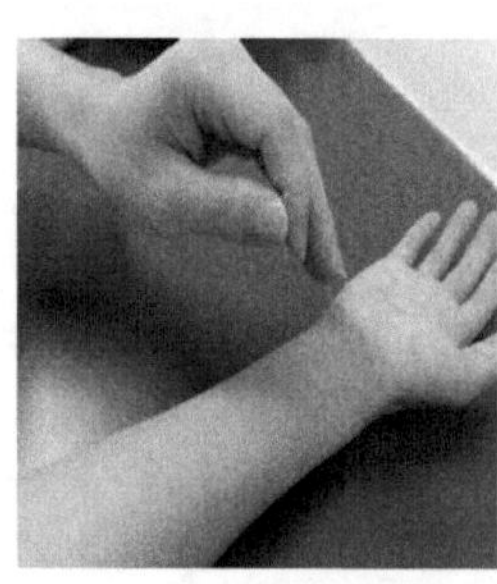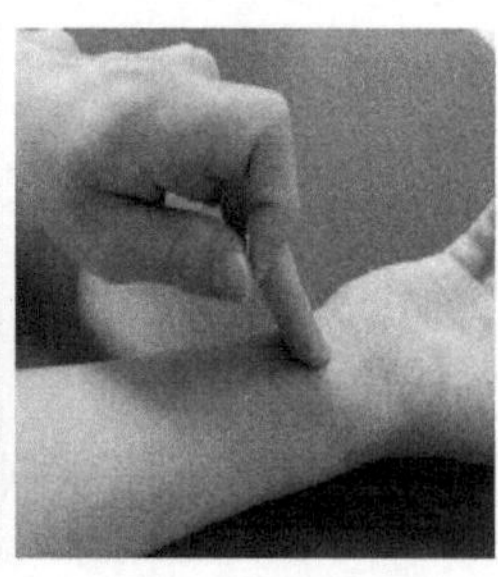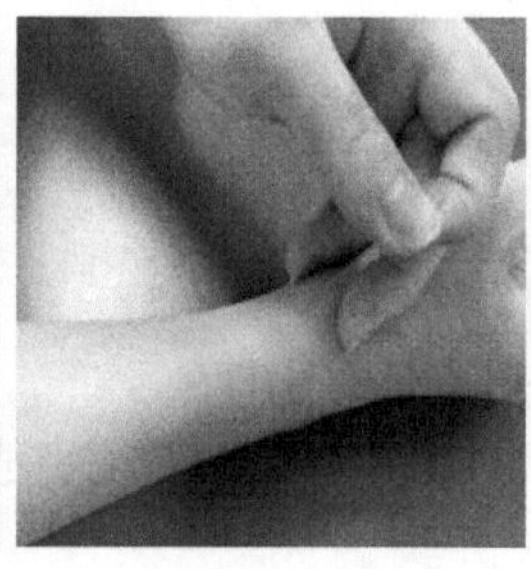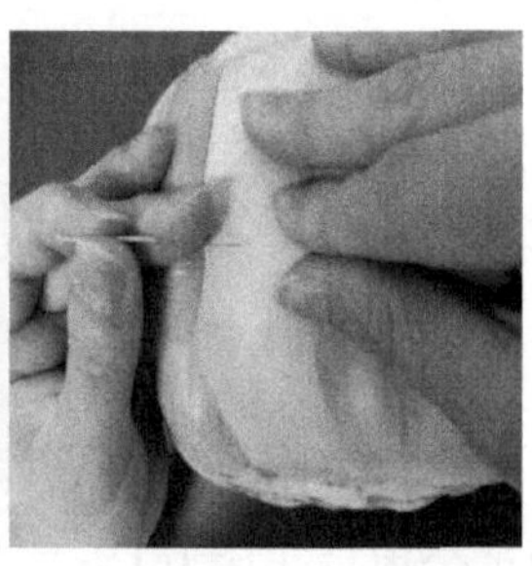

图 6.1 针刺手法

2. 对于畏针或体质虚弱者，针刺手法不宜过强以免晕针；发生晕针时立即协助患者平卧休息，有晕针史的患者行平衡针治疗时卧床接受操作。

3. 严格执行无菌操作，对针刺的穴位进行消毒后必须 1 人 1 穴 1 针，针刺完成后记录针灸针数量和部位。

4. 病情需要留针时，操作者需密切观察患者的变化，不得离开患者或病房、诊床；取针时要轻柔仔细并清点数目，以免漏针、断针。

（黄妙纯、高焕佳）

第二节 灸 法

一、概念

灸法是将艾绒制成艾条或艾炷后点燃，在人体的某一穴位或患处进行熏灸的一种中医疗法。它利用热量以及药物的功效起到祛湿散寒、消瘀散结、温经通络的作用，可用于预防保健、治病强身。

二、备物

艾条、治疗盘、打火机、纱块、酒精灯、大毛巾、屏风、小口瓶、计时器。

三、操作方法（以艾条灸法为例）

1. 核对医嘱，评估患者，做好解释。
2. 备齐用物，并携至床旁。
3. 协助患者取合理舒适的体位。
4. 核对医嘱，并充分暴露施术部位，注意保暖及保护患者隐私。
5. 点燃艾条，进行施灸。
6. 常用施灸方法：

（1）温和灸（图 6.2）：将燃烧的艾条在皮肤上方 2～3cm 处对准施灸部位进行艾灸，

以患者局部感觉温热为度，每处灸 10～15min 以见皮肤红晕为宜。

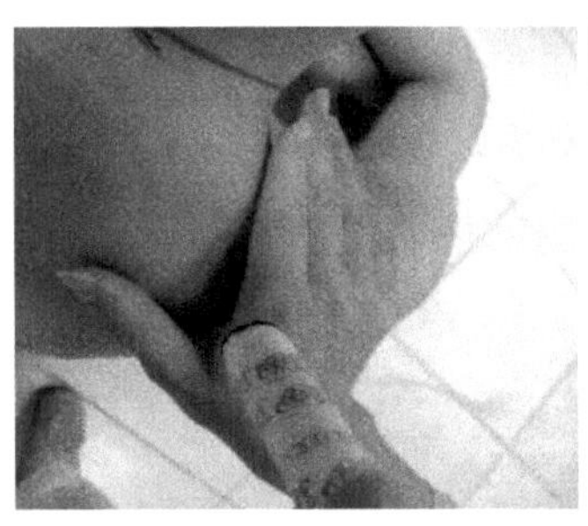
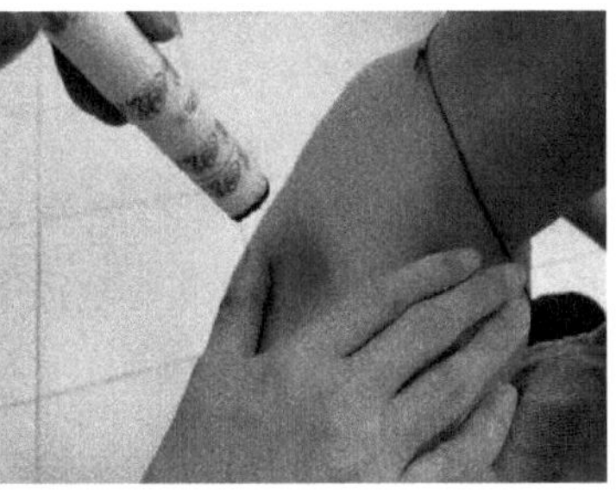

图 6.2　温和灸

（2）雀啄灸（图 6.3）：将燃烧的艾条在施灸处皮肤上方上下反复进行艾灸的操作称为雀啄灸，该操作手法似麻雀啄食，常规每处灸 10～15min 以见皮肤红晕为宜。

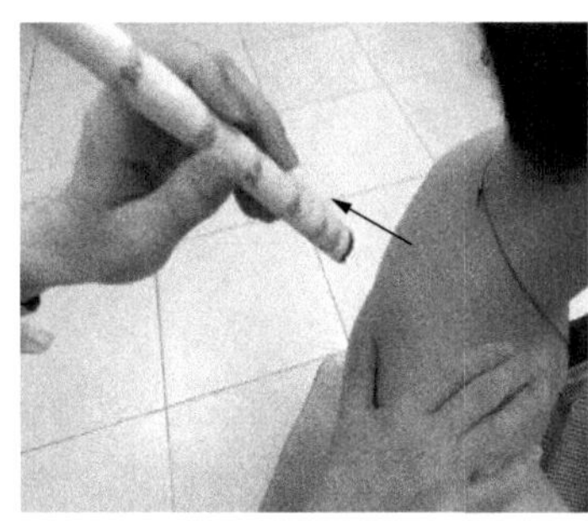
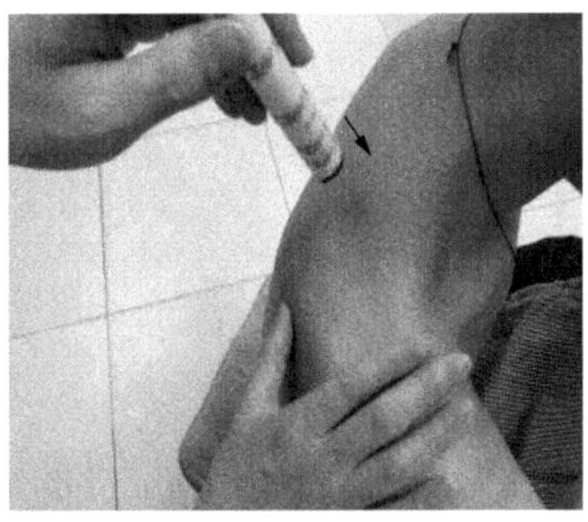

图 6.3　雀啄灸

（3）回旋灸（图 6.4）：点燃的艾条悬于施灸部位皮肤上方 2～3cm 处，以直径大小约 3cm 的范围回旋进行艾灸，通常每部位需灸 10～15min，以见皮肤红晕为宜。

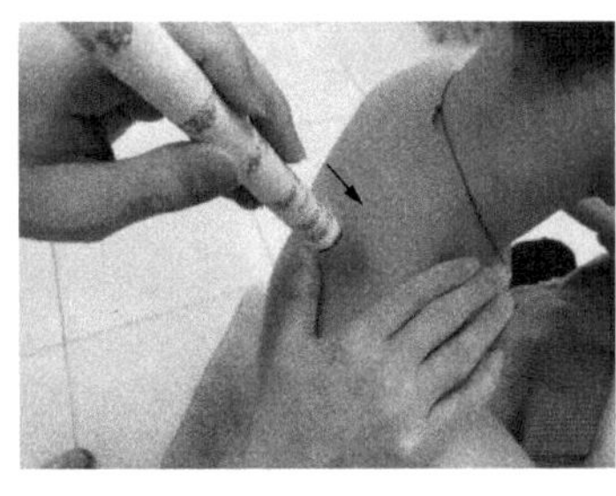
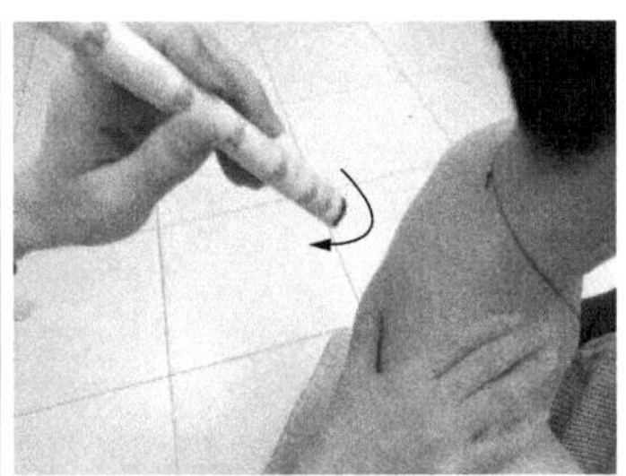

图 6.4　回旋灸

7. 及时弹去艾灰于弯盘内，防止烫伤皮肤。

8. 施灸结束，立即将艾条插入小口瓶以熄火。

9. 施灸过程中要经常与患者沟通并观察患者有无不适，并注意观察艾灸处皮肤红晕程度。

10. 灸毕，用纱块清洁患者的术位，协助患者穿好衣物，嘱咐患者休息，并做好健康宣教。

11. 酌情开窗通风，注意保暖，避免受寒。

四、适应证及禁忌证

（一）适应证

常用于各类慢性虚寒型疾病和寒湿凝滞导致的疼痛（如胸腹痛、腰背痛、四肢冷痛、子宫冷痛）；中虚脏寒所致的急性腹痛、吐泻等症状。

（二）禁忌证

1. 凡属实热证或阴虚发热、邪热内盛等证均不宜使用艾灸治疗。

2. 器质性心脏病、心功能不全、精神障碍等疾病不宜施灸。

3. 孕妇的腹部及腰骶部、皮肤破溃感染处、瘢痕组织处、大血管处、溃疡处及有出血倾向者不宜艾灸。

4. 空腹或餐后 1 小时左右不宜施灸。

五、注意事项

1. 一般情况下，施灸顺序自上而下，先头身，后四肢。

2. 艾灸治疗时需注意用火安全，防止艾灰脱落引起烧烫伤或者火灾等。

3. 操作过程中需密切观察施灸部位皮肤情况，感觉减退或障碍者、糖尿病患者更需谨慎操作。

4. 施灸部位局部若有小水疱时无须处理，可等待其自行吸收；较大的水疱按无菌操作原则抽吸水疱内液体后以无菌纱布块覆盖。

5. 灸后防止受凉，治疗后 4 小时内避免接触冷水或洗澡，以免影响疗效。

6. 灸后若有发热、头昏、烦躁等不适，可嘱患者适当活动，饮适量温开水，必要时配合针刺合谷、后溪等穴位。

（黄妙纯、原铁）

第三节 拔 罐 疗 法

一、概念

拔罐疗法是借助于各种罐器，利用燃烧、抽吸、热蒸汽等方法使罐内形成负压后将罐吸附于腧穴或相应的体表部位，使吸附的部位皮肤充血或瘀血，达到温通经络、祛风散寒、消肿止痛、吸毒排脓等疗效的中医外治法，包括闪罐法、走罐法及留罐法。

二、备物

治疗盘、罐（包括玻璃罐、陶罐、竹罐、抽气罐等）、润滑油、持物钳、95% 乙醇棉球、打火机、清洁纱布、屏风、毛毯、盛水杯。

三、操作方法

1. 操作前医嘱行双人核对，选择合适的罐器和个数，操作前必须先检查火罐确保无缺损、裂痕，罐口光滑平整，嘱患者排空二便并做好解释，取得信任和配合。

2. 备齐用物，携至床旁。

3. 协助患者取合理、舒适的体位。

4. 充分暴露拔罐部位，注意保护患者隐私及保暖。

5. 以玻璃罐为例（图 6.5）：使用闪火法将罐体吸附在施罐部位上。

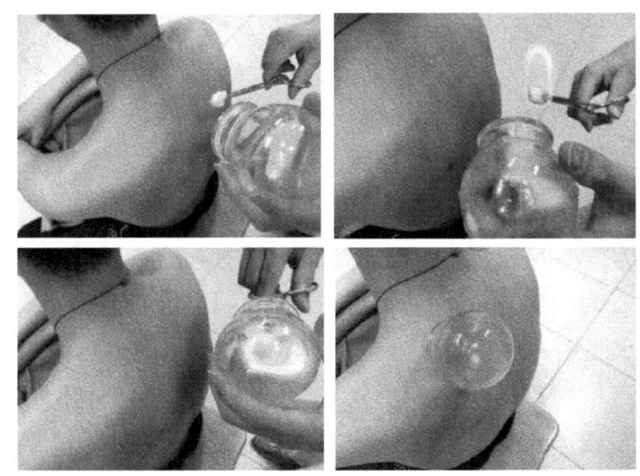

图 6.5　拔火罐

6. 观察罐体吸附情况和皮肤颜色，询问有无不适感。

7. 起罐时，不可强行上提或旋转提拔罐器导致疼痛和损伤。正确操作是以一手轻捏罐体并稍倾向一侧，另一手拇指或示指按住罐口对侧的皮肤，使罐口与皮肤之间形成缝隙使空气进入罐内，再顺势取下火罐。

8. 操作完毕，协助患者整理衣着，安置舒适体位，整理床单位。

9. 常用拔罐手法：

（1）闪罐法：用闪火法使火罐吸附在皮肤后即刻拔起，操作时遵循一定部位规律或循经络走向反复进行吸拔，直至皮肤轻度潮红、充血或瘀血。

（2）走罐法：也叫推罐，先在罐口或吸拔部位上涂抹一层润滑油，再将火罐吸附于皮肤表面后用手握住罐底，倾斜罐体少许，行往返推拉或做环形旋转直至皮肤潮红、深红或起痧点为宜。

（3）留罐法：又称坐罐，是将火罐吸附于皮肤上留置 10～15min。

（4）煮罐法：常使用竹罐进行治疗，先把竹罐浸泡在沸水或药液中煮沸 1～2min 后用镊子或钳夹紧罐底，轻叩于毛巾上吸收表面水分，趁热倒扣于皮肤上使其吸紧。

（5）抽气罐法：用抽气罐倒置于施罐部位，抽吸罐内空气形成负压吸紧皮肤。

四、适应证及禁忌证

（一）适应证

适应于各种痛症，如头痛、腰痛、颈痛等；失眠、风寒咳嗽等；疮疡、毒蛇咬伤的急救排毒等。

（二）禁忌证

1. 凝血机制障碍、呼吸衰竭、重度心脏病等疾病者不宜拔罐。
2. 恶病质、孕妇腹部及腰骶部、重度水肿患者不宜拔罐。

五、注意事项

1. 头面部、幼儿、体虚衰弱年老者拔罐的吸附力不宜过大，骨隆突处及毛发密集处均不宜拔罐。

2. 根据部位不同选择不同型号的火罐，操作前注意检查罐体及罐口完整性和平滑程度。

3. 拔罐和留罐都需询问患者是否有不适，若有不适立即起罐，情况严重时协助患者平卧，给予温开水或糖水服用并做好保暖，同时可按揉内关、合谷、太阳、足三里等穴。

4. 为防止带火的酒精棉球酒精滴漏烫伤患者皮肤，酒精棉球不可过湿，点燃的酒精棉球长时间停留于罐口及罐内可导致火罐温度过高造成患者烫伤，同一个火罐温度过热或者患者不耐受温度时应该及时更换，操作过程中注意用火安全。

5. 起罐后施罐部位出现的与罐口直径相当的紫红色瘀斑为正常现象，数日即可逐渐消退。施罐部位若有小水疱时无须处理，可等待其自行吸收；较大的水疱遵守无菌操作原则抽吸水疱内液体后以无菌纱布块覆盖。

6. 闪罐：操作手法要熟练，有一定的节律，动作轻、快、准；可同时采用几个大小一致的火罐轮流使用，应防止罐口温度过高引起皮肤烫伤。

7. 走罐：推荐使用罐壁厚、罐口大的玻璃罐；走罐选择面积宽大、肌肉丰厚的部位，如胸背、腰部、腹部、大腿等施术。

8. 留罐：幼儿拔罐吸力宜轻，时间适当缩短；在肌肉薄弱处或火罐吸力强时留罐时间也需相应缩短。

（黄妙纯、郭永宁）

第四节　刮 痧 疗 法

一、概念

刮痧疗法是通过使用边缘钝滑的器具（通常以牛角类、砭石类、铜矿类等制成刮板或刮匙）蘸上介质（刮痧油、水或润滑剂）在体表一定部位来回刮动至皮肤出现痧斑，达到防病治病的一种中医外治法。

二、备物

治疗盘、刮痧板、介质（刮痧油、润肤液等）、毛巾、毛毯、纸巾、屏风等。

三、操作方法（图 6.6）

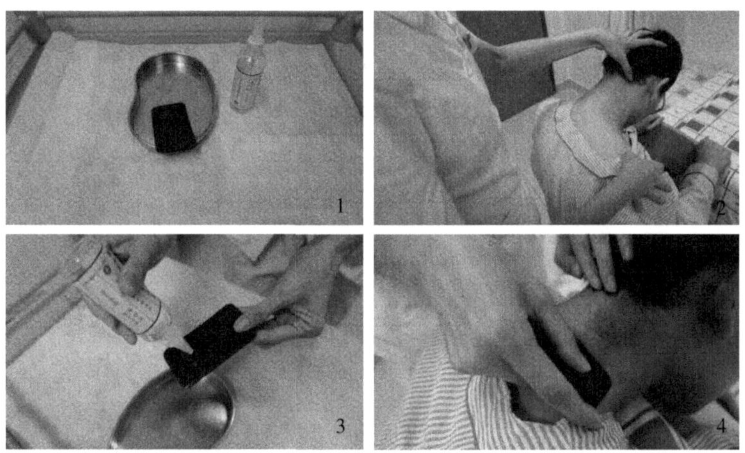

图 6.6　刮痧术

1. 双人交叉核对医嘱，根据医嘱选取刮痧部位。
2. 检查刮具边缘有无缺损，备齐用物，携至床旁，协助患者排空二便。
3. 协助患者摆好体位，暴露术位，注意保暖及保护患者隐私。
4. 用刮痧板蘸取适量介质涂抹于刮痧部位。
5. 单手握刮痧板于掌心处，以拇指和示指、中指夹住刮痧板前端，剩余两根手指紧贴刮痧板边角构成稳定三角形结构，刮痧过程中保持刮痧板与皮肤约呈 45°，以肘关节为轴心，前臂做有规律的移动。
6. 刮痧顺序一般先头面后四肢，先腰背后胸腹，从上到下，由内向外。
7. 刮痧时用力需均衡，先轻后重但需以患者能耐受为宜，刮痧按一个方向进行而不可来回刮，通常刮痧后可见皮肤呈现红紫或有粟粒状、丘疹样斑点、条索状斑块，局部有热感或轻微疼痛感。不易出痧或出痧较少者，不可强求出痧。

8. 施术过程密切观察病情及刮痧部位皮肤颜色的变化，根据患者耐受程度适当调节刮痧力度。

9. 每个部位一般刮 20～30 次，局部刮痧一般 5～10min。

10. 刮痧完毕，擦拭皮肤，帮助患者穿好衣物，嘱患者休息、注意保暖，整理物品。

四、适应证及禁忌证

（一）适应证

适用于外感性疾病引起的症状，如发热头痛、呕吐、腹痛腹泻等；适用于骨关节病和劳损引起的疼痛酸胀，如腰腿痛、肩周疼痛等症状。

（二）禁忌证

1. 心功能不全、严重肝肾功能不全、出血倾向疾病、皮肤感染性疾病、极度虚弱、皮肤过敏者不宜行刮痧术。

2. 刮痧不适用于有急性扭伤、挫伤、皮肤肿胀、皮肤破溃的患者。

3. 难以配合施术或不能耐受者不宜进行刮痧。

4. 孕妇刮痧时应避开腹部、腰骶部。

五、注意事项

1. 空腹及饱食后不宜进行刮痧术。

2. 施术过程中若患者出现头晕、心悸、面色苍白、肢冷汗出、恶心欲呕、甚至神昏扑倒等症状时应立即停止刮痧，协助患者平卧休息或补充热饮，刺激合谷、人中等穴。

（黄妙纯、黄慧婷）

第五节　中药热奄包

一、概念

中药热奄包法又称中药热熨法，是根据处方把调匀、包好的中药加热后放置于患处或某一特定穴位上，利用热奄包的热力作用促进局部血液循环，从而达到缓急止痛等目的。

二、备物

治疗盘、棉签、配置好的中药、布袋、大毛巾、温度计、加热器具、治疗巾、必要时备屏风等。

三、操作流程

（一）操作前准备

准备好物品，核对患者信息，评估患者疾病以及心理状况、对温度的耐受程度，女性的生理及生育状态，并向患者解释操作目的，消除其紧张感以获得患者配合。

（二）药物选择

根据中药处方和疾病病情配置不同的药物。

（三）体位

一般不受限制，最好采用坐位或者卧位。

（四）热熨法种类

中药熨法、盐熨法、葱熨法、铁屑加醋热熨法、坎离砂热熨法、麦麸熨法、蚕沙熨法、砖熨法、瓶熨法等。

四、适应证及禁忌证

（一）适应证

1. 运动系统疾病

各种损伤及劳损，如腰腿痛、扭伤、挫伤、劳损、风湿性关节炎、落枕、坐骨神经痛、末梢神经炎、背痛。

2. 关节疾病

如关节强直、关节炎、腱鞘炎、滑囊炎等。

3. 神经系统疾病

神经炎、周围性面神经麻痹、神经痛。

4. 消化系统疾病

胃脘痛、腹痛、虚寒泄泻、胃肠神经官能症、胃炎、胆囊炎等。

5. 过敏性疾病

皮肤硬化症、神经性皮炎、湿疹、痤疮等。

6. 其他

肌炎、骨髓炎、愈合不良的伤口、慢性溃疡、慢性盆腔炎、不孕症等。

（二）禁忌证

1. 凡热病、神昏、谵语、精神障碍患者，均不可用本法。

2. 有出血倾向性疾病，如经量过多、崩漏、血小板减少症等，不宜用本法。

3. 有皮肤温度感觉减退或障碍者不宜用本法。

4. 孕妇的腹部及腰骶部禁用。

5. 对药物过敏者。

6. 皮肤溃疡、不明肿块或有出血倾向者禁用。

7. 24 小时急性期内用冷敷，禁止热敷。

五、注意事项

1. 热熨前应测量药包温度，常规药包温度控制在 60～70℃且以患者耐受为宜。老幼患者及感觉功能减退者为防止治疗引起的烫伤，药包温度不宜超过 50℃。热熨时间一般为 20 分钟。

2. 热熨时，尤其要防止局部烫伤，力度应轻柔，快速移动，初始时由于药包或熨器热度较高，可采用起伏放置式熨法，或者外加一层垫布。随着温度下降，可慢慢加大力度，减慢速度。

3. 热熨后，嘱咐患者要注意避风寒，防止着凉。

4. 如热熨治疗期间出现皮肤烫伤情况要立即停止治疗并对症处理。

（林敏如、黄铭燕）

第六节　耳穴压豆

一、概念

耳穴压豆法是用胶布将药豆（如菜籽、王不留行籽等）贴在耳朵穴位处或反应点，给予一定的按、压、揉、捏，使其产生酸、麻、胀、痛等感觉的一种中医外治疗法。又称耳郭穴区压迫疗法。

二、备物

医嘱单、治疗盘、消毒酒精、棉签、镊子、耳贴、快速手消液。

三、操作流程

1. 操作前准备：准备好物品，双人双向核对患者信息，评估患者基本状态、心理状况和疼痛阈值；女性患者需询问经带胎产史，向患者解释操作流程及目的，消除其紧张感及获得患者配合。

2. 用具选择：贴压介质通常使用丸类如王不留行籽、磁珠、菜籽等。

3. 体位：一般不受限制，为了防止眩晕或刺激过度最好采用坐位或者卧位。

4. 选穴的原则：

（1）按疾病相应部位选穴：如胃病取“胃”。

（2）按循经辨证选穴：如巅顶痛属厥阴经循行部位，选“肝”。

（3）按脏腑辨证选穴：脱发、遗精选“肾”。

（4）按现代医学理论选穴：产后缺乳选“内分泌”，支气管炎选“肺”。

（5）按临床经验选穴：如“交感穴”有舒缩血管，缓解胃部不适等功能，可治疗头痛、呕吐。

5. 根据医嘱选定穴位，用棉签棒做好标记，消毒标记部位的皮肤待干（图 6.7）。

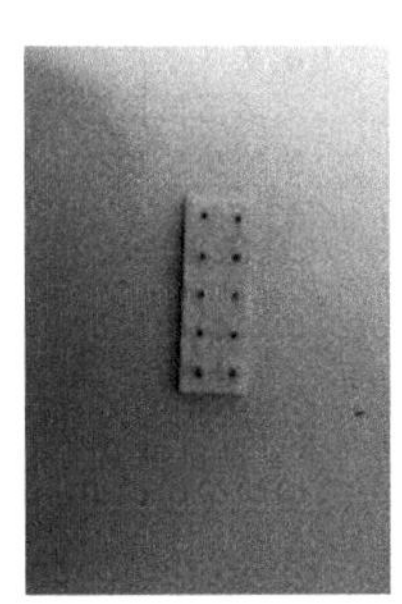
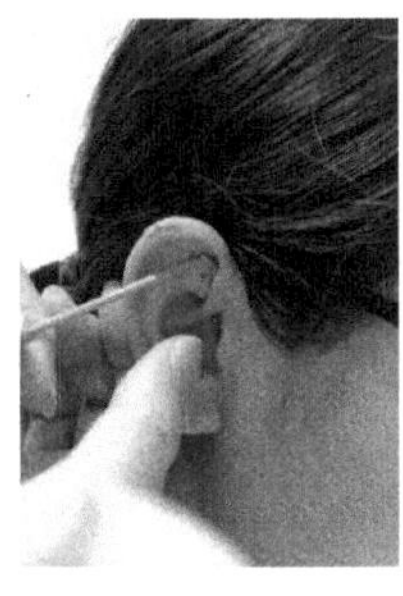
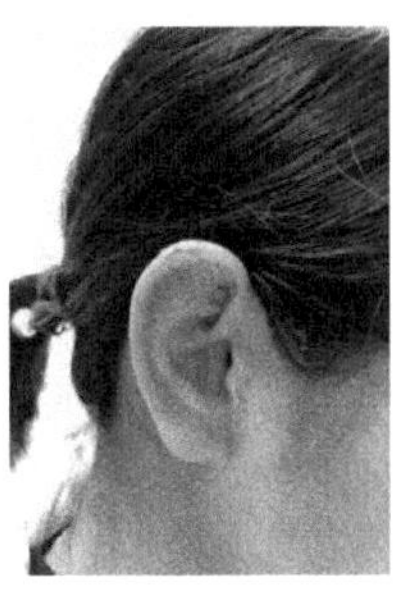

图 6.7　选穴与标记

6. 用镊子夹取贴压的介质，粘贴于标记处，并轻轻按压介质保证稳固贴好，同时询问患者是否有酸麻胀痛之感。

7. 操作完成后抹手，记录，并整理用物。

四、耳穴压豆常见适应证

1. 不寐辨证配穴：①心脾两虚：脾、小肠；②肝郁气滞：肝、三焦；③心虚胆怯：交感、胆；④心肾不交：肝、肾；⑤胃失和降：交感、胃、脾。

2. 头痛辨证配穴：①阳明头痛（即前额痛为主）：配额、胃；②少阳头痛（即两颞部痛为主）：配颞、交感、胆、外耳；③太阳头痛（即枕部痛为主）：配枕、膀胱；④厥阴头痛（即头顶痛为主）：配顶、肝；⑤全头痛：配额、颞、枕、顶、外耳。

五、适应证及禁忌证

（一）适应证

1. 临床内、外、妇、儿、五官、伤科及内分泌代谢等疾病。

2. 失眠、老年便秘、预防感冒、晕车、预防和处理输血、输液反应等。

（二）禁忌证

1. 耳郭上有湿疹、溃疡、冻疮等禁用。
2. 有习惯性流产史或妊娠史禁选肾、卵巢、内分泌、子宫等穴。
3. 年老体弱者、有严重疾病者慎用。

六、注意事项

1. “得气”时患者耳郭压豆点可出现酸、麻、胀、痛、热或感觉循经络放射传导等表现，护理上应该注意观察局部皮肤情况。
2. 嘱患者局部皮肤不湿水，每 4 小时按压一次，以提高疗效。
3. 每侧耳郭取穴不超过 10 个，留籽 3～5 天，可视天气和患者个人情况适当调整。
4. 孕妇做耳穴压豆宜用轻刺激手法，习惯性流产史孕妇慎用。
5. 压籽后患者应自行按压，切勿揉搓，以免造成耳朵感染。
6. 如胶布过敏，局部出现丘疹、瘙痒感，停 3～5 天再贴。
7. 严格执行无菌操作。

（林敏如、梁立峰）

第七节　贴 敷 疗 法

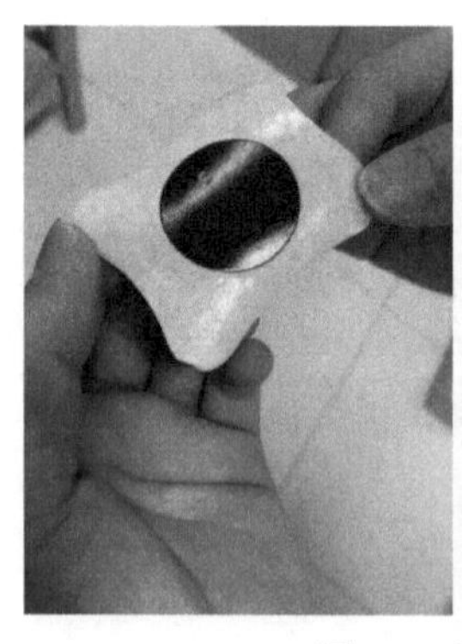
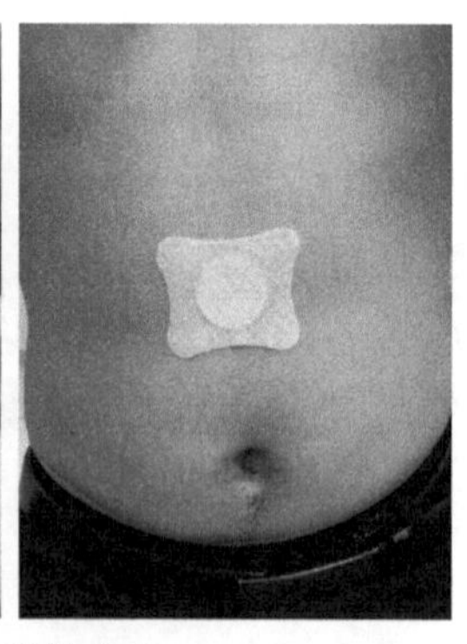

图 6.8　贴敷疗法

一、概念

贴敷疗法是根据处方把调匀的中草药剂型贴敷于人体皮肤、腧穴或病变部位的治病方法，属于中医外治法之一（图 6.8）。

二、备物

治疗盘、药物、油膏刀、纱块、胶布或绷带、透明胶、一次性治疗巾等。

三、操作流程

（一）操作前准备

准备好物品，核对患者信息，评估患者一般状态、心理状况，了解女性患者经带胎产史，解释操作流程和治疗目的，缓解患者紧张情绪并取得配合。

（二）用具选择

根据不同的贴敷方法及药物选择而选择不同材料用具。

（三）体位

根据穴位部位的选择而选择不同体位，一般是卧位或坐位比较多。

（四）各类剂型的贴敷方法

1. 散剂：辨证选择药物配方后，将药物捣碎成粉贴敷于穴位上；也可用水、蜂蜜等溶剂调成团块状贴敷于穴位上，再用纱布和胶布包裹固定；或在普通黑膏药中间撒上药末后予穴位贴敷。

2. 糊剂：在散剂中加入赋形剂（如酒、醋、姜汁等）调成糊状涂敷在穴位或患处，外层覆盖清洁纱布并以胶布、绷带固定。

3. 膏剂：有硬膏和软膏之分。膏剂通常为制成品，硬膏可借助体表温度或采用加热、加湿等处理后形成软膏，再贴敷于穴位或者患处，外层覆盖清洁纱布并以胶布、绷带固定。软膏则可直接贴敷使用并妥善固定。

4. 饼剂：是将药末加入适量的面粉搅拌成糊，然后压成饼状，再用蒸笼蒸 30 分钟，稍冷却后即可贴于穴位上。

5. 锭剂：使用前先用适量水或醋溶解、磨糊，再涂抹于相应穴位上。

（五）选穴的原则

1. 局部取穴。
2. 循经远取。
3. 经验选穴。

四、适应证及禁忌证

（一）适应证

1. 呼吸系统疾病：如上呼吸道感染、支气管哮喘、慢性支气管炎、COPD 等。
2. 消化系统疾病：如慢性胃炎、胃溃疡、肠易激综合征、溃疡性结肠炎等。
3. 骨骼运动系统疾病：如关节炎、颈椎病、腰肌劳损、软组织损伤等。
4. 皮肤系统疾病：如皮癣、湿疹、皮炎等。
5. 妇科疾病：如月经紊乱、痛经、慢性盆腔炎等。
6. 儿科疾病：如时行感冒、高热、百日咳、腮腺炎、遗尿、厌食、慢性腹泻、营养不良等。
7. 心血管系统疾病：如高血压、冠心病等。
8. 外科疾病：如疖、痈、疽、烫伤等。

（二）禁忌证

1. 局部皮肤破损、溃疡、感染或有皮肤病较严重者。

2. 头面部及四肢关节处避免用刺激性过大的药物，以免留瘢痕影响外观或肢体活动功能。心脏及大血管附近慎用。

3. 为孕妇行贴敷治疗时应该避开腹部、腰骶部以及可造成宫缩的穴位如合谷、三阴交等，药物选择上禁忌使用可引起流产的药物。

4. 血液系统疾病、严重心肝肾功能不全、糖尿病血糖未控制者慎用。有传染病者慎用，如艾滋病、结核病。

五、注意事项

1. 贴敷治疗时间依据疾病种类、药物特性以及身体状况有所不同，一般成人敷药时间以 4～6h 为宜，最少需半小时，老弱病幼及皮肤敏感者贴敷时间宜短，有皮肤过敏时应及时取下。

2. 敷药后妥善固定，避免药物移动或脱落，告知患者敷药后药物颜色可能会污染衣物，贴药前后要清洁施术局部皮肤的胶布及贴药痕迹等。

3. 药饼湿度要适中，范围适宜，时间适当，注意观察局部皮肤反应，如疼痛不能耐受者给予取下。

4. 使用对人体刺激性大、副作用强的药物贴敷时，穴位宜少、接触面积宜小，接触时间宜短。

5. 贴敷期间禁食生冷、海鲜、辛辣刺激性食物。

6. 贴敷药物后注意局部防水。

7. 对胶布过敏者，可选用低过敏胶带或绷带固定药物。

（林敏如、曾靖）

第八节 穴 位 注 射

一、概念

穴位注射又称水针，是在选定的穴位上进行药物注射而产生治疗作用的中医外治法（图 6.9）。

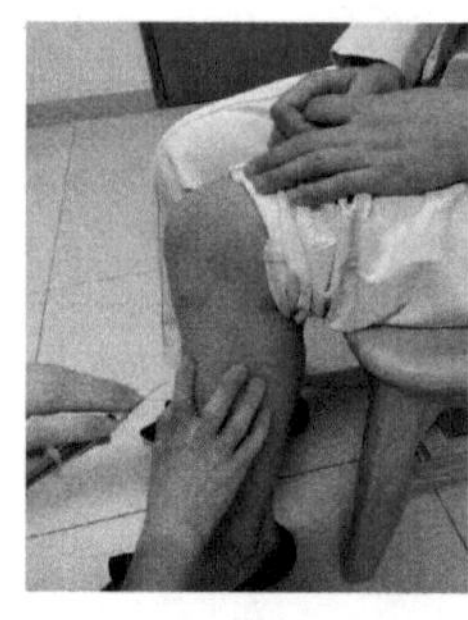
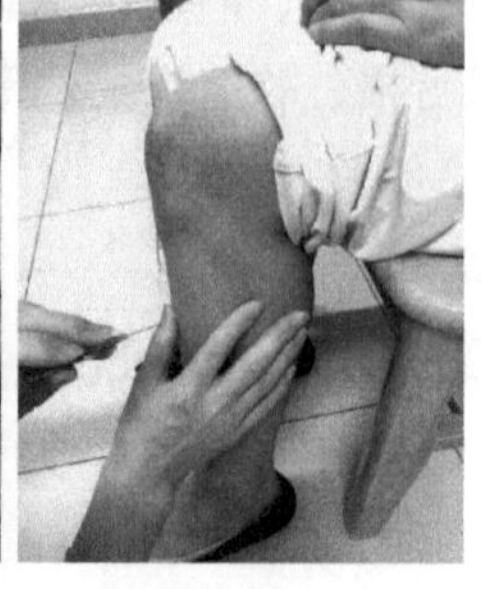

图 6.9 穴位注射疗法

二、备物

治疗车、含注射药物的注射器、治疗盘、消毒液、棉签等。

三、操作流程

（一）操作前准备

准备好物品，双人双向核对患者信息，评估患者基本状况和心理情况、疼痛耐受情况，女性患者还需要了解经带胎产史，解释操作流程及目的，取得患者信任与配合。

（二）用具选择

依剂量、进针深度、进针部位选用合适大小的注射器和合适长度的注射针头。

（三）体位

通常以坐位或卧位为主，但具体体位需根据注射穴位不同而采用不同体位。

（四）针刺手法

采用提插运针法调节针刺感，“得气”（注射穴位有酸麻胀感为得气）后回抽无回血可缓慢注射药物。提插运针：当针头刺入穴位一定深度后，将针头由浅往深反复提插，幅度大概 1～1.5cm，频率 60 次 /min，时间 3～5min 为宜。

（五）选穴的原则

避免在肌肉浅薄、针感强烈的穴位穿刺注射；切忌在大动脉、大静脉和神经干选穴，若注射过程中患者有触电感，则应退针或调整针刺方向。孕妇的下腹部、腰骶部，及三阴交、合谷等穴位不宜进行穴位注射，以免引起流产。

四、适应证及禁忌证

（一）适应证

1. 运动系统病症：肩周炎、腰肌劳损、椎间盘突出、扭伤等。

2. 神经系统病症：失眠、头晕、头痛、面瘫、肢麻、神经痛（如三叉神经、坐骨神经、肋间神经）等。

3. 消化系统病症：胃溃疡、胃肠神经官能症、痢疾等。

4. 呼吸系统病症：慢性支气管炎、上呼吸道感染、支气管哮喘、COPD 等。

5. 心血管系统病症：心悸、冠心病、心绞痛、高血压等。

6. 外科疾病：腹痛（肠梗阻、胆石症、胆道感染）、淋证（尿路结石）等。

7. 皮肤科疾病：风疹、痤疮、银屑病等。

8. 五官科疾病：咽喉肿痛、目赤肿痛、中耳炎、鼻炎等。

9. 妇、儿科疾病：阴挺、子宫脱垂、催产；小儿肺炎、腹泻等。

（二）禁忌证

1. 过度劳累、饥饿或精神高度紧张时慎用。
2. 局部皮肤感染、溃疡、瘢痕或有出血性疾病及重度水肿者慎用。

五、注意事项

1. 严格无菌操作，避免感染。
2. 注意药物配伍禁忌。凡可引起过敏的药物，均需做皮试，结果阴性者方可注射。
3. 操作时向患者解释可能出现的正常反应及并发症。如注射局部出现酸胀感属于正常现象，但是一般不超过 1 天，若出现其他不适，应及时就诊。
4. 要注意药物的有效期，并检查药液有无沉淀变质等情况，防止过敏反应的发生。
5. 避免将药物注射入脊髓腔、血管里。
6. 初次行穴位注射、年老体弱及幼儿，宜卧位，注射穴位宜少，以免造成不适。
7. 特殊穴位如风池穴、脊髓两侧的腧穴进针时需严格掌握深度及角度，防止穿刺引起患者损伤。
8. 孕妇行穴位注射时禁止于下腹部、腰骶部及可引起宫缩的穴位（如三阴交、合谷等穴）注射药物。

（林敏如、曾德华）

第九节　切 脉 针 灸

一、概念

切脉针灸是先通过切脉辨别经络的脉象表现，再予针灸穴位、经络进行疾病诊察或临床诊治的方法，行针灸后出现脉象变化判定为得气。

二、备物

毫针（芒针、金针、银针等）、75% 乙醇、棉签、弯盘、毛毯、锐器盒、屏风等。

三、操作流程

（一）操作前准备

治疗室内准备好物品，核对患者信息，评估患者基本情况、心理状态及对疼痛的耐受情况，女性患者注意询问经带胎产史，解释操作流程及目的、操作时间，取得信任与配合。

（二）针具选择

依据疾病病情、针灸部位、进针手法不同选择合适的毫针。

（三）体位

体位一般不受限制，坐位或者卧位治疗可预防晕针意外。

（四）切脉与针刺手法

1. 脉急：属多寒，针要深，留针时间要长。
2. 脉促：属多热，针要浅，并快速去针。
3. 脉大：属多血少气，针稍深微泻，不宜出血。
4. 脉小：属血气皆少，少针。
5. 脉滑：属多热，浅针，并快速去针。
6. 脉涩：属少气微寒，针要浅，并久留针，不宜出血。
7. 脉虚：属少气少血，浅刺，出针快按，多灸。
8. 脉紧：属阴虚，先刺而后灸。
9. 脉实：属热，出针不按。

四、适应证及禁忌证

（一）适应证

1. 呼吸系统疾病：上呼吸道感染、扁桃体炎、咽炎、鼻炎、气管炎、支气管哮喘等。
2. 眼科疾病：急性结膜炎、中心性视网膜炎等。
3. 口腔科疾病：牙痛、拔牙后疼痛、牙龈炎。
4. 胃肠系统疾病：胃－食管反流、胃炎、十二指肠溃疡、结肠炎、腹泻、便秘等。
5. 骨骼肌肉疾病：网球肘、腰肌劳损、关节炎等。
6. 神经系统疾病：头痛、偏头痛、偏瘫、肋间神经痛、坐骨神经痛、梅尼埃病等。
7. 癌症：胃癌、肝癌、食管癌、乳腺癌、子宫癌等。

（二）禁忌证

1. 患者在疲乏、饥饿或精神高度紧张时不宜针刺。
2. 皮肤有感染、溃疡、瘢痕或肿痛部位不宜针刺。
3. 孕妇的下腹部、腰骶部和三阴交、合谷穴等，不宜针刺。

五、注意事项

1. 针灸前选择合适长度的针具，并检查针具是否有松动、针尖是否有弯钩等情况，若有及时更换。

2. 畏针、年老虚弱者，手法宜轻，避免晕针现象。

3. 出现晕针时，立即予卧位休息，协助饮温开水或补充食物、糖分。

4. 严格无菌操作原则，做好 1 人 1 穴 1 针 1 丢弃规范。

5. 如患者出现烧灼痛样感觉，可能刺伤血管，在出针时，要用棉签轻压揉按出针口。

6. 对于需要留针患者，施术者要密切观察患者病情变化。

7. 取针时注意检查清点数量，切忌漏针、断针。

（林敏如、翟永德）

第十节　刺 络 放 血

一、概念

刺络法，另叫作三棱针法或放血疗法。刺络放血是通过针刺某些穴位或体表经络走向的毛细血管，以渗出少量血液达到治病效果的中医外治法。

二、备物

三棱针（根据具体情况选择型号）或粗毫针（常用 26.5# 寸针）、消毒液、棉签、治疗盘、污物盒等。

三、操作方法

1. 点刺法：点刺前，先针对性按摩局部或穴位至皮下轻度充血，皮肤消毒，一手夹持、固定选定位置，另一手以拇指和食指捏住针柄，同时中指指腹紧贴针身下段，迅速点刺局部后在针孔周围稍微挤压使其出血，再用棉签止血，本法临床开展较多。

2. 丛刺法：消毒选定部位后，用三棱针在局部反复轻叩点刺至微微渗血，此疗法常与拔管治疗结合，对急、慢性的软组织损伤有较好疗效。

3. 散刺法：散刺法操作与丛刺法相近，一般根据病灶大小，点刺约 10～20 次。适用于病灶较大的疾病如神经性皮炎、丹毒等。

4. 挑刺法：由点刺法发展而来，是选取疾病所对应的体表反应点（体表对应反应点可有压痛、酸胀、皮疹、皮下结节等）进行挑刺，皮肤局部进行消毒，一手固定针刺部位局部皮肤，另一手持针快速挑破其表皮，再将皮下白色纤维样物挑断数根至数十根，挑刺结束后揩干血迹并覆盖消毒敷料后进行固定。

四、适应证

刺络放血多用于治疗中暑、中风昏迷、肠胃炎、急性结膜炎、头痛、急性扁桃体炎、腰肌劳损、神经性皮炎、丹毒等；其中挑刺法还可治疗某些慢性疾病，如带状疱疹后遗痛、慢性咽炎、三叉神经痛、干眼症、失眠等。

五、注意事项

刺络法要严格消毒，血液病患者禁用，对年老体弱、贫血以及孕妇等要慎用；每次出血量以不超过 10ml 为宜。

（陈少如、蔡鑫桂）

第十一节　中药保留灌肠法

一、概念

中药保留灌肠又称为肛肠纳药法。是指将中药煎剂或掺散剂从肛门注入，使其停留在直肠、结肠内，借助肠道黏膜的吸收取得治病效果的中医外治法。

二、备物

治疗盘、注洗器、温水、中药液、水温计、量杯（或小容量灌肠袋）、肛管、弯盘、止血钳、棉签、卫生纸、液状石蜡、垫单、治疗巾、便盆、手套、屏风等。

三、操作方法

准备好物品，核对患者信息，向患者解释操作目的，消除其紧张感及获得患者配合。

四、操作流程

1. 备齐用品到床旁，核对患者信息，取得知情同意。

2. 关好门窗，调节好室温（视情况置屏风遮挡），根据病情选取合适体位（通常为侧卧位），褪去裤子至膝下，协助患者将臀部移至床沿边，臀下先垫上垫单和治疗巾，嘱患者微曲双腿，必要时可置小枕于垫单下抬高臀部。

3. 水温计测量药液温度适宜，用注洗器抽吸药液（或倒入小容量灌肠袋内），连接好肛管，肛管前端用液状石蜡润滑充分，排气后夹闭肛管，将其置于清洁弯盘内，将弯盘置于患者臀部周围，戴手套，协助患者将双大腿稍分开以暴露肛周，此时操作者左手进一步分开臀部肌肉以充分显露肛门，右手持血管钳夹肛管前端插入 15 厘米左右，动作宜轻。

4. 松开血管钳，用注洗器缓慢推注药液（灌肠袋滴入中药速度根据病情选择，袋内液面距肛门不高于 30 厘米，注入的时间宜控制在 15～20min）。

5. 药液全部灌入后，止血钳夹闭肛管，分离注洗器，抽吸 5～10ml 温开水后再与肛管相连，松开止血钳，缓缓注入温开水（或倒 10ml 温开水于灌肠袋内滴入）。

6. 提高肛管，注洗器与肛管分离开，拔出肛管前注意先反折或夹紧肛管（对于封闭式灌肠，关上调节器即可），纸巾包裹住肛管前端，轻轻往外退出肛管，将肛管置于弯盘内，用物置于治疗车下层。

7. 协助患者用干净纸巾擦拭肛周，协助患者屈膝仰卧，保持臀部垫枕抬高 10～15min 后缓慢去掉小枕、垫单、治疗巾，嘱患者卧床休息 1 小时以上。

8. 整理床单位，撤去屏风，开窗通风，观察患者反应。

9. 清理用物，洗手，记录并签名。

五、适应证

1. 镇静、催眠，用于高热等症。

2. 控制肠道感染。如结肠炎、直肠周围脓肿、肠道易激综合征。

3. 控制慢性炎症的临床症状，如慢性盆腔炎、慢性前列腺炎等。

4. 降低血液中的含氮物质，如氮质血症等疾患。

六、注意事项

1. 操作前先了解患者的病情，掌握灌肠的体位和肛管插入深度。

2. 选用小号肛管可减少对肛门的刺激，灌肠的压力宜小，药量宜少；插入应深入少许以促进药物吸收，操作前需排空大便。

3. 灌肠液药量通常不超过 200ml，稍微稀释小剂量灌肠液可以增加吸收效果。

4. 慢性肠道疾病患者灌肠后需要长时间保留灌肠液，故宜于夜间睡前灌肠，灌肠后卧床休息，减少活动。

5. 灌肠液温度在 39～40℃为宜，但可依据患者年龄、季节时令、药性恰当调整。如清热解毒类灌肠液温度以 10～20℃为宜；清热利湿类灌肠液温度以 20～30℃为宜；温中散寒、补气扶阳类灌肠液温度以 38～40℃为宜。常规年老体弱者灌肠液温度偏高适宜。冬季灌肠液的温度应稍高于夏季。

6. 肛门、直肠、结肠术后及大便失禁者，不宜保留灌肠。

7. 操作前应向患者及家属解释和宣教，以取得患者的配合。

8. 尽量使用一次性的灌肠装置，使用后按规范丢弃处理；非一次性的灌肠装置需要做好清洗消毒。

（陈少如、蔡海荣）

第十二节　中药超声雾化吸入法

一、概念

中药超声雾化吸入法指的是用雾化装置把中药药液转变成微小雾粒或雾滴悬浮于吸入气中，通过患者呼吸吸入呼吸道起到湿润呼吸道黏膜、止咳、止喘、祛痰等一系列功效的治疗。

二、备物

治疗车上置超声波雾化装置 1 套、中药药液、冷蒸馏水、水温计 1 支。

三、操作方法

（一）操作前准备

1. 评估

（1）患者病情、治疗用药情况。

（2）患者呼吸道情况，判断有无呼吸道感染、支气管痉挛、气道黏膜水肿、痰液等。

（3）患者的神志、意识状态、心理状态及自理能力，对超声雾化治疗的认知度及配合度。

2. 备好所需全部用物，推至床前，核实患者信息，告知患者操作项目、目的及相关事项，消除其紧张感，取得患者配合。

（二）操作流程

1. 备齐用品，携至床旁，核对医嘱，做好解释。

2. 将 250ml 冷蒸馏水加入超声波雾化器水槽内，液平面高度达到 3 厘米，以确保雾化罐底的透声膜浸没于液面下。

3. 加中药药液适量于超声波雾化罐内，稀释至 30～50ml，旋紧罐盖，将雾化罐置于水槽内，再将水槽盖旋紧。

4. 连接电源，打开机器电源开关，亮红色指示灯，预热 3 分钟，打开雾化开关（此时亮白色工作灯），中药液呈雾状喷出。

5. 根据需要调节雾量，一般选择中档。

6. 患者吸气时，口鼻部应用面罩盖紧，待呼气时松开；或可把“口含嘴”置于患者口中，嘱咐患者闭紧口唇行深呼吸。

7. 机器运行时，如雾化器水槽内水温达到或超过 60℃时，立即用冷蒸馏水更换，该操作需先关闭机器后再进行。

8. 通常每位患者每次雾化治疗时间约 15～20min，治疗结束后，先关闭雾化开关，再关闭电源，以防超声雾化器的电子管损伤。

9. 整理用物，倾倒掉水槽内的蒸馏水，擦净水槽，待干备用。

四、适应证及禁忌证

1. 适应证：支气管痉挛、哮喘、气道黏膜水肿、干燥等症状以及咳症、痰症等。
2. 禁忌证：肺气肿患者禁用。

五、注意事项

1. 使用前，先检查机器是否能够正常运作。
2. 注意保护水槽底部的晶体换能器与雾化罐底部的透声膜以防损伤。
3. 水槽和雾化罐切忌加温水或热水。
4. 特殊情况需连续使用时，中间需间隔 30 分钟。
5. 每次使用完毕，雾化罐和“口含嘴”应消毒。

（陈少如）

第十三节　梅　花　针

一、概念

梅花针法指的是以特制的浅刺针具叩刺局部皮肤表面，以疏经通络，从而调节脏腑机能，达到防治疾病的中医特色外治疗法。梅花针针刺深度局限于皮肤、黏膜浅层，操作时弹而刺之，即刺即起。

二、备物

无菌治疗盘、弯盘、无菌梅花针（固定 5～7 枚不锈钢针于一长度在 20～30cm 的针杆的一端制成）、皮肤消毒液、无菌棉球或无菌棉签。

三、操作流程

（一）操作前准备

备齐所需用物，推治疗车至患者床前，核实患者基本信息，告知操作项目、目的与方法，以减轻患者紧张情绪，取得患者的配合。

（二）针具选择

针具的选择应根据患者病情、耐受程度、针刺部位及操作手法等多方面进行评估。

（三）体位

一般不受限制，但总的原则是将叩刺部位充分暴露，患者感觉舒适为宜，注意保暖，最好取坐位或卧位以防晕针。

（四）操作方法

1. 准备物品，核对患者信息，并向患者解释，以取得合作，暴露叩刺部位，以消毒棉球进行皮肤消毒，待干。

2. 操作者一手握持针柄后段，伸直食指固定针柄前端，借助腕关节上下弹力叩刺，力量由轻到重，但应以患者耐受为宜。

3. 叩刺时保持针尖与皮肤呈 90°，针尖触及皮肤后即刺即起，频率约 60～80 次 /min。

4. 根据部位大小，掌握叩刺时间，一般每次操作 5～15min。

5. 叩刺完毕，再次消毒叩刺部位。

6. 将梅花针用棉球擦净，泡入消毒液中充分消毒后待干备用。

四、适应证及禁忌证

（一）适应证

1. 运动系统：腰腿痛、扭伤、挫伤、坐骨神经痛、脊背痛。

2. 神经系统：头晕、头痛、三叉神经痛、痉挛、面瘫、偏瘫、失眠。

3. 消化系统：膈肌痉挛、胃下垂、胃痉挛、消化不良、便秘。

4. 过敏性疾病：变应性鼻炎、皮肤瘙痒、神经性皮炎、风疹、湿疹、急性荨麻疹。

5. 其他：慢性支气管炎、月经失调、牙痛、疲劳综合征、痛经、支气管扩张等。

（二）禁忌证

急性传染病、皮肤烫伤和溃疡禁用。

五、注意事项

1. 严格遵守操作规程和无菌操作观念，叩刺前常规消毒相应部位皮肤，确保 1 人 1 针进行治疗。

2. 叩刺时用力须均匀、稳准，切忌拖刺、斜刺。

3. 叩刺手法有轻、中、重度三种。初次接受该疗法者宜轻刺，即以梅花针叩刺后局部皮肤潮红而无出血为度；中度叩刺可见皮肤潮红和丘疹；对顽固病症（例如神经性皮炎）

予以重刺，达到皮肤轻微出血。老、弱、妇、儿、虚证患者和头面、眼、耳、口、鼻及肌肉浅薄处的疼痛，用弱刺激；年轻、强健者、实证患者以及肩、腰、背、臀等肌肉组织丰厚处疾患的患者宜采用强刺激。其他部位的疼痛，则用中刺激。

4. 畏针者，针刺手法不宜重刺，出现晕针时，立即协助患者卧位休息。

5. 叩刺治疗后若局部皮肤瘙痒，可嘱患者用酒精棉球涂擦，防止抓破皮肤。

6. 滚刺筒不宜在骨骼突出部位处滚动，以免产生疼痛和出血。

（陈少如）

第十四节　穴 位 按 摩

一、概念

穴位按摩以中医理论的指导思想为依据，以相应手法施用于人体穴位刺激局部组织，以舒筋活血通络、提高机体抵抗力，从而起到治疗疾病、预防保健等功效的中医治疗方法。

二、备物

治疗巾，快速手消毒液等，必要时备毛毯、屏风、垫枕。

三、操作流程

（一）操作前准备

备齐所需全部用物，推至患者床前，核实基本资料，解释操作项目、目的和流程，以减轻患者紧张情绪，取得患者配合。

（二）体位

不受限制，一般以充分暴露按摩部位为宜。

（三）按摩手法

根据病情和部位选用合适的按摩手法。按摩的力量、频率、摆动幅度要求均匀，动作要求柔软灵活，操作时间适宜，禁止暴力按摩。

1. 按法（图 6.10）：用拇指端、指腹、单掌或双掌按压体表，稍留片刻。操作时术者手部要紧贴患者体表，避免随意移动，按摩时应先轻后重用力，注意力道适中。

2. 揉法：把拇指指腹、大鱼际或掌根当作着力点，用腕关节或掌指关节摆动，按摩过程宜轻柔用力，保持动作协调有节律。

3. 推法：用手指、掌部或肘部着力于体表操作部位后行单向摩擦，要求操作者手指、掌部或肘部与患者体表紧贴，用力要求均匀，速度要求缓慢，以肌肤深层透热而皮肤无损伤为宜。

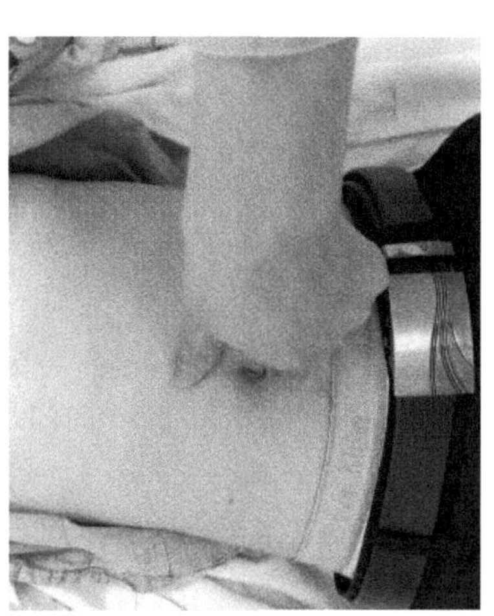

图 6.10　腹部按摩按法示意图

4. 摩法：操作者掌面或手指指腹着力于按摩部位，使腕关节及前臂做有节律的回环运动。摩法要求肘部自然屈曲，腕部放松，指掌自然伸直，动作轻柔和缓。

5. 捏法：操作者以拇、示、中三指或拇指与其余四指把指定皮肤、肌肉、肌腱捏起后用力相对挤压，并不断往前捏和推行，要求力量适中，节律均匀。

6. 拿法：操作者拇指与示、中两指相对用力，在指定的部位或穴位上进行由轻到重的有节律的提捏，注意动作应缓和连贯，忌突然用力。

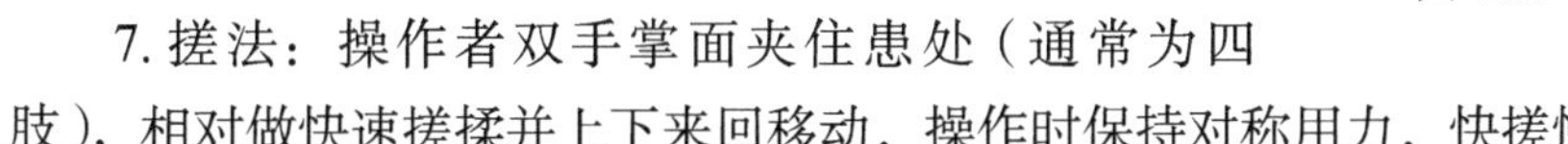

7. 搓法：操作者双手掌面夹住患处（通常为四肢），相对做快速搓揉并上下来回移动，操作时保持对称用力，快搓慢移。

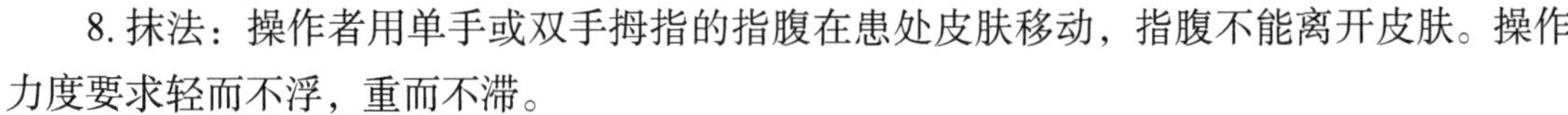

8. 抹法：操作者用单手或双手拇指的指腹在患处皮肤移动，指腹不能离开皮肤。操作力度要求轻而不浮，重而不滞。

四、适应证及禁忌证

1. 运动系统：外伤如扭伤、挫伤、劳损等；关节炎、腰痛、腿痛、落枕、坐骨神经痛等。

2. 神经系统：头痛、偏头痛、面瘫、面肌痉挛、肋间神经痛、认知障碍、三叉神经痛、吞咽功能障碍、脑卒中等。

3. 心血管系统：高血压。

4. 消化系统：膈肌痉挛、消化不良、便秘、恶心呕吐。

5. 其他：糖尿病、月经失调、近视、白内障、鼻窦炎、疲劳综合征、原发性痛经、尿潴留。

五、注意事项

1. 操作前应修剪指甲以防损伤患者皮肤。

2. 操作时用力要均匀、柔和、持久，禁用暴力。

3. 保持诊室内空气新鲜，温度适宜。注意保暖，防止受凉。

（王媛媛、赵帅）

第十五节　腹部按摩

一、概念

腹部按摩的理论基础是中医经络、脏腑学说，同时结合了西医解剖学、病理诊断学，其将各种手法施用于腹部以调节机体生理机能，改善病理状况，从而达到治疗效果。

二、备物

治疗盘、毛巾两条、按摩介质（润肤液等）、快速手消毒液、笔、治疗单、垃圾桶，必要时备屏风。

三、操作流程

（一）操作前准备

准备好上述物品推至患者床前，核对患者基本信息，告知操作项目、目的与方法，消除患者紧张情绪，取得患者信任与配合。

（二）体位

平卧，取屈膝位，将腹部暴露，注意暴露部位的保暖。

（三）按摩手法

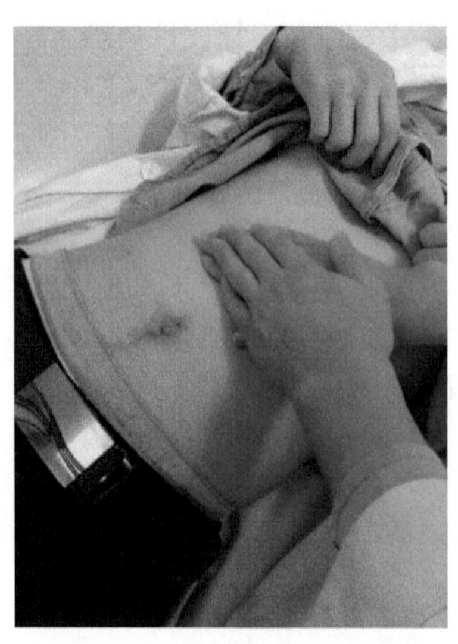

图 6.11　腹部按摩揉法示意图

取润肤液等按摩介质适量于手中，双手摩擦至温热。

1. 摩法：双手环形轻摩腹部，有规律地按摩 30 圈。

2. 揉法（图 6.11）：双手交叠以掌心轻揉腹部，以全掌、掌根部或大小鱼际处着力于指定部位，行 2～3min 回旋运动，要求带动皮下组织。

3. 点按法：选穴（中脘、下脘、关元、气海、天枢）准确，用指腹点按上述穴位，力度恰当，操作者指甲不可接触患者皮肤，按压或者操作前剪短指甲，通常每穴位点按 1～2min。

4. 拿法：操作者双手由上至下轻轻拿起腹直肌 3～5 次，要求肌肉拿起准确，动作连贯、和缓均匀。

5. 推结肠：操作者双手交叠，掌面沿结肠走向单向推动 2～3min，要求推时用力稳当、和缓均匀。

6. 滚法：操作者以肘部带动前臂在患者腹部皮肤上作滚动动作，要求滚动时肩、肘、腕三部分保持放松，保证力度、腕臂的摆动幅度及频率均匀，摆动频率以 120 次 /min 为宜。

7. 推法：操作者双手掌由上至下分推腹部 3～5 次，要求用力稳当，动作连贯，速度和缓均匀。

四、适应证及禁忌证

1. 适应证：尿潴留、便秘、减肥、痛经。

2. 禁忌证：有皮肤破损、出血倾向、恶病质、妊娠期、过度疲劳、饥饿、餐后半小时以内、腹部皮肤有化脓性感染、急腹症或腹部急性炎症者。

五、注意事项

1. 操作前应修剪指甲以防损伤患者皮肤。

2. 操作时用力要均匀、柔和、持久，禁用暴力。

3. 保持诊室内空气新鲜，温度适宜，注意保暖，防止受凉。

4. 进行腹部按摩前，嘱患者先排尿，操作过程中注意观察患者的反应及全身情况，如若出现不适应立即停止操作，并作出相应的处理。

（王媛媛、赵帅）

第十六节　开　天　门

一、概念

开天门作为一种推拿手法，借助不同的按摩手法作用于人体头面部腧穴以起到疗效（图 6.12）。

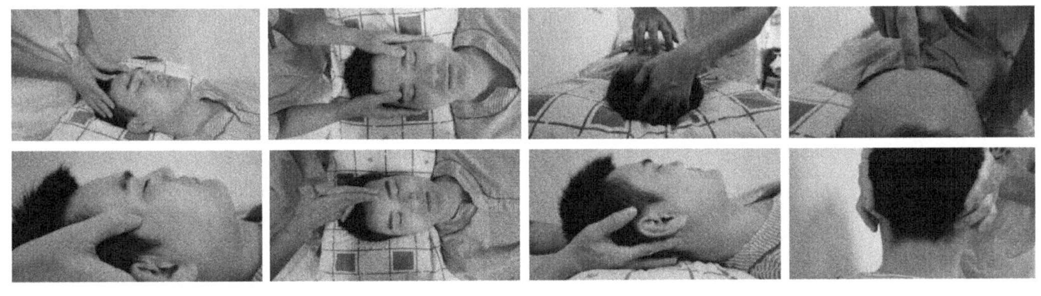

图 6.12　开天门操作步骤分解示意图

二、备物

治疗巾、按摩床，必要时备精油。

三、操作流程

（一）操作前准备

准备好物品，核对患者信息，向患者及家属解释操作目的，消除其紧张感及获得患者配合。

（二）体位

取仰卧位，暴露按摩部位为宜。

（三）按摩手法

1. 推上星：从印堂→上星 36 次。
2. 按头维：从印堂→头维 36 次。
3. 抹眉：抹攒竹→丝竹空 36 次。
4. 梳理太阳经：双手指端交替梳推头额 10～20 次。
5. 叩印堂：36 次（中指端弯着叩）。
6. 叩百会：36 次。
7. 揉太阳穴：顺、逆时针各 10 次。
8. 轻拍头部：前额→左太阳穴→右太阳穴→前额→额顶（约 3 分钟）。
9. 收功（按双侧风池及肩井穴 5～10 次）。

四、适应证及禁忌证

（一）适应证

1. 神经系统：头晕、头痛、面瘫、面肌痉挛、焦虑状态、神经衰弱、抑郁、失眠等。
2. 其他：增强体质，预防保健。

（二）禁忌证

头部创伤、皮疹、肿瘤患者，凝血功能障碍或有出血性疾病者，过度疲劳者，过饱者。

五、注意事项

1. 操作前应修剪指甲以防损伤患者皮肤。
2. 操作时用力要均匀、柔和、持久，禁用暴力。
3. 保持操作室内空气流通，温湿度适宜，操作过程需避风寒，注意保暖，常询问患者的感受，出现不适时需暂停治疗并给予处理。

（王媛媛、赵帅）

第十七节　中药熏洗与中药沐足

一、概念

中药熏洗法指的是将中药材煎煮后，先以中药蒸汽熏法治疗，等到药液温热时再进行淋洗、浸浴全身或患处的中医外治疗法，可以达到开泄腠理、祛风除湿、解毒消肿、杀虫止痒、通经活血、协调脏腑功能的目的。

二、操作

（一）评估

核对并询问患者的既往史、发病部位、当前主要状态、用药史及过敏史等；了解患者当前的精神状态、心理状态及合作程度；女性患者应了解经带胎产情况；评估环境是否安静、清洁、光线充足等。

（二）准备

1. 患者准备：核对姓名、床号、年龄等；评估局部皮肤情况；协助舒适体位，排空大小便；与患者沟通了解患者的身体状况，判断是否适合实施治疗，告知患者及家属治疗的过程、目的和注意事项，以解除其疑虑和紧张感，取得信任及配合。

2. 用物准备：

（1）中药熏洗剂的准备：一般为内服药量的 3 倍左右。每帖中药煎煮 3 次，收集好三次药液倒入适量浴水中配成浓度约为 1∶10 的熏洗剂。

（2）全身药浴法：治疗盘、大浴盆、药液、温度计、浴巾、软毛巾、座架。

（3）坐浴法：治疗盘、药液、温度计、毛巾、坐浴盆、屏风、坐浴椅。

（4）四肢熏洗法：治疗盘、药液、温度计、面盆（木桶）、橡胶单、浴巾、毛巾，必要时备屏风。

（5）眼部熏洗法：治疗盘、治疗碗、无菌纱布、镊子、胶布、眼罩。

（6）操作者准备：洗手，戴好帽子、口罩、手套等。

（7）环境准备：光线明亮，周围环境安静清洁，注意保护患者隐私。

3. 操作步骤：以中药沐足法（属于中药熏洗法中下肢熏洗的范畴）为例：

（1）备好用物到患者床前，三查八对。

（2）桶内备好热的熏洗药液，并置一小矮凳于桶内，矮凳平面高于药液少许，患者坐于靠椅上或者床沿并充分暴露熏洗的患肢，置患足于桶内的小矮凳上，桶口和患肢用布单盖严后进行熏蒸。待药液温度下降到可承受的范围时（一般 40～42℃）取出木凳，把患足浸泡于药液内 20～30min。

（3）治疗结束后擦干患肢，协助患者穿好衣服，取舒适体位。

（4）整理治疗用物、洗手，交代注意事项，观察并记录治疗结果。

三、注意事项

1. 护士注意事项：严格控制熏洗液的温度，一般 50～70℃为宜，同时需要考虑患者耐受程度，每次熏洗不超过 30 分钟。注意保护患者隐私。

2. 患者注意事项：空腹和餐后半小时内均不宜进行熏洗治疗。老人、体弱者、心肺疾患者、水肿患者不能单独进行熏洗，并应减少至一定的熏洗时间以防止患者虚脱，治疗结束后应卧床休息半小时左右，避免同时使用沐浴露、肥皂等，以免影响药效。

四、适应证和禁忌证

（一）适应证

1. 内科疾病：感冒、咳嗽、哮喘、中风、眩晕、高血压、腹胀、便秘、淋症等。
2. 外科疾病：痈疽、疮疡、乳痈、肛裂等。
3. 妇科疾病：痛经、闭经、带下病、盆腔炎、子宫脱垂、外阴瘙痒等。
4. 儿科疾病：湿疹、痄腮、麻疹、腹泻、遗尿等。
5. 骨伤科疾病：骨折、骨质增生、滑囊炎、肩周炎等。
6. 五官科、眼科疾病：眼睑炎、巩膜炎、鼻窦炎、唇炎、耳疮等。
7. 皮肤科疾病：银屑病、脓包疮、扁平疣、湿疹等。

（二）禁忌证

急性传染病、昏迷、凝血功能障碍、严重心脏病、高血压重症、哮喘急性发作者禁熏洗，妇女经期、妊娠期间禁坐浴治疗。

五、不良反应

1. 低血糖反应：患者出现头晕、心慌、胸闷、气促等症状时，应立即停止熏洗，喝糖水或热水，平卧，更换干净衣物，保暖。

2. 皮肤过敏：皮肤出现瘙痒、皮疹等，立即停止熏洗，并进行抗过敏处理，做好记录。

3. 烫伤：按烧伤处理。

4. 摔伤：按损伤处理。

（宁冰洁、林晓燕）

第十八节　中药湿敷法、涂药法

一、中药湿敷法

中药湿敷法是指将中草药煎汤或者取汁后用纱布敷于患处的一种中医外治法（图6.13）。

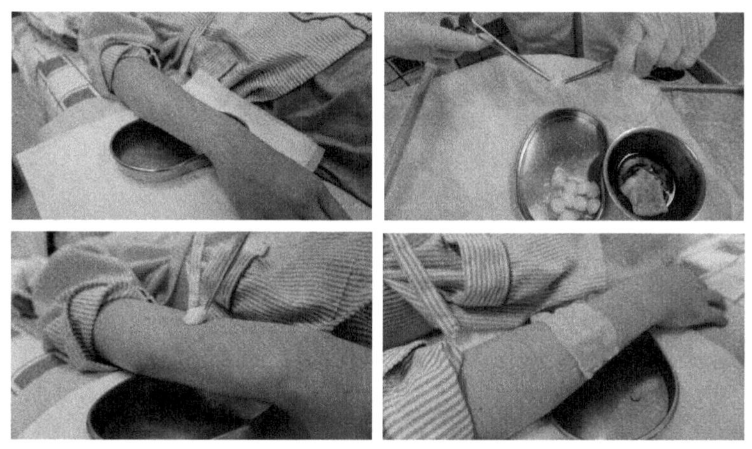

图 6.13　中药湿敷操作步骤示意图

（一）目的

通过中草药有效成分对局部作用，以达到通调腠理、清热解毒、消肿散结的作用，可用于疮疡初期，能够深引毒邪，以内达外，化大为小，以至消散。

（二）适应证与禁忌证

1. 适应证：静脉炎、肢体关节扭伤、筋骨劳损、疮疡、痈疽等症。
2. 禁忌证：体表破溃、表皮剥脱松懈症、疮疡迅速扩散者。

（三）操作前准备

1. 患者准备：核对姓名、床号、年龄等；评估局部皮肤情况；协助舒适体位，排空大小便；与患者沟通了解患者的身体状况，判断是否适合实施湿敷治疗，告知患者及家属治疗的过程和注意事项，以解除其疑虑和紧张感，取得信任及配合；同时告知药物的主治功效及可能出现的副作用。
2. 用物准备：治疗盘、治疗包（含治疗碗、弯盘、弯钳 1 把、镊子 1 把）、中药溶液、水温计、敷布（纱布）、中单、橡胶单。
3. 术者准备：洗手、戴口罩、帽子、手套。
4. 环境准备：光线明亮，环境清洁、安静，注意保护隐私。

（四）操作步骤

1. 备好用物到患者床前，三查八对。

2. 帮助患者摆放舒适体位，充分暴露湿敷部位，下垫中单、橡胶单或治疗巾，必要时可予屏风遮挡。

3. 倒药液于治疗碗内（温度 38～40℃为宜），置敷布于药液内充分浸泡后用弯钳取出，配合镊子使用将敷布稍拧干至不滴水为度，展开敷布敷于患处，轻压使其紧贴皮肤。

4. 注意温度，敷布每 5～10min 需进行更换，每次治疗 30～60min。

5. 操作完毕，协助患者擦干皮肤穿好衣物。

6. 整理用物，洗手，观察并记录治疗情况。

（五）注意事项

1. 皮肤过敏：如局部皮肤有瘙痒、红疹、水疱等过敏反应应当立即停止敷药，必要时遵医嘱给予抗过敏处理。

2. 中毒反应：治疗过程中患者若有头晕、口麻、恶心、呕吐等症状时需立即停止操作，并及时配合医生采取相应急救措施。

二、中药涂药法

涂药法指的是以中药直接外用，在患处进行涂抹的一种中医外治法。药物剂型有中药汤剂、酊剂、油剂、膏剂等（图 6.14）。

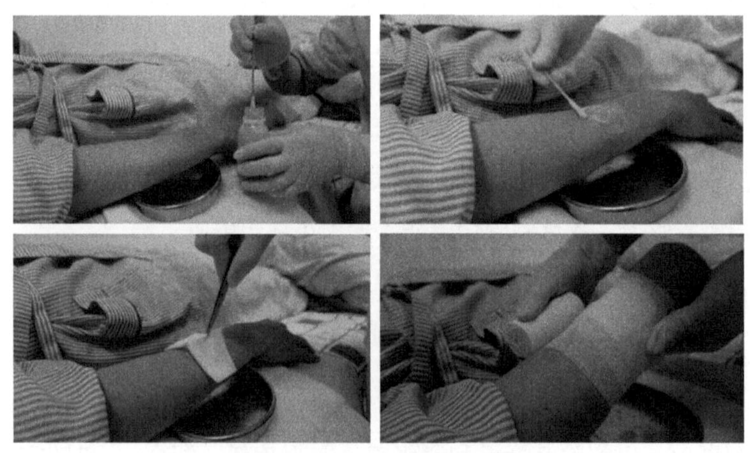

图 6.14　涂药护理操作示意图

（一）目的

通过外涂药物以达到清热解毒、提脓去腐、生肌收口的作用，从而促进伤口更好更快愈合。

（二）适应证和禁忌证

适用于疮疡、乳痈、跌打损伤、烫伤、烧伤、痔瘘等。

（三）操作前评估与准备

评估患者的一般状态、对疼痛的耐受程度、心理状况及合作程度。

1. 患者准备：核对姓名、床号、年龄等；评估局部皮肤情况；协助舒适体位，排空大小便；与患者沟通了解患者的身体状况，判断是否适合实施涂药治疗，告知患者及家属治疗的目的和注意事项，以解除其疑虑和紧张感，取得信任及配合；同时告知药物的主治功效及可能出现的副作用。

2. 用物准备：治疗盘、药物、弯盘、棉签、镊子、盐水棉球、干棉球、纱布、绷带、橡胶单、中单或治疗巾等。

3. 操作者准备：仪表整洁，洗手，戴口罩。

4. 环境安静、整洁，光线充足。

（四）操作步骤

1. 备好用物到患者床前，按照三查八对核对患者基本资料，做好解释。

2. 选取合适的治疗体位并充分暴露涂药部位，注意保暖防受凉，酌情予屏风遮挡。

3. 视情况在患处下方垫橡胶单、中单或治疗巾，对局部皮肤进行清洁，把调制好的中药用棉签蘸取后在患处涂抹均匀。疾患面积较大时，可用镊子夹取棉球蘸药涂抹，注意防止药物棉球过干或过湿，药物涂抹薄厚均匀，必要时以纱块覆盖后再予胶布固定。

4. 涂药完毕后帮患者摆放舒适体位、整理衣物及床上物品，整理治疗用物。

（五）注意事项

1. 严格遵守无菌操作原则；涂药次数根据药物剂型和患者病情决定，水剂、酊剂等用后需及时拧紧瓶盖以防药物挥发。

2. 混悬液先摇匀后再涂药。

3. 涂药不可过多、过厚，以免皮肤毛孔堵塞。

4. 对于刺激性较强的药物，不可直接涂抹于头面部。

5. 告知患者注意保护涂药部位，如遇敷料脱落或潮湿，应及时告知护士以采取相应措施。

（六）不良反应

1. 皮肤过敏：皮肤局部发生瘙痒、红疹、水疱等表现时，即停敷药，遵医嘱予抗过敏治疗。

2. 中毒反应：治疗过程中患者若有头晕、口麻、恶心、呕吐等症状时需立即停止操作，并及时配合医生采取相应急救措施。

（宁冰洁、林晓燕）

参 考 文 献

蔡逍绳 . 联合治疗 – 降压达标的有效途径 [J]. 国际心血管病杂志，2007，34（2）：144-146.

柴霞 . 静脉输液渗漏性损伤的防治护理进展 [J]. 中国临床护理，2015，7（4）：363-365.

陈佩仪 . 中医护理学基础 [M]. 北京：人民卫生出版社，2012.

陈群梅，黄益军，陈汝文，等 . 足底按摩、中药沐足及耳穴压豆对糖尿病失眠患者的影响 [J]. 中国医药科学，2015（21）：71-73.

陈晓辉 . 广州地区院前急救规范化培训教材 [M]. 广州：广州 120 培训中心，2009.

陈新谦 . 新编药物学 [M]. 第 12 版 . 北京：人民卫生出版社，1985.

陈志周 . 急性中毒 [M]. 北京：人民卫生出版社，1983.

董妮，仲月霞，焦大脉，等 . 全自动洗胃机的操作及保养 [J]. 电子测试，2013，18（18）：153-154.

范瑛，宋坪 . 中药湿敷治疗湿疹的研究进展 [J]. 环球中医药，2015（1）：108-112.

高玲 . 锁骨下静脉置管在 683 例肿瘤化疗中的临床应用及护理 [J]. 中国误诊学杂志，2009，9（2）：386-387.

葛均波，徐永健 . 内科学 [M]. 北京：人民卫生出版社，2015：117.

韩文华，杨学平，司纪广 . 中药熏洗联合壳聚糖在湿热下注肛裂术后应用的临床研究 [J]. 中国中西医结合外科杂志，2017，23（3）：300-303.

何明丰，梁章荣，张英俭，等 . 自动体外除颤器在院前急救中的应用 [J]. 岭南急诊医学杂志 2004，9（3）：161-162，165.

黄静，蒋益兰，张良玉 . 中药湿敷在化疗致手足综合征患者中的疗效观察与护理体会 [J]. 湖南中医杂志，2015，31（8）：121-122.

黄体钢 . 原发性高血压个体化治疗的历史和现状 [J]. 现代医药卫生，2003，19（3）：253.

姜安丽 . 新编基础护理学 [M]. 北京：人民卫生出版社，2012.

蒋常英，王康佩，丘春玲，等 . 经口气管插管患者口腔护理操作程序改进的探讨 [J]. 国际医药卫生导报，2007，13（4）：125-127.

静静，周露洁 . 新型心肺复苏一体化自动装置的设计与应用 [J]. 中华现代护理杂志，2016，22（5）：45.

李峰，吴育红，周蔚魏，等 . 提高护理质量预防化疗药物外渗 [J]. 微量元素与健康研究，2015，24（1）：76-77.

李芹 . 化疗药物外渗的预防及处理 [J]. 实用临床护理学电子杂志，2018，3（42）：62-63.

李小寒，尚少梅 . 基础护理学 [M]. 第 5 版 . 北京：人民卫生出版社，2012.

李学润 . 内科治疗学 [M]. 北京：人民卫生出版社，1984.

梁苑芬 . 中药沐足在剖宫产术后的应用体会 [J]. 内蒙古中医药，2017，36（3）：100-101.

刘臣斌 . 除颤器原理及质量控制 [J]. 医疗装备，2013，26（5）：33.

刘雪琴，彭刚艺．临床护理技术规范 [M]. 广州：广东科技出版社，2007.

刘艳辉，张怀琴，陈圣洁．抗高血压药物的合理应用 [J]. 医学理论与实践，2005，(7)：16.

刘玉珍．中西医结合护理学 [M]. 北京：科学出版社，2012.

路明惠，唐晓燕，于普艳，等．几种常见机械心肺复苏仪及其临床应用现状 [J]. 实用医学杂志，2016，33（8）：33.

罗辉．我国高血压防治进入关键阶段 [J]. 中国医药指南，2006，38（4）：61.

罗翌，文丹，方邦江．急救医学 [M]. 北京：人民卫生出版社，2012.

南京医学院．临床药物手册 [M]. 上海：上海科学技术出版社，1988.

钱之玉．药理学进展 [M]. 南京：东南大学出版社，2005.

任引津，丁训杰．职业病临床实践（化学中毒部分）[M]. 上海：上海科学技术出版社，1982.

沈克温．实用药物分离鉴定手册 [M]. 北京：人民军医出版社，1986.

苏定冯，缪朝玉，李绍顺．抗高血压新药发展方向 [J]. 新药与临床杂志，2001，20（2）：139.

孙建宁，王乃平．药理学（案例版）[M]. 北京：科学出版社，2006.

孙永显．急救护理 [M]. 北京：人民卫生出版社，2010.

万虹，钟晓祝，李君．中心静脉导管感染因素分析及护理研究现状 [J]. 护理研究，2005，19（9）：1791-1793.

万佳，周来知．循证护理在有创呼吸机护理中的临床应用 [J]. 实用临床护理学电子杂志，2018，22（45）：107.

王成．医疗仪器原理 [D]. 上海：上海交通大学，2015.

王怀良．临床药理学 [M]. 北京：人民卫生出版社，2001.

王继红，代芳芳，丁哲宇．竹罐疗法结合中医特色护理对脾胃虚寒型胃脘痛的效果分析 [J]. 中国药业，2017，26（12）：51-53.

王黎梅，王小玲，步惠琴，等．机械通气患者转运途中的监护 [J]. 中国实用护理杂志，2004，20（10）：14-15.

王欣雪，陈元成．抗高血压药物联合应用的临床研究 [J]. 现代中西医结合杂志，2006，15（24）：3405-3406.

王志红，周兰姝．危重症护理学 [M]. 第 2 版．北京：人民军医出版社，2007.

吴晓华．中药熏洗在四肢关节内骨折术后康复中的应用 [J]. 护士进修杂志，2011，26（24）：2298-2299.

吴学霖．农药中毒（临床与基础）[M]. 北京：人民卫生出版社，1988.

解斌，董振海，王建中．抗高血压药物的应用评价 [J]. 中国医刊，2003，38（4）：52-55.

徐莉莉．亚低温治疗重型颅脑损伤的护理要点 [J]. 中国药物与临床，2017，14（12）：1797-1798.

徐叔云．临床药理学 [M]. 下册．上海：上海科学技术出版社，1986.

许少辉，周朝虹，曾艳．超长心肺复苏下心肺复苏仪的应用 [J]. 现代预防医学，2012，39（17）：17.

杨建红，张丹．自动洗胃机清洗消毒方法现状 [J]. 中国消毒学杂志，2016，22（3）：268-270.

杨鸣．浅谈心脏除颤器的预防性维护和质量控制 [J]. 品牌与标准化，2016，4（13）：69-70，91.

杨中华，周锡芳 . 中心导管的应用及护理 [J]. 国外医学护理学分册，2001，20（10）：457-460.

佚名 . 医用药理学 [M]. 北京：人民卫生出版社，1982.

尤黎明，吴瑛 . 内科护理学 [M]. 第 4 版 . 北京：人民卫生出版社，2008.

尤黎明，吴瑛 . 内科护理学 [M]. 第 5 版 . 北京：人民卫生出版社，2013.

尤荣开，缪心军，陈玉熹 . 常用急救仪器设备使用与维护 [M]. 北京：人民军医出版社，2007.

余玉强 . 自动体外除颤器在院前急救中的应用 [J]. 中国中医急症 2015，16（8）：87-88.

袁榕，古学秋，阳君蓉 . 重症监护病人静脉输液外渗后的药物外敷及研究进展 [J]. 全科护理，2013，11（8）：2184-2185.

张家铨 . 常用药物手册 [M]. 北京：人民卫生出版社，1987.

张鹏飞，郭茵，丛琳，等 . 中药熏洗治疗糖尿病周围神经病变用药探析 [J]. 云南中医中药杂志，2016，37（6）：92-93.

张树基，王巨德 . 诊断学基础 [M]. 第 2 版 . 北京：北京大学医学出版社，2003.

张玉 . 自动洗胃机管路消毒与管理 [J]. 中国医药导刊，2012，14（7）：1288.

赵尚清，李瑞林 . 佐芬普利合用氢氯噻嗪治疗轻中度高血压 [J]. 国外医学药学分册，2007，34（2）：138-140.

赵雪梅，江小梅 . 化疗药物外渗护理体会 [J]. 世界最新医学信息文摘，2011，27（36）：210-211.

卓秋玉，韦秀珍，朱迎春，等 . 壮医药物竹罐疗法的护理 [J]. 中国民间疗法，2013，21（7）：77-78.